Pelvic Floor Disorders
Surgical Approach

盆底疾病手术入路

原著　[意] Achille Lucio Gaspari

　　　[意] Pierpaolo Sileri

主审　王建六

主译　吴桂珠　孙秀丽

中国科学技术出版社

·北京·

图书在版编目（CIP）数据

盆底疾病手术入路 /（意）阿基利·卢西奥·加斯帕里,（意）皮耶保洛·西列里 (Pierpaolo Sileri) 原著；吴桂珠, 孙秀丽主译 . — 北京：中国科学技术出版社 ,2022.1

书名原文 : Pelvic Floor Disorders: Surgical Approach

ISBN 978-7-5046-9268-9

Ⅰ .①盆… Ⅱ .①阿…②皮…③吴…④孙… Ⅲ .①骨盆底—功能性疾病—妇科外科手术 Ⅳ .① R713

中国版本图书馆 CIP 数据核字 (2021) 第 209487 号

著作权合同登记号：01-2021-6093

策划编辑	靳　婷　延　锦	
责任编辑	靳　婷	
文字编辑	方金林　卜　雯	
装帧设计	佳木水轩	
责任印制	李晓霖	

出　　版	中国科学技术出版社
发　　行	中国科学技术出版社有限公司发行部
地　　址	北京市海淀区中关村南大街 16 号
邮　　编	100081
发行电话	010-62173865
传　　真	010-62179148
网　　址	http://www.cspbooks.com.cn

开　　本	889mm×1194mm　1/16
字　　数	282 千字
印　　张	16
版　　次	2022 年 1 月第 1 版
印　　次	2022 年 1 月第 1 次印刷
印　　刷	天津翔远印刷有限公司
书　　号	ISBN 978-7-5046-9268-9/R·2792
定　　价	198.00 元

译者名单

主　　审　王建六

主　　译　吴桂珠　孙秀丽

副 主 译　孙松朋　刘　娟

译　　者　（以姓氏笔画为序）

王中川　上海交通大学医学院附属新华医院肛肠外科

王凤玫　中国人民解放军联勤保障部队第九〇〇医院

王世言　北京大学人民医院

朱家樑　同济大学附属第一妇婴保健院

任　敏　同济大学附属第一妇婴保健院

刘　娟　广州医科大学附属第三医院

安　方　北京大学人民医院

孙秀丽　北京大学人民医院

孙松朋　北京中医药大学东直门医院肛肠科

杜贵强　同济大学附属第一妇婴保健院

李　环　北京大学深圳医院

李克婷　同济大学附属第一妇婴保健院

李雨葳　广州医科大学附属第三医院

杨宏宇　同济大学附属第一妇婴保健院

肖斌梅　中南大学湘雅医院

吴纯华　广州医科大学附属第三医院

吴桂珠　同济大学附属第一妇婴保健院

陈义松　复旦大学附属妇产医院

周　全　宜昌市第一人民医院

周星楠　广州医科大学附属第三医院

唐龙观　中国人民解放军联勤保障部队第九〇〇医院

彭　静　同济大学附属第一妇婴保健院

谢　冰　北京大学人民医院

学术秘书　彭　静

内容提要

　　本书引进自世界知名的 Springer 出版社，由意大利罗马大学的外科专家 Achille Lucio Gaspari 和 Pierpaolo Sileri 共同编写，主要阐述了盆腔疾病手术入路的相关内容，不仅涵盖了盆底疾病的多学科管理、盆底解剖、盆底疾病的影像学检查、盆底疾病生物反馈训练、肛门直肠功能评价等内容，还对不同手术方法及由此产生的并发症的预防和管理进行了全面介绍。书中所述均从临床实际应用出发，紧密结合盆底疾病的功能方面及病理生理学、诊断评估方面的多学科管理，对盆底疾病的开放性手术和微创手术，以及经会阴技术等日益先进的治疗技术探索出较优结论，启发读者进一步理解及思考，非常适合结直肠外科医生、泌尿外科医生和妇科盆底亚专科相关医生参考阅读。

主审简介

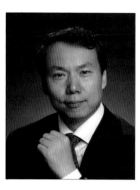

王建六

医学博士，妇产科教授，博士研究生导师。北京大学人民医院教学副院长、党委委员、妇产科主任、妇产科教研室主任。中华医学会妇产科学分会常委，中华医学会妇科肿瘤分会常委，全国女性盆底疾病学组副组长，中国研究型医院学会妇产科学专业委员会主任委员，北京医学会妇产科分会主任委员，北京医学会妇科肿瘤学分会候任主任委员，北京市医师协会妇产科分会会长。《J of Gynecol surgery》《Int J Ob & Gyn Res》《J Gynecol Oncology》等国际期刊编委，《Gyneology and Obstetrics Clinical Medcine》主编，《中国妇产科临床杂志》副主编，《中华临床医师杂志（电子版）》副总编辑，《中华妇产科杂志》《中国实用妇科与产科杂志》《实用妇产科杂志》《现代妇产科进展》《国际妇产科杂志》《妇产与遗传》《中国医刊》等期刊常务编委或编委。从事妇产科医、教、研工作30余年，重点研究妇科恶性肿瘤和盆底功能障碍性疾病的诊疗工作；率先在全国开展女性盆底疾病的诊治，在国内最早倡导盆底疾病多学科联合诊治理念并牵头成立"北京大学人民医院女性盆底疾病诊疗中心"；擅长盆底重建、抗尿失禁手术及生殖道整形手术；潜心盆底功能障碍性疾病的发病机制研究及盆底新型补片研发，获批"女性盆底疾病研究北京重点实验室"。

主译简介

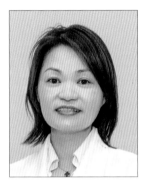

吴桂珠

医学博士，主任医师，硕士研究生导师。美国肯塔基州路易维尔医学中心访问学者，同济大学附属第一妇婴保健院盆底与泌尿妇科主任。上海市优生优育学会妇女盆底功能障碍防治专委会副主委，中国整形美容协会女性生殖整复分会副会长，中国妇幼保健协会妇儿介入专委会副主任委员，中国研究型医院妇产科专委会盆底医学学组副组长，世界中医药学会联合会盆底医学专业委员会常务委员。《中国妇产科临床杂志》《中华临床医师杂志》《Gynecology and Obstetrics Clinical Medicine》等期刊编委。

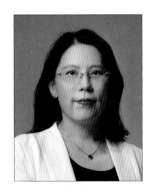

孙秀丽

医学博士，主任医师、教授，博士研究生导师。北京大学人民医院妇产科副主任。北京妇幼保健与优生优育协会会长，中国整形美容协会女性生殖整复分会副会长，中国女医师协会妇产科专委会副主任委员，世界中联女性盆底医学专委会副会长。《中国妇产科临床》《Gynecology and Obstetrics Clinical Medicine》《中国实用妇产科杂志》及《中国实用妇科与产科杂志》等期刊编委。长期从事女性盆底疾病临床及科研工作，擅长子宫脱垂、尿失禁、女性外生殖器整形等手术，对盆底功能障碍性疾病的康复治疗有丰富经验。

副主译简介

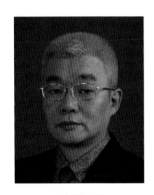

孙松朋

临床医学硕士，北京中医药大学东直门医院肛肠科主任医师，硕士研究生导师。中华中医药学会肛肠分会常务委员，北京中医药学会肛肠专业委员会常务委员，北京中西医结合学会肛肠专业委员会委员，世界中医药学会联合会固脱疗法研究专业委员会副秘书长，中国医药教育协会肛肠疾病专业委员会秘书长，中国研究型医院协会妇产科学专业委员会盆底学组委员。从事普通外科和肛肠专业 20 余年，以肛肠疾病中西医结合诊治与预防、生命质量研究为主要研究方向。

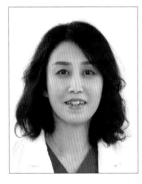

刘　娟

医学博士，主任医师、教授，博士研究生导师。广州医科大学附属第三医院妇科泌尿盆底中心主任，广州市医学高层次重点人才，广州市荔湾区妇联兼职副主席。广东省医师协会妇产科电生理医师分会主任委员，世界华人妇产科医师协会 NOTES 微创医学专业委员会副主任委员，中国医师协会微无创医学专业委员会单孔与阴道腔镜专业委员会副主任委员，广东省医学会妇产科分会盆底学组副组长，广东省女医师协会盆底疾病防治专业委员会副主任委员。擅长妇科宫腹腔镜微创手术、盆底重建手术、生殖道畸形矫正手术、女性恶性肿瘤手术及综合治疗等，熟练掌握经脐及经阴单孔腹腔镜手术（NOTES 微创技术）及新式盆底重建手术，近 5 年完成经脐及经阴道 NOTES 手术近千例。

中文版序

　　近些年，盆底疾病的诊治越来越受到关注，究其原因在于患病人群广、对生活质量影响大、临床诊治中多有争议及新进展。盆底疾病的诊治又有不同于其他疾病的鲜明特色：①多学科交叉；②涉及多个器官功能异常；③病情评估及治疗手段多样性。盆底疾病的诊治离不开肛肠科医生、泌尿科医生和妇产科医生的通力合作。任何一个单独的专科医生都无法很好地治疗此疾病。

　　作为 Springer 的盆底系列丛书，*Pelvic Floor Disorders : Surgical Approach* 以多学科视角全面阐述了盆底疾病，在流行病学、动态解剖、病理生理机制、病情全面评估手段及综合治疗等方面，综合文献及作者的经验，做了非常详尽的介绍。本书作者均为有实战经验的临床医生，在治疗措施、手术技巧、并发症的防治等方面给出了非常实用的指导。因此，本书对于从事盆底专业的妇产科医生、肛肠科医生及泌尿外科医生而言，是一本非常难得的工具书，放在手旁，随时翻阅、反复揣摩，尤其是在临床中碰到疑难复杂病例时，可以在此书中得到很有用的信息和帮助。

　　此书翻译质量高，译者为国内从事盆底领域的妇产科、肛肠科及泌尿外科医生，充分体现了盆底疾病的多学科交叉融合性。感谢译者们的辛勤努力，为盆底学界带来一本非常实用的书籍，推荐热衷盆底专业的多个学科医生阅读。

北京大学人民医院　王建六

原 书 序

　　盆底疾病为外科领域的一部分，多学科联合诊治是其非常重要且不可或缺的特征。过去 15 年来，盆底疾病的解剖学和病理生理学得到了全面的剖析，与此同时，借助先进的诊断手段，我们对盆底疾病有了更深入的认识，治疗技术也日新月异。

　　盆底疾病诊治需要三类对盆底功能异常及盆底病理生理有经验的专业医师，即结直肠外科医师、泌尿外科医师和妇科医师。此外，多学科团队还必须包括专门为患者提供心理和行为治疗支持的护理人员。

　　本书涵盖了盆底功能解剖的最新进展。在诊断章节重点介绍了最先进的诊断手段及放射学技术，进而结合精美的图片详细介绍了开放手术、微创手术及经会阴手术的技巧。此外，书中还对各种手术可能的并发症、不良反应及其应对方法给出了准确分析。

　　鉴于本书详述了盆底疾病各个方面的最新进展，推荐作为致力于该领域医生的参考书。

Giorgio De Toma

译者前言

　　盆底功能障碍性疾病（PFDD）是盆底支持组织缺陷或损伤性疾病，是以尿失禁、盆腔器官脱垂、性功能障碍、大便失禁及慢性盆腔疼痛等为核心症状的一系列疾病。由于 PFDD 病因病情复杂，涉及多个器官和多个系统，为探寻患者的最佳诊疗模式，需要不同领域的专家共同协作。已有证据证实，在 MDT 管理模式下，PFDD 患者的功能恢复、心理状态和生活质量均可获得较大改善。

　　盆底疾病手术方式繁多，手术入路也较其他疾病更多，包括有经腹开放、经腹微创及经会阴等路径。本书以盆底疾病的多学科研究方法为基础，从盆底解剖学和病理生理学方面进行透彻剖析，同时借助先进的诊断手段和影像学技术，从多个角度诠释各种路径手术的特点、适应证及可能并发症的预防和管理等，同时强调了多学科管理的必要性及优势。本书对于有一定临床经验的盆底领域医生非常实用，可以作为最佳临床实践的日常指南。

　　基于以上特点，本书可以说是盆底功能解剖学中的高阶教程，更适合有较丰富临床经验的结直肠外科医生、泌尿外科医生和妇科盆底亚专科医生参考阅读。

　　感谢王建六教授引领及组织了国内有关专家共同翻译该著作，并在百忙之中审阅译稿，在诸多方面给予的指导与帮助。感谢孙松朋教授和刘娟教授承担了本书的大量译校工作，感谢本书学术秘书彭静医生的细致组织协调，感谢中国科学技术出版社在本书引进及出版方面给予的帮助，感谢所有译者的辛勤努力。

　　尽管我们在翻译过程中，竭力忠于原著，但由于译者较多，各自翻译风格有所不同，加之中外术语规范及语言表述习惯有所差异，中文翻译版中可能存在一定的疏漏及欠妥之处，敬请各位同道及广大读者批评指正。

同济大学附属第一妇婴保健院

北京大学人民医院

原书前言

本书的出版是基于临床上对于盆腔器官脱垂手术方法全面介绍的需求。鉴于对疾病的可靠、全面及最新知识的理解是成功治疗的必要条件，本书同时对盆腔器官脱垂的病理生理学和诊断评估方法，从多学科角度进行了详尽的介绍。本书的所有著者都是国际上熟知本领域的专家，他们有深厚的临床经验，并孜孜不倦地探索更理想的治疗方法。众所周知，虽然近几十年来报道了非常多盆腔器官脱垂的手术方法，但仍有很多需要进一步改进的方面。因此，本书的目的是阐述不同手术方案及其可能的并发症，包括应用替代材料盆底重建手术，并给予治疗方案推荐。

本书共分为六篇，简洁的文字和生动的图解让每一章都变得丰富多彩。第一篇从多学科角度介绍并讨论了盆底病的流行病学特征。第二篇主要集中在盆底疾病的生理解剖和诊断评估。第三篇对大量、容易引起困惑的多种临床综合征进行了详细描述，包括大便失禁及排便障碍等。第四篇对保守疗法和生理运动疗法进行了详细介绍。最后两篇更多集中在手术技术方面，包括多种手术方式的技术要点及并发症的预防和管理。

我们相信，读者会惊喜地发现这是一部全面又别具特色的著作，涵盖了盆腔器官脱垂诊治这一持续发展领域的最新知识和创新诊疗手段。我们希望它可以成为您探索最优临床诊治的日常指南。

Achille L. Gaspari

Pierpaolo Sileri

目　录

第一篇　绪　论

第二篇　患者的评估标准

第三篇　临床表现

第六篇　特殊症状

第一篇

绪 论
Overview

第 1 章 盆底功能的多学科管理

The Multidisciplinary View of a Pelvic Floor Unit

Christopher Cunningham　著

安　方　孙秀丽　译

一、概述

本章节旨在强调盆底综合诊治方法的重要性。这有利于充分评估三腔室的状况，慎重选择从手术中获益的患者，优化保守治疗方案，提高术后功能，理解并支持盆底功能状况对患者社会、心理和性功能的影响。建立一个强大的多学科团队，对患者和医护人员均有益处，是评价一个成熟的多学科团队的标志。

二、多学科团队的核心成员

盆底多学科团队需要具有包容性。结直肠手术医师和其他专业专家的参与可以弥补泌尿外科和妇科医师的不足，临床上大部分情况下这些抉择是由妇科泌尿医师来做出的。然而，对于男性患者或某些特定的患者，其治疗抉择只能由功能泌尿外科专家来提供相应的服务。每个亚专业有一名以上的代表是很有价值的，但规模较小的医疗机构可能无法做到这一点。多学科团队应该有一个临床领导和行政基础设施来支持审计和研究工作。核心成员应包含盆底生理学专家和专业护士，他们是多学科团队的心脏，因为通常是他们对患者进行评估和调查，并可在早期阶段给患者讲解并实施保守治疗。随着近年来神经调控（骶神经刺激和胫后神经刺激）应用的增多，特别需要经过专业训练的人员对患者进行鼓励支持，从而获得更好的治疗效果。盆底专科护士是提供这些治疗的理想人选，他们还可以探索实施其他治疗措施，如逆向灌注等。每个参与盆底多学科团队的人员应该意识盆底疾病的特殊敏感性，以及潜在的心理及性方面的问题。性虐待可能是盆底功能障碍疾病的重要诱因，所有盆底多学科团队的成员都应该意识到这个问题并有意识地进行了解。团队中的专业护士最容易与患者建立亲密关系，也因此最有机会询问此类问题。盆底疾病常常伴有性功能障碍，常见于害怕性生活过程中不自主漏尿及性交痛，这会给亲密关系带来损害。我们需要给这些女性及其伴侣帮助和支持以帮助他们理解和应对这些困难。团队中的任何与患者定期接触的成员均可提供此方面的帮助，但最可能的还是专科护士，通过与患者建立良好关系，更有利于对上述私密问题进行沟通。

尽管产科和助产团队不一定是多学科团队的核心成员，但与他们的良好沟通非常重要。这种沟通可以使得产后早期盆底功能的管理成为可能，一起商议关于急性盆底和肛门括约肌损伤的诊治，并在损伤持续存在的情况下为患者提供治疗的绿色通道。明确的指南和规范有助于帮助因前次产科损伤或既往胃肠道疾病（如以前或现在患有溃疡性结肠炎或息肉病的预期手术）导致盆底持续损伤的孕妇进行分娩方式的抉择，是进行剖宫产还是阴道分娩。

了解盆底功能障碍的营养师将通过生物反馈给出支持建议，并确保多学科团队的所有成员向患者提供一致和准确的建议。许多便秘和盆底疾病患者都有"肠易激综合征"的病史，在这种情况下，营养师的意见是非常宝贵的。营养师在管理更具挑战性的病例中也发挥着重要作用，如饮食失调导致脱肛、便秘和排便受阻的患者。

在功能性胃肠道疾病的患者中，如肠易激综合征、慢传输和胃食管反流病等，盆底功能障碍更为常见。事实上，许多被诊断出患有这些疾病的患者都有以下潜在的盆底功能障碍的症状，如梗阻性排便困难。胃肠外科医师的参与有助于整体评估及优化对患者并发症的管理。

消化科专家的参与为排便造影和磁共振成像排便造影提供了可靠的解释，并提供培训，使整个临床团队能够清楚这些检查结果与临床表现间的关系。此外，整个放射科团队在获得这些检查结果的最大效益方面发挥着重要作用。患者将直肠造影术视为最尴尬和受羞辱的检查之一。为这些检查创造一个轻松、关爱和温馨的环境，对患者的依从性和舒适度，以及实现高质量的放射检查至关重要。

最后，盆底疾病多学科团队还需要有其他方面专家关于诊治的建议，包括慢性疼痛管理、康复质控、心理和精神评估等方面。虽然只有少数患者有这些方面的需求，但对这些问题的讨论可以提高整个团队认识和管理复杂慢性盆底疾病的能力。

多学科团队为开展高质量的盆底疾病诊治提供了动力支持，展示了强有力的临床管理和以证据为基础的实践方法，以及通过研究和计算进行精准评估。此外，专业知识的集中为培训和教育提供了富有成效的环境。

三、建立盆底疾病多学科团队

前文中的描述可能为那些开始进行盆底疾病实践的医师或在无法获得所有配套设施（如肛门直肠生理学）的医疗机构工作的医师设定了挑战性的标准。对于小型、发展中的多学科团队来说，成为以成熟的多学科团队为中心的辐射单位非常有益。大多数成熟的多学科团队都愿意与较小的附属单位合作，以使更多的患者获得高质量的盆底疾病诊治服务。在英国已形成区域性中心，定期召开会议，就盆底疾病诊治实践的临床和研究项目进行讨论，为临床实践制定指南和标准。

在地方层面，盆底多学科团队每月召开一次会议，讨论有趣或具有挑战性的病例，特别是对之前讨论过的临床问题和决策进行随访。这是一个团队集体发展专业知识的绝佳环境。另一种策略是将多学科团队与盆底疾病诊所相结合，这样可以将多学科团队的决定直接有效地传达给患者，并由不同专业医师在同一个诊所对患者进行有效评估。能否获得最佳效果取决于地方诊所的医疗条件以及专家和辅助人员的意愿。然而，明确盆底多学科团队身份的益处不应过度渲染。多学科盆底团队主要为转诊、培训、教育和研究提供一个协调中心。

四、盆底多学科团队的目标

（一）高效的患者路径与算法

最主要的目标是为患者提供最佳的医疗体验，避免不必要的重复性临床评估和检查，通过非手术疗法改善盆底功能，对于需要手术的患者，应争取在一次麻醉下完成多种手术。这可能需要两个学科共同合作，为患者提供合理、合适的手术组合方式，并提供改善效果的最佳机会。从卫生经济学的角度来看，这是有道理的，对患者来说也更方便。但是，这需要一个有效的、合作的多学科结构，解决以上问题不仅仅依赖于临床诊治，更需要管理政策方面的努力。

结直肠外科医师和妇科泌尿医师将共同面对许多患有盆底疾病的患者，盆底多学科团队通常由联合门诊产生，以管理那些病情复杂的患者。在一个共同的平台上讨论患者病情，可以了解相同的病理（如直肠脱垂）可能有不同的症状（如排便受阻或性交困难），因此其治疗可能相同也可能完全不同，这取决于是否有其他伴随问题，如直肠内脱垂。多学科原则鼓励临床医师更广泛地探索盆底疾病问题的影响，并使联合手术成为可能，后者使具有多种症状的患者更加获益。

（二）临床管理和核查，以及防止诉讼保护

出于专业和医学法律上的原因，在进行手术治疗之前，应建议患者进行充分彻底的保守治疗方法。很多患者因盆底疾病症状而痛苦不堪，都在寻找"快速修复"的方法，虽然有时令人沮丧，但我们必须证明已经采取了最大限度的保守治疗，并得到了多学科团队的支持。这为患者提供了手术前的最佳治疗获益，并对术后护理和期望值的咨询提供了额外益处。管理期望值是多学科团队整体支持的一个重要方面，即团队所有成员都了解治疗方法，并提供一致且不矛盾的建议。这意味着根据现有的证据，建立手术可预期的结果，同时探索如果手术不成功，或者病情因手术或其并发症而加重时，有哪些处理方法。寻求提高生活质量的患者必须意识到盆底疾病手术的并发症可能损害生活质量，例如，经肛门直肠切除术后或直肠固定术后的网片感染或侵蚀引起的急迫症状。应该让患者意识到手术有可能会加重其病情。

从盆底实践的最初阶段开始，建立并维护一个患者病情和治疗的数据库是很有价值的。这对于内部审计和根据公布的结果计算治疗有效率和并发症也是很有价值的。为提高患者生活质量而提供的治疗，特别是手术干预，应通过患者术后反馈和有效的盆底功能调查问卷确定手术效果是否成功。这些问卷不需要过于复杂，但必须对治疗效果和并发症的发生率进行记录。

（三）培训和继续教育

集中专业知识并在最佳证据的基础上不断发展，将为来自医疗和辅助医疗学科的

受训者创造一个丰富的环境，以获得评估和管理盆底疾病的能力。在过去的 5 年里，盆底疾病的临床实践在学员中得到了新的认可，这不仅仅是因为治疗这些复杂病症的选择增多，可以肯定的是，通过建立区域、国家和国际协会，这个亚专业正在获得信誉。热情的受训者正在寻找有组织的盆底疾病临床机构，这些临床机构可以提供现代方法来处理这些复杂病理，并提供最高标准的护理和培训。

五、结论

在结直肠手术特别是盆底疾病的诊治方面，这是一个激动人心的时刻。在过去的 10 年里，盆底疾病引起了广泛的关注，其治疗措施也有了飞速的发展。许多女性原本默默忍受痛苦或求助于造口手术，而现在可以通过先进的保守治疗和更微创的外科手术使疾病得到改善。多学科联合诊治策略是盆底管理变革的核心，更是未来新方法产生的基础。

拓展阅读

[1] Collinson R, Harmston C, Cunningham C, Lindsey I (2010) The emerging role of internal rectal prolapse in the aetiology of faecal incontinence. Gastroenterol Clin Biol 34:584–586

[2] D'Hoore A, Cadoni R, Penninckx F (2004)Long–term outcome of laparoscopic ventral rectopexy for total rectal prolapse. Br J Surg 91:1500–1505

[3] Jarrett MED, Varma JS, Duthie GS et al (2004) Sacral nerve stimulation for faecal incontinence in the UK. Br J Surg 91:755–761

[4] Kapoor DS, Sultan AH, Thakar R et al (2008) Management of complex pelvic floor disorders in a multidisciplinary pelvic floor clinic. Colorectal Disease10:118–123

[5] Malouf AJ, Norton CS, Engel AF (2000) Long–term results of overlapping anterior anal–sphincter repair for obstetric trauma. The Lancet 355:260–265

第 2 章　盆底疾病的流行病学
Epidemiology and Prevalence of Pelvic Floor Disorders

Carolina Ilaria Ciangola　Ilaria Capuano　Federico Perrone　Luana Franceschilli　**著**

王世言　孙秀丽　**译**

一、概述

盆底疾病（pelvic floor disorder，PFD）表现为一系列不同的症状，可累及前、中、后腔室。PFD 是全球卫生保健的一个重要领域，全世界约有 2800 万女性患有此类疾病。预计在未来 40 年，这一数字将达到 4400 万。由于使用的定义、评估分期的方法、患者的性别和年龄及病理的严重程度不同，文献中所记载的 PFD 发病率和患病率往往存在差异。盆底疾病的病因是多因素的，识别这些危险因素非常重要，避免或尽量减少这些危险因素可以改变 PFD 的发展过程，使医师能够更早地诊断并采取更有效的治疗措施。

二、盆底疾病的定义、花费和患病率

盆底疾病（PFD）表现为一系列不同的症状，可累及盆底的前、中、后腔室。PFD 可以有如下表现。

- 尿失禁和下尿路感觉异常。
- 盆腔器官脱垂。
- 肛门失禁。
- 梗阻性排便困难。
- 盆腔器官相关的慢性疼痛综合征。

PFD 是全球医疗保健的一个重要领域，美国每年约有 400 万人次就诊（占门诊总人数的 1%）。1997 年，美国的盆腔器官脱垂手术总费用为 10.12 亿美元，其中阴道子宫切除术费用 4.94 亿美元，膀胱膨出和直肠膨出修复费用 2.79 亿美元，腹部子宫切除术费用 1.35 亿美元。此外，医师服务的费用与住院费用会进一步增大这个数字。隐性费用包括工作缺勤带来的损失[1]。

PFD 的发生率呈上升趋势：1979 年尿失禁手术例数是 4.8 万例，2004 年则超过 10 万例[2]。对于 80 岁的女性来说，PFD 手术的终生风险为 11%[3]。在美国，每年有 8 万例尿失禁手术，22 万例盆腔器官脱垂手术，3500 例大便失禁手术。以下数据按照手术治疗年龄分布，依次为生殖期 7‰、围绝经期 24‰、绝经后 31‰ 和老年女性 17‰[4]。

预计上述这些数字将会增加，因为在未来几十年预期 PFD 的患病人数会增加。目前，受 PFD 影响的女性人数约为 2800 万，预计在今后 40 年将达到 4400 万。此外，PFD 的流行率随女性平均年龄的增加而增加；PFD 的复发率（目前为 30%）也随着[5]年龄的增加而增加。

在科学文献中，PFD 发病率和患病率的报告可能存在差异，这取决于使用的定义、评估 PFD 分期的方法、患者的性别和年龄及病理的严重程度。在全球范围内，我们可以假设 PFD 的患病率在 37%～68%[6]。全国健康和营养检查调查（NHANES）估计，24% 的成年女性存在 PFD 症状。这种患病率随着年龄的增长而增加：60—79 岁的女性中约有 38%，80 岁的女性中约有 50% 受到 PFD 的影响。2010 年，美国约有 2800 万人患有 PFD。

三、盆底功能障碍

为了提高我们对 PFD 的病因和它们对全球人口真实影响的认识，分析 PFD 的各种表现的流行病学和发病率是很重要的。

（一）尿失禁

国际尿控学会将尿失禁定义为"任何不自觉地漏尿的主诉"。一项包含 21 个研究的回顾分析显示尿失禁的总发病率为 34%。年轻女性更易受压力性尿失禁的影响，而老年女性中混合性尿失禁和急迫性尿失禁的发病率更高。一些研究认为尿失禁[7]的发生率与种族差异无关，而其他对美国人口的调查发现西班牙裔、白人、黑人和亚裔美国女性尿失禁的发病率有所不同，分别为 36%、30%、35% 和 19%[8]。

（二）盆腔器官脱垂

POP 通常包括有直肠膨出、膀胱膨出和子宫脱垂。根据《女性健康倡议》[9]进行的一项研究，POP 的普遍流行率被认为是 41%。进一步区分 POP 的不同临床表现，膀胱膨出的患病率为 25%～34%，直肠脱出的患病率为 13%～19%，子宫脱垂的患病率为 4%～14%。

（三）肛门失禁

肛门失禁（AI）的定义是气体、黏液、液体或固体粪便的不自主排出。文献报道的肛门失禁的发生率为 2%～24%，这是由于对肛门失禁的定义不同。年龄是肛门失禁的一个风险因素，每增加 10 岁肛门失禁的患病率升高 1.2 倍。根据数据统计，种族并不是 AI[2] 的相关因素。

（四）出口梗阻性便秘

出口梗阻性便秘（obstructed defecation，OD）的定义是持续、困难、不频繁和不完全的排便。在一般人群中 OD 的患病率为 2%～30%。OD 可由肠道慢传输和功能异常引起，如盆底肌肉失协调，这在年轻女性中更为常见，也可由盆底结构异常引起，如直肠脱垂和直肠膨出，这在老年女性中更为常见。区分 OD 的各种原因是很重要的，因为治疗方法不同[10]。

四、风险因素

PFD 的病因是多因素的。多基因、临床病史、并发症和环境诱因，如药物、饮食和生活方式，以及它们之间的关联，都与 PFD 的发生发展相关。

识别这些危险因素很重要，因为避免或减少接触这些危险因素可以改变疾病的发展历程，使临床医师能够更早地诊断和使用更有效的治疗措施。危险因素有以下 4 种分类。

- 易感因素：这些是不可改变的。
- 诱发因素：理论上这些因素可以适当修正，但往往无法避免。
- 促进因素：这些因素较容易被纠正，且可影响 PFD 的发展历程。
- 代谢失调因素：主要由一些外在因素引起，但其可引发代谢失调和其他盆底功能障碍。

（一）易感因素

这些因素包括基因构成、先天因素、种族、年龄及解剖、神经和肌肉方面的因素。虽然尚不清楚导致这些病理发展的特定基因位点，但盆底功能障碍更可能出现在一些遗传综合征中，尤其是胶原蛋白疾病，如 Ehlers-Danlos 综合征和 Marfan 综合征。此外，有研究表明，POP 患者的盆底组织[11] 中有更多的Ⅲ型胶原。甚至有新生儿脱垂病例的报道，这种病例有时与神经管异常并发，如脊柱裂，但也有神经发育完好的新生儿盆腔器官脱垂的报道，提示可能与子宫发育营养不良有关系[12]。一些文献显示，与非裔美国女性相比，美国白人女性盆底功能失调的发生率更高（非裔美国女性拥有更小的盆底[13]，更狭窄的骨盆入口和出口[14]，并且在收缩盆底肌肉时拥有更高的尿道闭合压力[15]）。这表明种族和民族在这些疾病的发展中有重要影响。部分女性 POP 患者出现肛提肌和尿道周围肌肉去神经化和神经肽[2] 功能改变。另外，衰老似乎是一个复杂的风险因素，因为它允许其他风险因素在更长一段时间内发挥作用，并导致 PFD[16]。

女性性别也是诱发危险的因素，但男性也会受到盆腔器官功能紊乱的影响：直肠膨出的男女患病比例为 1∶10，尽管文献不多，据报道男性的直肠膨出患病率在 4%～17%[17]。尽管男性会阴脱垂的精确诊断标准尚未制订，但男性的脱肛更多地与年龄和前列腺切除术有关（40%）。

（二）诱发因素

PFD 的诱发因素包括分娩、放疗和盆腔手术。许多研究分析了妊娠和分娩方式在 PFD 发展中的作用。PFD 发病率随着分娩次数的增加而增加，即分娩 3 次或 3 次以上的女性中有 30% 患 PFD[7]。在分娩方式对 PFD 的影响报道中，阴道分娩的女性比未产和剖宫产分娩的女性 PFD 患病率更高。未生育过与剖腹产分娩的女性 PFD 患病率无明显差异，但当进一步区分有妊娠经历但未生育过的女性（怀孕但未分娩过体重＞2kg 的新生儿）和未生育过的女性，前者显示出更高的患病率。这表明激素在 PFD 发展过程中存在重要作用。对于剖腹产分娩的女性来说，进一步分析临产前后剖宫产的差异，发现 PFD 在临产后剖宫产女性中更常见，提示机械压力对骨盆底[18] 的重要影响。对姐妹中 POP 发病率的分析表明，不论是否分娩过其脱垂发生率相似，这表明 POP 的发生有很强的家族遗传性[5]。重要的是要记住，分娩等环境因素与遗传因素共同影响 POP 的发展，因为脱垂往往发生在分娩多年之后，并且很多有分娩经历的女性并没有 PFD，而一些没有分娩经历的女性却患有 PFD[5]。

（三）促进因素

促进因素包括便秘、身体质量指数（body mass index，BMI）、腰围增加、吸烟、共病、职业活动、药物治疗、感染和激素治疗等。慢性便秘与 POP 之间的关系仍存在争议，尽管便秘似乎会造成括约肌神经支配损伤。在接受直肠脱垂手术的患者中，80% 患者的排便功能得到改善。腰围超过 88cm 会增加患 POP 的风险，因为其可增加骨盆底承受的机械应力[19]。肥胖会导致腹内压增加，BMI ≥ 25kg/m^2 的女性患 PFD 的风险较 BMI ＜ 25kg/m^2 的女性要高 30%～50%。此外，接受过减肥手术的女性，BMI 下降超过 18% 后，她们的尿失禁症状会有所改善[20]。厌食症是 PFD 的另一个危险因素，81% 的厌食症患者出现排便障碍，病症程度随进食障碍的持续时间和严重程度增加而增加，可能是由于长时间试图排便、使用泻药、过度运动和因强迫呕吐[21] 而增加的腹内压导致的。神经性厌食症和直肠脱垂之间的联系更为常见。北特伦德拉格县失禁的流行病学协会研究显示过量吸烟（20 支 / 天）和尿失禁存在关联，可能与频繁地咳嗽导致的腹腔压力增加有关，同时由于吸烟与雌激素之间的作用可影响胶原蛋白合成[22]。在并发症中，糖尿病似乎会促进 PFD 的发展，可能与盆底微循环的改变有关，20% 的 2 型糖尿病女性 PFD 患病风险高。从事体力劳动和工厂工作的女性及家庭主妇患 PFD 的风险更高。更年期激素治疗和口服避孕药也会增加患 PFD[2] 的风险。最后，过量饮用咖啡和茶会增加尿失禁[2] 的发生率。

（四）代谢失调因素

精神疾病合并其他疾病，如精神状态改变和痴呆，可导致功能性盆底代谢失调[2]。

五、结论

PFD 仍然是一个被低估的疾病，可能与其常发生于老年患者和共病人群中有关，且其临床表现常令人尴尬而导致患者不愿就诊。虽然因 PFD 引起的病症及致死率极低，但它对生活质量有强烈的负面影响，且治疗费用高。同时，预计 PFD 的发病率在今后几年还将升高。

参 考 文 献

[1] Subak LL, Waetjen LE, van den Eeden S (2001) Cost of pelvic organ prolapse surgery in the United States. Obstet Gynecol 98:646–651

[2] Sung WS, Hampton BS (2009) Epidemiology of Pelvic Floor Dysfunction. Obstet Gynecol Clin N Am 36:421–443

[3] Wu JM, Hundley AF, Fulton RG (2009) Forecasting the prevalence of pelvic floor disorders in US women 2010 to 2050. Obstet Gynecol 114: 1278–1283

[4] Shah AD, Kohli N, Rajan SS, Hoyte L (2008) The age distribution, rates and types of surgery for pelvic organ prolapse in the USA. Int. Urogynecol J Pelvic Floor Dysfuntion 19:89–96

[5] Wu MJ, Ward RM, Allen–Brady KL et al (2012) Phenotyping clinical disorders:lessons learned from pelvic organ prolapse. Am J Obstet Gynecol 9378:2085–2086

[6] Kepenekci I, Keskinkilic B, Akinsu F et al (2011) Prevalence of pelvic floor disorders in the female population and the impact of Age, Mode of Delivery and Parity. Dis Col Rectum 54:85– 94

[7] Nygaard I, Barber MD, Burgio KL et al (2008) Prevalence of symptomatic pelvic floor disorders in US women. J Am Med Assoc 300:1311–1316

[8] Thom DH, van den Eeden SK, Ragins AL et al (2006) Differences in prevalence of urinary incontinence by race/ethnicity. J Urol 175:259–264

[9] Hendrix SL, Clark A, Nygaard I et al (2002) Pelvic organ prolapse in the women health's initiative: gravity and gravidity. Am J Obstet Gynecol 186:1160–1166

[10] Ribas Y, Saldana E, Marti–Raguè J et al (2011) Prevalence and Pathophysiology of functional constipation among women in Catalonia, Spain. Dis Colon Rectum 54: 1560–1569

[11] Moalli PA, Shand SH, Zyczynski HM et al (2005) Remodeling of vaginal connective tissue in patients with prolapse. Obstet Gynecol Clin N Am 106:953–963

[12] McGlone L, Patole S (2004) Neonatal genital prolapse. J Paediatr Child Health 40:156–157

[13] Baragi RV, Delancey JO, Caspari R et al (2002) Difference in pelvic floor area between Africans, American and European America women. Am J Obstet Gynecol 187:111–115

[14] Handa VL, Lockhart ME, Fielding JR et al (2008) Racial differences in pelvic anatomy by mangnetic resonance imaging. Obstet Gynecol 111:914–920

[15] Howard D, Delancey JO, Tunn R et al (2000) Racial differences in the structure and function of the stress urinary continence mechanism. Obstet Gynecol 95: 713–717

[16] Dietz HP, Aust N Z J (2008) Prolapse worsens with age, doesn't it? Obstet Gynaecol 48:587– 591

[17] Savoye–Collet C, Savoye G, Kining E et al (2010) Gender influence of defecografic abnormalities in patient with posterior pelvic floor disorders. World J Gastroenterol 16:462–466

[18] Lukacz ES, Laurence JM, Contreras R et al (2006) Parity, mode of delivery, and pelvic floor disorders. Obstet Gynecol 107: 1253–1260

[19] Handa VL, Garrett E, Hendrix S et al (2004) Progression and remission of pelvic organ prolapse: a longitudinal study of menopausal women. Am J Obstet Gynecol 190:27–32

[20] Sileri P, Franceschilli L, Cadeddu F et al (2012)Prevalence of defaecatory disorders in morbidly obese patients before and after bariatric surgery. J Gastrointest Surg 16:62–66

[21] Sileri P, Iacoangeli F, Staar F et al (2012) Nervosa Anorexia Leads to Defecation Disorders Compared to General Population. Gastroenterology 142.5:S–1072–S1073

[22] Hannestad YS, Rortveit G, Sandvik H et al (2000) A community based epidemiological survey of female urinary incontinence: the Norwegian EPICONT study. Epidemiology of Incontinence In the County Of Nord–Trondelag. J ClinEpidemiol 53:1150–1157

第二篇

患者的评估标准
Patient's Evaluation Criteria

第 3 章　盆底解剖

Pelvic Floor Anatomy

Augusto Orlandi　Amedeo Ferlosio　**著**

谢　冰　吴桂珠　孙秀丽　**译**

一、概述

　　维持盆底的正常完整性对这个复杂解剖区域的生理至关重要，它涉及诸如排便、排尿、性活动，特别是在女性产后。事实上，盆底封闭了骨盆并维持了脏器在位（子宫、直肠、尿道、膀胱及前列腺）。尽管对该区域已有了良好的解剖学认识，但对于盆底的神经和生物力学功能尚不深入且仍在持续发展。因此，恰当评估盆底解剖对于理解盆底障碍的发病机理和手术修复十分重要。

　　为了简单起见，我们将本章节分为以下 3 个部分，即骨性骨盆，肌肉、筋膜与腱膜，躯体神经。

二、骨性骨盆

　　骨盆分为大骨盆（腹腔部分）与小骨盆（或真骨盆）[1]，后者以耻骨联合为前界，骶尾骨为后界。解剖界线为骶骨岬至耻骨联合上界的连线（女性产道的上界），侧方以坐骨棘、向前的耻骨升支和自下向上看的坐骨结节（图 3-1，上面观与底面观）。主要的韧带结构是前侧骶尾韧带、骶棘韧带、骶结节韧带及耻骨弓状韧带[2]。

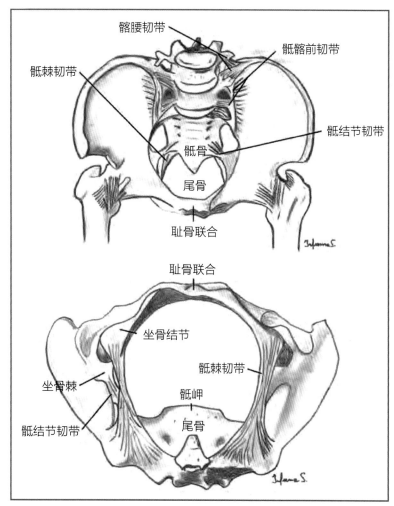

▲ 图 3-1　人类骨性骨盆上面观与底面观
显示骨质与盆底支持的主要骨盆韧带结构

三、肌肉、筋膜及腱膜

从手术的角度，当考虑以妇科体位自皮肤进入盆底时（图 3-2A），会阴区域可以分为 2 个部分，即浅层与深层。浅层（即脂肪层）相衬于 Cruveilhier 筋膜，该筋膜由腹壁延伸至大腿，而深层（即膜层）与 Colles 筋膜相衬[3]。

位于坐骨结节两侧与耻骨联合前方之间的间隙被所谓的泌尿生殖膈所封闭，其主要由会阴深横肌构成，并且连同肛门外括约肌、尿道阴道括约肌（女性）和尿道收缩肌共同形成了泌尿生殖前三角区（图 3-1 和图 3-2）[4, 5]。此区域被覆泌尿生殖膈的深筋膜和浅筋膜（Colles）。泌尿生殖膈自前向后穿过，以使尿道、女性阴道及其括约肌通过。

紧贴耻骨联合后方，耻骨弓状韧带与泌尿生殖膈深浅筋膜融合（会阴横韧带）围成了一个狭小的裂孔，内有阴茎或阴蒂背深静脉穿过（图 3-2B）。

深浅两层筋膜在后方融合包绕会阴浅横肌，以此种方式构成会阴体（见下文）。

在泌尿生殖膈下方，更表浅的接近于皮肤可见两对肌肉：坐骨海绵体肌和球海绵体肌（图 3-2A）。坐骨海绵体肌起自耻骨联合，平行于耻骨坐骨走行，止于坐骨结节。球海绵体肌靠近中线走行，并且两性之间这些肌肉存在显著的差异。在女性中，这些肌肉在耻骨联合与会阴体间包绕阴道。在男性中，这些肌肉彼此平行，仅在中线处分开。

在泌尿生殖膈中，可见肛门三角（图 3-2A）。肛尾韧带起自尾骨尖，汇入中心腱，因其间穿过肛管及肛门外括约肌而中断（图 3-2A）。会阴中心腱或会阴体组织学组成是平滑肌和骨骼肌及胶原蛋白和弹性纤维[6]。会阴体是维持盆底解剖和功能完整性重要结构的代表，并且是肛门括约肌、会阴浅横肌（起自坐骨结节）及球海绵体肌的插入点（图 3-2A）。

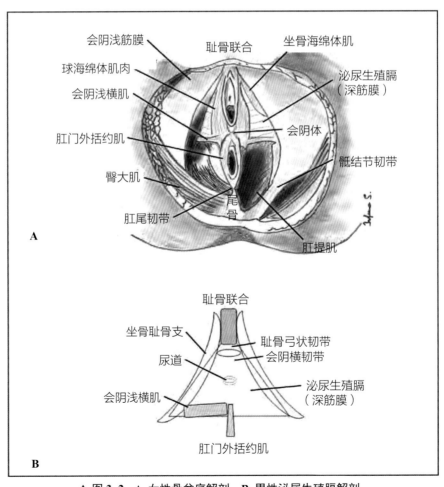

▲ 图 3-2　A. 女性骨盆底解剖；B. 男性泌尿生殖膈解剖

一旦移去泌尿生殖膈即可见盆膈。后者由坐骨尾骨肌和肛提肌组成（图 3-3）。坐骨尾骨肌（或单纯尾骨肌）起自骶尾骨并且向两侧延伸支坐骨棘及骶棘韧带。

肛提肌由耻骨尾骨肌、耻骨直肠肌及尾骨肌组成（图 3-3）[7, 8]。此外，自坐骨棘至耻骨升支间延伸的闭孔内肌筋膜增厚称之为肛提肌腱弓。尾骨肌起自此腱弓，向后连接尾骨，向内连接会阴体，形成肛尾韧带一部分。一些学者将耻尾肌分为 3 个区域，即耻骨会阴体、耻骨阴道（女性）、耻骨肛门肌[4]。耻骨会阴体肌附着于会阴体并且是其组成部分，耻骨阴道肌及耻骨肛门肌的肌束分别在阴道及肛门外括约肌位置融合。

尿道、阴道及直肠通过泌尿生殖裂孔穿过肛提肌。事实上，不认为直肠是裂孔的一部分，因为肛提肌直接附着于会阴体上。耻骨尾骨肌和耻骨直肠肌均起自耻骨下缘。后者因围绕阴道与直肠，止于会阴体，决定了泌尿生殖裂孔的关闭。最后肛提肌被覆同名的上、下筋膜（即肛提肌上、下筋膜）。特别是，所有覆盖盆膈和内脏，附着于骨性骨盆的结缔组织统称为盆腔内筋膜[9]，它附着在骨盆上[10]。根据其解剖关系，盆腔内筋膜有不同的名称：耻骨宫颈筋膜（位于膀胱与阴道间）与直肠阴道筋膜（位于阴道与直肠间）。此外，宫旁与阴道旁组织分别是自宫颈和阴道向盆壁延伸筋膜束[11]。事实上，筋膜一词是错误的，因为微观研究未能明确[4]。

盆底的其他支持韧带是尿道周围韧带、尿道旁韧带及耻骨尿道韧带，它们有助于

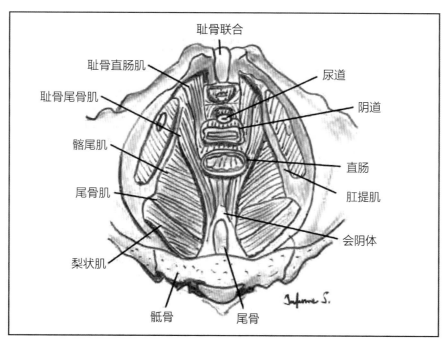

▲ 图 3-3　颅轴（头侧）盆底解剖
自颅轴（头侧）看盆底解剖，可见盆膈与肌肉和盆腔脏器的关系

维持尿道与膀胱的结构[9, 12]。

四、躯体神经

球海绵体肌、坐骨海绵体肌和会阴浅横肌由阴部神经的会阴支支配[13]。从组织学上看，肛提肌被认为受 2 个神经支配，即阴部神经和骶神经。最近，人们对阴部神经的作用提出了质疑。实际上，实验研究表明，一个起自 $S_3 \sim S_5$ 的神经支配了肛提肌和尾骨肌，它被称为肛提肌神经[4, 14]。阴部神经和肛提肌神经间存在吻合支可能是正确的[14]。有时，耻骨直肠肌直接受 S_5 神经支配[4]。起自骶神经，阴部神经自坐骨大孔穿出骨盆，然后自坐骨小孔在此穿过骨盆在所谓的 Alcock 管（或阴部管）走行[15]。在此水平，直肠下神经、会阴神经及阴蒂（或男性的阴茎）背侧神经自阴部神经向后延续。后者提供了外生殖器的敏感神经支配。

五、结论

总之，盆底稳定性与正常解剖功能由尾侧的盆膈与头侧的盆腔内筋膜维持。当因创伤或衰老导致盆膈结构完整性受损时，仅有盆腔内筋膜维系器官的位置。此筋膜功能迅速丧失，然后脏器可能会脱垂。

致谢：感谢 Salvatore Infurna 绘制解剖图。

参 考 文 献

[1] Raizada V, Mittal RK (2008) Pelvic floor anatomy and applied physiology. Gastroenterol Clin North Am 37: 493–509

[2] DeLancey JO, Delmas V (2004) Gross anatomy and functional anatomy of the pelvic floor. Elsevier Saunders, Philadelphia, USA

[3] Sabiston DC Jr (1997) Textbook of surgery: the biological basis of modern surgical practice, 15 edn.. Saunders, Philadelphia, USA

[4] Barber MD (2005) Contemporary views on female pelvic anatomy. Cleve Clin J Med 72:3– 11

[5] Apte G, Nelson P, Brismée JM et al (2012) Chronic female

pelvic pain – part 1: clinical pathoanatomy and examination of the pelvic region. Pain Pract 12:88–110

[6] Woodman PJ, Graney DO (2002) Anatomy and physiology of the female perineal body with relevance to obstetrical injury and repair. Clin Anat 15:321–334

[7] Kearney R, Sawhney R, DeLancey JO (2004) Levator ani muscle anatomy evaluated by origin– insertion pairs. Obstet Gynecol 104:168–173

[8] Lawson JO (1974) Pelvic anatotomy. I Pelvic floor muscles. Ann R Coll Surg Engl 55:244– 252

[9] El Sayed RF, Morsy MM, El Mashed SM, Abdul–Azim MS (2007) Anatomy of the urethral supporting ligaments defined by dissection, histology, and MRI of female cadavers and MRI of healthy nulliparous women. AJR 189:1145–1157

[10] DeLancey JO (1994) The anatomy of the pelvic floor. Curr Opin Obstet Gynecol 6:313–316

[11] Strohbehn K (1998) Normal pelvic floor anatomy. Obstet Gynecol Clin North Am 25:683– 705

[12] DeLancey JO (1994) Structural support of the urethra as it relates to stress urinary incontinence: the hammock hypothesis. Am J Obstet Gynecol 170:1713–1723

[13] Bharucha AE (2006) Pelvic floor: anatomy and function. Neurogastroenterol Motil 18:507– 519

[14] Wallner C, van Wissen J, Maas CP et al (2008) The contribution of the levator ani nerve and the pudendal nerve to the innervation of the levator ani muscles; a study in human fetuses. Eur Urol 54:1136–1142

[15] Prather H, Dugan S, Fitzgerald C, Hunt D (2009) Review of anatomy, evaluation, and treatment of musculoskeletal pelvic floor pain in women. PM R 1:346–358

第 4 章　盆底疾病的影像学检查

Imaging of Pelvic Floor Disorders

Valeria Fiaschetti　Valentina Funel　Giovanni Simonetti　著

朱家楗　译

一、概述

排便异常，常见于老年患者，往往是由形态和功能异常所致，很难用静态成像技术来进行评估。功能性成像最常用于便秘、排便不尽或大便失禁（常伴有直肠出血）、黏液便、会阴部疼痛或不适等[1]。

传统排粪造影（conventional defecography，CD），是识别直肠肛门区疾病和盆底功能障碍及对其分期的金标准检查。排粪造影实时评估直肠、肛管形态与骨盆骨性结构之间的动态和静态关系，对这些疾病的诊断和治疗具有重要作用[2]。

考虑到排便障碍与女性盆腔器官脱垂的关系，我们需要把盆底作为一个整体进行评估。为了满足这一需要，排便造影已扩展到不仅包括排便障碍的评估，而且还包括通过使小肠、阴道和膀胱显影来评估盆底的其余部分。动态膀胱阴道直肠造影术（dynamic cystocolpoenteroproctography，DCP）已专门应用于这类检查。阴道膀胱直肠造影（colpocystodefecography，CCD）结合了阴道造影、排尿膀胱造影和排粪造影。直肠排空联合 DCP 检查，能对盆底提供最大的张力，从而使肛提肌完全放松。

除诊断排便障碍外，该检查方法还可显示盆腔脏器的最大下降程度，并为器官脱垂提供特异性定量分析，而这些信息以往只能通过体格检查推断。这种方法对排便障碍患者和其他部位相关脱垂的诊断具有临床价值，而这些疾病往往由于病史和体格检查的局限性而无法被识别。该技术对随后需要进行盆腔手术的患者也很重要。

其他成像技术，如直肠肛管的测压和肌电图，也可以提供补充的功能信息。最近，磁共振排粪造影（magnetic resonance defecography，MRD）由于其在形态和功能评估上的准确性，并避免了患者的辐射暴露而受到越来越多的关注。开放配置磁共振（MR）系统需要进一步深入研究，因为患者可以坐着（能够提供自然体位），不过开放性 MR 系统既昂贵又稀缺。而排粪造影可以在任何医院的透视室进行，对放射科医师[3]来说，只需要一个相对较短的培训时间。

电视透视下阴道膀胱直肠造影（CCD），在检测和描述肛门直肠功能异常和周围盆腔结构的异常上，已证实优于体格检查。类似的 MRD，用一个开放的磁共振系统或一个封闭的磁共振系统，能提供更准确的影像学评估，并用于临床相关盆底异常的诊断。此外，MRD 可以避免患者暴露于有害的放射性离子辐射中，并能更好地表现周围软组织和骨盆器官的支持结构[4]。

二、膀胱肛肠造影技术

（一）准备工作

患者在造影术前一晚开始禁食，随后在去医院前几小时在家做直肠清洁灌肠。在医院，患者口服 400ml 钡剂，从而在检查时能让小肠依靠肠蠕动获得造影时的填充显示效果（约 45min 后）。获得完整的临床病史是很重要的。排粪造影对患者来说是一个尴尬的经历，放射科医师必须对造影过程进行清楚的解释，以获得充分的合作。

（二）造影过程

检查开始时，患者的体位在左侧，把约 300ml 的厚钡剂，通过塑料瓶和导管等注入装置，注入检查者的直肠内。当受检者有便意时，直肠壶腹部已完全充满，此时可以停止注入。钡糊是将直肠用硫酸钡粉（灌肠）与温水混合，或将等比例的马铃薯淀粉、钡溶液与水混合而成。在这两种情况下，钡剂必须具有正常粪便的特性，或多一点水分，以使灌入直肠更容易。钡剂的这些特点能够避免对诊断结果的影响。

最后，对于女性患者，使用普通的口服硫酸钡糊或混合碘对比剂的超声凝胶可使阴道腔显影。膀胱的造影可以用稀释的尿路对比剂通过导尿管引入，填充膀胱后立即取出导尿管。患者坐在一个可以拍摄 X 线片的马桶上，马桶放置在垂直于 X 线机射线方向的末端，并满足患者的隐私需要。

患者在右侧投照，以排便的方式坐在马桶上。检查是通过电影透视序列（每秒 1～3 张照片），分别在安静状态、排泄状态以及 Valsalva 呼吸过程中拍摄 X 线片，一步一步拍摄排尿和排便的 3 组动态。必须指导患者彻底不间断排空直肠和膀胱，这个过程在生理条件下少于 30s[2]。

（三）参数

图像分析的目的是在不同的动态阶段，评估盆腔器官的形态及其相对于盆底的位置。

直肠肛管角（anorectal angle，ARA）代表了耻骨直肠肌的活动。耻骨直肠肌的纤维插入耻骨联合并在肛肠交界处的后壁形成 V 形吊带（anorectal junction，ARJ）。ARA 是从肛管纵轴和沿直肠后壁或平行于直肠纵轴的直线之间的角度。

静态时，肛管几乎完全闭合，ARA 为 95°～96°（生理范围为 65°～100°），男女之间无明显差异。在最大收缩时，这个角度会比静止时更小，缩小 15°～20°，而在用力和排便时，这个角度会变得更大，会变大 15°～20°。

第二个要评估的重要参数是 ARJ 的运动。坐骨结节之间的线称为坐骨间连线，可作为固定的骨性标志。另一个固定的参考点是尾骨的尖端或最短的耻骨尾骨间连线（PCL），它定义了骨盆底的基底。PCL 从耻骨联合的下关节到最末节的尾骨关节。

ARJ 头尾方向的移动间接反映了骨盆底的上升和下降。这些通常测量的参数的重复性和可靠性已经得到了证实，但其临床意义仍存在争议[5]。

膀胱后壁与尿道后壁之间的膀胱尿道后壁角为 90°～120°。角度的增加可能表明尿失禁。

（四）正常表现

静息期，肛管几乎完全关闭，在直肠尾后壁可见耻骨直肠悬吊的改变。在这种情况下，肛管与直肠的夹角为 95°～96°（图 4-1）。

在有意收缩盆底时，ARA 角度减少到 75° 左右，ARJ 向头侧移动。由于肛提肌的收缩，将 ARJ 拉向耻骨联合方向，耻骨直肠角变得更加明显。

当患者被要求向下屏气时，相反的情况出现：ARA 增加，部分甚至完全丧失耻骨直肠压迹，骨盆底下降。当向盆底移位时，相对于静息状态位置，应小于 3.5cm，根据

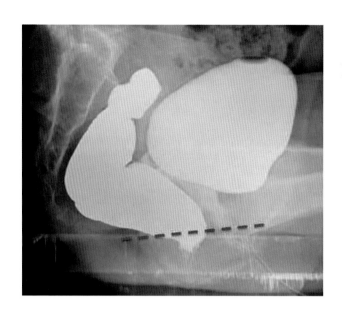

◀ 图 4-1 静息状态膀胱直肠阴道造影
直肠肛管、阴道和膀胱颈部位于耻骨尾骨线（虚线）之上。肛门直肠角为 93°

骨性标志测量，这种偏移程度属于正常的。

在排泄过程中，肛管和直肠向盆底方向移动。ARA 随内外括约肌和耻骨直肠肌的松弛而增加。耻骨直肠肌悬吊对直肠后壁的压迹几乎完全消失，肛管达到最宽直径（平均前后直径 1.5cm）。

在排泄的后期，直肠球漏斗和它的壁逐渐恢复变平。少量重复的直肠前后壁内折被认为是正常的。在生理条件下，整个过程持续不超过 30s。

在排便结束时，当肛门括约肌闭合，肛提肌恢复张力，向头侧方向拉动 ARJ，达到静息状态。直肠是完全空的，只有少量的钡剂残留[2]。

三、磁共振造影技术

盆底解剖复杂，DCP 不能显示盆底磁共振成像（MRI）所能提供的解剖细节。随着技术的进步，已经可以获取动态快速 MRI 序列，现已应用于盆底成像[6]。MRD 虽然仍是一项实验技术，但可能会成为这些疾病术前规划的有用工具，并可能导致手术治疗方式的改变，并减少术后疾病的复发，尤其是对多腔室性疾病的患者[7-9]。

盆底 MRI 的发展，不仅减少了对 X 线损伤的担忧，特别是对育龄妇女，而且盆底 MRI 与 DCP 在临床意义的表现上也可以替代。此外，MRD 还可以检测出偶发的病理情况，如尿道和膀胱憩室、子宫内膜息肉、恶性病变、肌瘤和附件病变[10-12]。

MRD 有一个潜在缺点，如果患者处于仰卧位，其生理特性较差，目前已经开发出了坐姿专用系统[13,14]。在一些研究中，MRD 也被用于直立位[15]。

（一）准备工作

患者在家进行直肠清洁灌肠。MRI 协议不需要使用口服或静脉对比剂，因为小肠本来就能显示。在某些方案中，也可以不用膀胱造影，也不要求患者在检查前 12h 内做好排空大小便。

（二）造影过程

不同机构的 MRI 研究方案各不相同，患者采用仰卧位和直立位进行 MRI 研究，也可以采用闭合或开放的磁体。有的研究中无须对比剂，有的用阴道和直肠对比剂，有的用直肠、阴道、尿道和膀胱对比剂。

大多数情况下使用 1.5T 系统，采用 T_2 加权自旋回波序列和快速自旋回波序列，患者仰卧位。盆腔或者体部相控阵线圈的中心位放置在骨盆较低的位置，以确保观察到脱垂器官。

检查开始时，患者左侧卧位、屈膝，直肠填充 200ml 超声凝胶，阴道也充满了 100ml 的超声凝胶悬浮液。最后，膀胱用 16F 双腔 Foley 导管注入 180ml 生理溶液，填充后立即取出；否则需要患者在检查前 1~2h 内不能排尿。

当患者静态时，获取整个盆腔的轴位、矢状位和冠状位静态图像，可以使用快速半傅里叶 T_2 加权序列（HASTE，半傅里叶采集单次激发快速自旋回波序列）（推荐参数：TR 3000ms；TE 90ms；翻转角 90°；层厚 5mm；FOV 250×250，矩阵 448×345）。

把耻骨联合与尾骨作为中轴线后，在矢状面上获得连续稳定的动态图像，分别在静态、最大收缩、用力和排便期间（推荐参数：TR 2.7ms，TE 1.3ms，翻转角度 45°，层厚 10mm，FOV 300×300、矩阵 160×160 动态扫描时间 0.432s、动态图像 100 幅）。

在笔者的机构，MRD 也采用开放型永磁型可变换角度的静态 0.25T 磁共振设备，磁体机架设有 0°~90° 的倾斜装置，并在 80° 处倾斜，以方便在半立位采集图像数据[15]。

接收线圈采用腰椎表面 DPA 线圈，由刚性底座和可变尺寸的柔性前带组成。

检查前，通过导管使直肠充满 200ml 土豆泥混合 1ml 顺磁性对比剂。膀胱充满 180ml 生理溶液混合 3ml 对比剂，并留置在整个检查过程中。最后阴道填充超声凝胶悬液，混合 0.5ml 顺磁性对比剂。

利用梯度回波序列的混合对比增强技术（hybrid contrast enhanced，HYCE）在静止状态下获得了三平面图像（TR 10m，TE 5ms，翻转角度 90°，20 个层面，层面厚度 2.5mm，FOV 280 × 280、矩阵 200 × 160）。

静态图像，使用梯度回波 T_1 加权序列（TR 35ms，TE 10ms，翻转角度 90°，每层，层厚 5.5mm，FOV 300 × 300、矩阵 192 × 128），在矢状位上分别获取静息状态、提肛状态及用力向下状态的图像。

最后，动态阶段是在排便期间使用梯度回波 T_1 加权序列，在正中矢状面（TR 30ms，TE 6ms，翻转角度 90°，每层，层厚 5.5mm、FOV 300 × 300、矩阵 192 × 128，采集时间 3 秒 / 层）。

泌尿系检查判断是在移除膀胱导管后进行的。

（三）参数

图像的解释说明应从矢状面开始，画出 PCL，确定骨盆基底部，从耻骨联合下缘延伸至最后可见的尾骨关节[13]。分别在静息状态、最大收缩状态、用力和排泄状态，测量 PCL 与盆腔器官最低可识别部分（膀胱颈、阴道穹窿和 ARJ）的距离（图 4-2）。

根据 HMO 系统需要测量另外两条线：H 线，它代表肛提肌裂孔的前后宽度，从

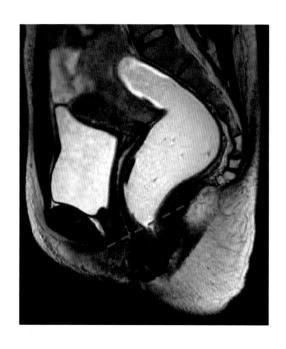

◀ 图 4-2　采用 1.5T 磁共振设备
T_2 加权快速自旋回波序列，获得矢状面静息状态图像。肛管直肠交界处、阴道穹窿和膀胱颈位于耻骨尾骨线（虚线）之上。肛管直肠角为 90°

耻骨联合的下缘到 ARJ；M 线，表示肛提肌在垂直方向的升降改变，从 PCL 垂直画到 ARJ；O 分量，表示器官脱垂[8]。

与常规的排粪造影检查相似，测量 ARA 角度和后尿道膀胱角。

在轴位和冠状位上，应检查耻骨直肠肌和髂尾肌是否变薄和撕裂。骨盆悬带在 T$_2$ 加权像上显示相对对称和张力较低。阴道旁筋膜撕裂可从阴道后穹窿向后移位推断。侧方的耻骨膀胱韧带也可以看到。

（四）正常表现

在直立位时，骨盆对盆腔内脏器的支持主要来自骨性骨盆，而盆底肌肉和筋膜可抵挡断断续续变化的腹压。在轴位图像上，整个肛提肌应具有相似的厚度和均匀的低信号强度。没有撕裂的表现。在冠状位图像上，髂尾肌应完整且向上凸。

在轴位影像上，尿道袖鞘位于前方，呈牛眼状；阴道一般来说是一个 H 形的结构，这样可以提供足够的横向的筋膜支持；会阴为菱形结构，肛门直肠位于横断的会阴的后方（图 4-3）。

在健康、正常的患者中，即使给予盆腔最大压力，MR 图像显示盆腔器官下降极小（M 线< 2cm）。

在矢状平面上可以测量出 ARA 和膀胱尿道夹角，正常值与常规排粪造影的正常值相似（见"膀胱肛肠造影技术——正常表现"）。

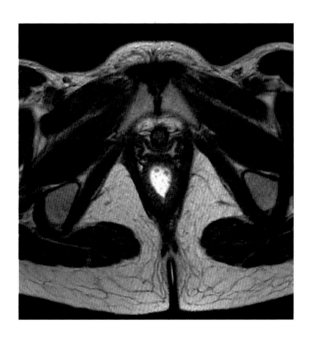

◀ 图 4-3　使用 1.5T 磁共振获取 T$_2$ 加权快速自旋回波序列轴位静息状态图像
肛提肌裂孔对称，呈低张力状态

四、病理发现

（一）肠套叠、直肠脱垂

直肠脱垂可分为直肠内脱垂、直肠肛门脱垂和直肠外脱垂，单纯性脱垂或完全性脱垂，取决于所涉及的肠壁分层。

当黏膜层突入管腔时，病理情况称为单纯脱垂或直肠脱垂。当肠壁各层受累，且直肠壁内凸进入直肠腔或肛管时，可考虑为完全脱垂或肠套叠。

常与直肠脱垂相关的临床表现为出口梗阻和排便时因直肠壶腹阻塞而有持续排便欲、里急后重、便血和大小便失禁。症状是由于脱垂的肠壁阻碍直肠内容物的推进，以及括约肌刺激或无力引起的。这种情况经常与孤立性溃疡综合征有关[16]。

1. 传统排粪造影

排便结束时，厚度＜ 3mm 的小皱襞能够经常观察到，通常没有临床意义。更大的凸起有时也可在无症状患者中观察到。肠套叠通常起源于肛管以上 6～8cm 的直肠主皱襞水平，位置可前、环周或后部。

单纯性直肠内脱垂被认为是直肠腔内的壁凸起，在用力和排泄时更加明显。由于直肠前壁由单纯的黏膜构成，黏膜突出几乎只出现在直肠前壁，厚度＜ 1cm。

在完全脱垂中，所有的壁层都受到影响。肛管扩张明显，直肠壁呈圆形内折进入肠腔内（图 4-4）。脱垂有时非常明显，以至于脱出物能通过肛门并凸出于外部，并伴有尿失禁。

肠套叠的直肠能把腹膜覆盖层拉下来，造成直肠膨出，这意味着在直肠前有一个深的囊袋，里面有小肠。

直肠内脱垂的肠壁会阻塞大便的排泄，从而形成堵塞，导致钡糊在肠道内淤积。

2. 磁共振造影

磁共振造影很难检测肠套叠：据报道，相对于 CD，其灵敏度为 70%。然而，软组织分辨率可以更好地区分单纯脱垂和完全脱垂。诊断标准与 CD 相似。

在正中矢状面上可以看到直肠壁的反折（图 4-5）。其他轴平面上也同样能够进行观察（"靶征"）。

根据位置不同，肠套叠分为直肠内（Ⅰ级）、肛门内（Ⅱ级）或直肠外脱垂（Ⅲ级）。

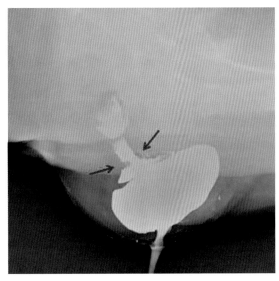

▲ 图 4-4　常规排粪造影检查显示排泄相

直肠壁的圆形内折（箭）可见于直肠中部。此外，可见中度的前壁和后壁的直肠脱垂

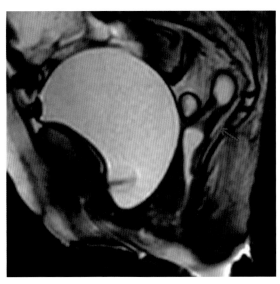

▲ 图 4-5　1.5T 磁共振下的磁共振排粪造影

T_2 加权快速自旋回波序列获取排泄相图像。可见一个完整的直肠内脱垂（箭），包括所有的壁层

（二）会阴下降综合征

该综合征代表盆底肌张力减退，表现为排尿困难、直肠排空不完全和（或）尿失禁。这种情况通常见于老年女性，危险因素是慢性便秘、神经功能障碍、会阴创伤、多胎和外科手术。

会阴体和肛提肌组织的异常可引起会阴部下降，这可通过测量 ARJ（M 线）下降来量化。会阴体的下降可通过肛提肌（H 线）的裂隙宽度来测量的。

ARJ 的盆底方向移动间接代表会阴下降，因为这是由于在耻骨直肠肌和骨盆肌肉松弛的紧张过程中腹内压力增加引起的。在这种病理状态下，会阴肌肉张力低，并被腹部器官向盆底方向移动所影响，因此 ARJ 下降异常明显。

这种反复的盆底伸展慢性地造成神经结构的损伤，尤其是阴部神经，并导致失禁和疼痛。尿失禁常与这种综合征有关。如果这个过程是慢性的，就会形成恶性循环，导致盆腔肌肉的进一步伸展和弱化。会阴下段积血可以用栓剂进行保守治疗，以减小排泄时的肌肉紧张和压力。

1. 传统排粪造影

主要的影像学特征是，在向下用力状态时，向盆底方向偏移超过 3.5cm。下降的程度是，相对于骨标志，在用力和排泄相，计算从静息位置到最大的下降位置的变化。

同样，在静息状态时 ARA 角度超过 130°，而在用力时则增加到超过 155°。

最近，PCL 已成为主要的骨性标志，直肠下降从该线垂直计算到 ARJ。在正常情况下，ARJ 在 PCL 范围 1cm 内。如果 ARJ 在 PCL 下 1～3cm，直肠脱垂被认为是轻微的。如果在 PCL 线下 3～6cm，为中度，如果 ARJ 下降超过 PCL 下 6cm，为重度（图 4-6）。

2. 磁共振造影

在 CD 中测量了 ARJ 的下降，也测量了 ARA（图 4-7）。

MRI 可以提供关于肛提肌组成部分的额外信息，髂骨尾骨肌和耻骨直肠肌（图 4-8）。正常厚度范围为 3mm（髂尾肌）到 5～6mm（直肠），少量的不对称被认为是正常的。如果没有脱垂，肛提肌板应平行于 PCL 线。

（三）多腔综合征

盆底异常的分类一直是按照盆底的分区地形进行分类的，但在大多数情况下是采用随意分类的。事实上，肛提肌的异常可以决定一个或多个腔室的缺陷，并相互影响。

对盆底主诉患者的评估首先要进行彻底地病史和体格检查，但盆腔器官缺损的程度和存在情况在临床检查中并不总是很明显。可出现膀胱突出，如阴道穹窿脱垂或会阴部下降综合征。如果有 2～3 个相关缺陷，则为双腔或三腔综合征。

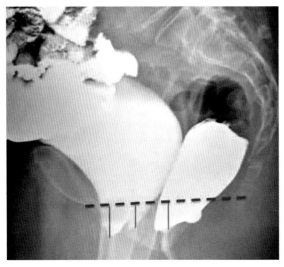

▲ 图 4-6　屏气时的膀胱直肠阴道排粪造影
膀胱、阴道和直肠的盆底方向的移位可以被认为是膀胱颈、阴道穹窿和肛管直肠交界处在耻骨尾骨线（虚线）以下的下降。肛管直肠角为 137°

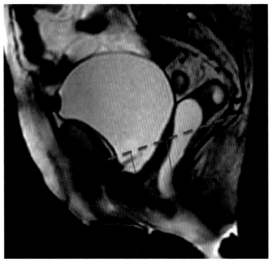

▲ 图 4-7　使用 1.5T 磁共振
获取排空相的 T₂ 加权快速自旋回波序列图像。膀胱颈和肛管直肠角位于耻骨 - 尾骨线（虚线）的下方。肛管直肠角为 143°。还可见中度的直肠向阴道的突出

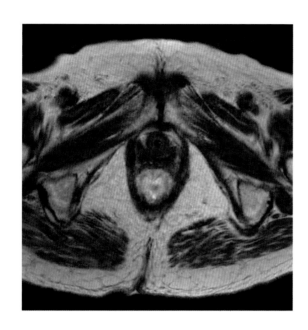

◀ 图 4-8　在 1.5T 磁共振上的磁共振排粪造影

采用 T_2 加权快速自旋回波序列获取轴位平面静息状态时的图像。肛提肌裂孔显示扩大，肌肉信号异常

常规造影和磁共振造影

盆腔内器官下降的评估是对会阴下降综合征进行描述。

进行全面的评估对于术前是必要的，由此可以建立正确的手术计划并避免由于未发现的缺陷造成的复发。MRI 的优点是能够同时评估所有的腔室，在盆底无力的患者评估中发挥了极其重要的作用。

（四）脱肛

直肠脱出是外科手术治疗排便障碍的最常见原因。它由直肠壁的前部膨隆所致。这种情况在女性中最常见，因为直肠阴道隔的松弛（先天的或由产科创伤或外科手术引起）。

膨隆 < 2cm 常见于无症状女性，没有临床意义，也不被认为是病理性的。如果膨隆 > 2cm，则与排便障碍有显著相关。

由于骨盆底后外侧肛提肌疝，过度用力也可能导致直肠后隆起。临床表现为直肠排空不全，有些患者采用手指抠挖直肠或阴道动作才能来完成排便。

1. 传统排粪造影

排粪造影显示直肠前壁或后壁的膨隆，在用力和排泄时，显示填充对比剂的阴道腔膨隆和脱位。评估时画一条平行于前壁或后壁的线，测量肛管和最大突出点之间的距离。

脱肛按严重程度分为三度：轻度是指脱肛前后径＜ 2cm（无临床意义）；中度指脱肛前后径在 2～4cm；重度是指脱肛前后径＞ 4cm。一定数量的对比剂可以被残留在膨隆内，并持续到排便结束。

2. 磁共振造影

脱肛的测量如图 4-9 所示。

（五）耻骨直肠肌运动障碍综合征

耻骨直肠肌运动障碍综合征也被称为痉挛性盆底综合征或肛门痉挛，这种情况是由于耻骨直肠肌不恰当地收缩，而不是生理上的放松。大多数病例为特发性，但局灶性病理改变如肛瘘、单发溃疡和血栓性痔可与此综合征相关。病因尚不清楚，包括异常的肌肉活动和生理等已知因素。

患者包括排便异常和不完全排空。如排便时间超过 30s，大致能够初步评估为耻骨直肠肌综合征。

常规排粪造影和磁共振造影

该综合征的特征是在用力和排泄时没有盆底下降以及肛提肌反常收缩。当患者被要求向下屏气用力时，肛提肌板呈凸形。

另一个不太明确的特征是静息时，直肠的耻骨直肠肌悬吊在直肠后壁上的异常凹迹特征，在挤压过程中，这一点更加明显。这一征象是由于存在肥大的肛提肌，但其

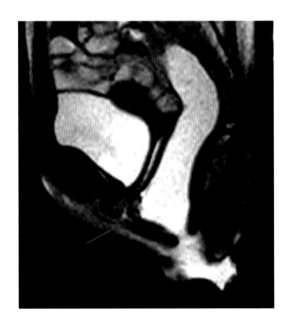

◀ 图 4-9　在 1.5T 磁共振上的磁共振排粪造影
T₂ 加权快速自旋回波序列获得排空相图像。图示严重向前膨出（箭）

特异性较低，它也可以在无症状的受试者中观察到。

ARA 变化的测量显示，有症状的受试者和无症状的对照组之间没有显著差异，并不是该综合征的可靠参数。

（六）肠疝和乙状结肠

疝入含有回肠襻或部分乙状结肠的 Douglas 腔的腹膜囊疝分别称为肠膨出和乙状结肠膨出。它们几乎只出现在女性身上，盆腔手术史是出现这种情况的危险因素，尤其是妇科手术，如子宫切除术或尿道固定术。患者描述在排尿和直肠不完全排空时盆腔压迫的感觉。这些症状通常与排便阻塞无关，排便造影显示直肠排空已完成。

肠膨出可以是简单的，也可以是复杂的，这取决于是否伴有阴道穹窿脱垂。

1. 传统排粪造影

良好的回肠襻造影显示是确认直肠阴道间隙肠疝的必要条件。充满钡的回肠襻下降时，在直肠和阴道之间的空间是明显的拓宽。

当回肠襻造影显示时，此间隙的扩大也是肠膨出的间接征象。在直肠和造影后的阴道腔之间存在空气可以证实这一怀疑。这些症状是在用力或排尿（腹压升高）时出现收缩。只有当直肠被完全清空并为小肠襻留下足够的空间以供疝出时，肠膨出有时才明显。直肠前壁的疝突出常引起直肠脱垂。

2. 磁共振造影

排粪造影的局限性与传统技术有关，即低对比度、低分辨率和二维成像。MRI 已被证明优于 CCD，但同时也遗漏了 20% 多的小肠疝。

小肠襻或乙状结肠下降入直肠阴道间隙 2cm 以上，表示直肠阴道筋膜撕裂。轴位图像上，乙状结肠或小肠的襻在直肠和阴道之间可见。这些表现可以在患者静息时的图像上看到，在用力时，可以见到有较大的明显的肠膨出（图 4-10）。

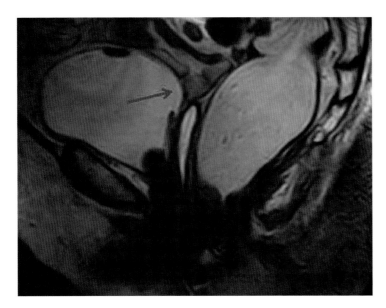

◀ 图 4-10　在 0.25T 磁共振上的磁共振排粪造影

T₁ 加权梯度回波序列矢状面静息状态图像。直肠阴道间隙可见回肠襻（箭）

参 考 文 献

[1] Nygaard I, Barber MD, Burgio KL et al (2008) Prevalence of symptomatic pelvic floor disorders in US women. JAMA 300:1311–1316

[2] Karasick S, Karasick D, Karasick SR (1993) Functional disorders of the anus and rectum: findings on defecography. AJR Am J Roentgenol 160:777–782

[3] Pannu HK, Scatarige JC, Eng J (2009) Comparison of supine magnetic resonance imaging with and without rectal contrast to fluoroscopic cystocolpoproctography for the diagnosis of pelvic organ prolapse. J Comput Assist Tomogr 33:125–130

[4] Kelvin FM, Maglinte DD, Hale DS (2000) Female pelvic organ prolapse: a comparison of triphasic dynamic MR imaging and triphasic fluoroscopic cystocolpoproctography. AJR Am J Roentgenol 174:81–88

[5] Jorge JM, Habr–Gama A (2001) Clinical applications and techniques of cinedefecography. Am J Surg 182:93–101

[6] El Sayed RF, El Mashed S, Farag A (2008) Pelvic floor dysfunction: assessment with combined analysis of static and dynamic MR imaging findings. Radiology 248: 518–530

[7] Bove A, Ciamarra P (2007) The corner of the coloproctologist: What to ask to radiologist. Eur J Radiol 61:449–453

[8] Boyadzhyan L, Raman SS, Raz S (2008) Role of static and dynamic MR imaging in surgical pelvic floor dysfunction. Radiographics 28:949–967

[9] Woodfield CA, Krishnamoorthy S, Hampton BS, Brody JM (2010) Imaging pelvic floor disorders: trend toward comprehensive MRI. AJR Am J Roentgenol 194:1640–1649

[10] Bertschinger KM, Hetzer FH, Roos JE et al (2002) Dynamic MR imaging of the pelvic floor performed with patient sitting in an open–magnet unit versus with patient supine in a closedmagnet unit. Radiology 223:501–508

[11] Fielding JR (2002) Practical MR imaging of female pelvic floor weakness. Radiographics 22:295–304

[12] Seynaeve R, Billiet I, Vossaert P et al (2006) MR imaging of the pelvic floor. JBR–BTR 89:182– 189

[13] Roos JE, Weishaupt D, Wildermuth S et al (2002) Experience of 4 years with open MR defecography: pictorial review of anorectal anatomy and disease. Radiographics 22:817–832

[14] Schoenenberger AW, Debatin JF, Guldenschuh I et al (1998) Dynamic MR defecography with a superconducting, open–configuration MR system. Radiology 206:641–646

[15] Fiaschetti V, Squillaci E, Pastorelli D (2011) Dynamic MR defecography with an open–configuration, low–field, tilting MR system in patients with pelvic floor disorders. Radiol Med 116:620–633

[16] Hausammann R, Steffen T, Weishaupt D et al (2009) Rectocele and intussusception: is there any coherence in symptoms or additional pelvic floor disorders? Tech Coloproctol 13:17–25

第 5 章　肛门直肠生理学
Anorectal Physiology

Ivana Giannini　Maria Di Lena　Simona Giuratrabocchetta　Donato F.Altomare　著

孙松朋　译

一、概述

肛门直肠生理学研究的是排便功能，这与肠道内气体和粪便从肛门释放有关，将排便控制在恰当的时间和地点是一种复杂的肛门自制机制。本章将会回顾与控便和自制有关的生理机制。

在一些新的研究结果发表之前，人们对肛门直肠生理学了解不多。这些研究包括有肛门直肠压力测定、盆底肌和阴部神经生理学（肌电图、阴部神经末梢运动潜伏期）、动态排粪造影、盆底超声及核磁共振排粪造影等影像技术。

准确的肛门直肠生理学评价在临床上有着重要价值，任何自制和排便功能的改变都可能导致大便失禁和（或）便秘，严重损害患者的生命质量。

二、自制病理生理学

（一）肛门内括约肌

肛门内括约肌（interanl anal sphincter，IAS）是直肠末端环肌层的增厚，处于肛管水平，在直肠黏膜和纵肌层之间，向下延伸至齿状线下 2cm，由括约肌间隙将其与外括约肌（exteranl anal sphincter，EAS）分开。静息压的 70% 来自于 IAS，是影响肛门自制功能的最重要因素之一[1]。

当直肠球囊快速膨胀后，引起肛门静息压力瞬间降低 ≥ 25% 的基础压力，随后恢复到基线水平，这种现象称为直肠肛门抑制反射（rectoanal inhibitory reflex，RAIR）[2]，IAS 参与到 RAIR 中。这种壁内反射介导着 IAS 松弛的具体时间及延迟时间，随后作为粪便进入引起直肠扩张的反应，肛门基础压力逐渐恢复。

RAIR 由肠神经系统调控，不需要周围神经或者中枢神经系统的参与，脊髓患者的表现证实了这一机制，由肌间神经元产生的二氧化氮是最常见的抑制介质[3]，IAS 损伤通常会引起漏便，RAIR 的改变可能与直肠扩张有关，如巨结肠症[4]。

（二）肛门外括约肌

EAS 是可随意控制的横纹肌，由 3 部分（深部、浅部和皮下部）组成。虽然 Santorini、Von Holl、Milligan、Morgan 和 Gorsch 均描述过这一解剖结构，但是直到 1975 年 Shafik 的论文发表后才获得了更广泛的认可。Shafik 在论文中提出了三"U"形襻结构（尖顶襻、中间襻和基底襻），它们单独或相互协调地发挥着括约肌的功能[5, 6]。然而，现代影像技术已经对此提出了质疑。

EAS 通过持续性收缩提供静息时的肛门压力，并且当自主收缩挤压、直肠腔内压或腹内压快速增加时，能够强烈提高肛门压力[7, 8]。

（三）耻骨直肠肌

耻骨直肠肌、髂骨尾骨肌、耻骨尾骨肌均是肛提肌的组成部分。肛提肌位于盆腔器官下方及其周围，肛提肌保持张力有助于自制功能，并使盆腔器官的内腔维持为一种潜在状态。

为了解释耻骨直肠肌控便时所发挥的作用，提出了许多假说。Parks 及其同事认为自制功能是通过一种"阀瓣"机制获得的，通过提高腹内压强度推动直肠前壁下移至肛管上 1/3 处，使肛管腔关闭，从而防止粪便漏出[9]。随后的研究表明这种"阀瓣"仅仅在理论上存在，为了防止粪便泄漏，关键还是 EAS 与耻骨直肠肌同时自主收缩[10, 11]。

耻骨直肠肌能够使直肠和肛管形成一定的角度，称之为肛直角（analrectal angle，ARA）这是其最具有辨识性的特征之一。耻骨直肠肌环绕肛管直肠交界处并最终附着于耻骨，这种吊索样解剖结构使得肛直角的开口朝向后方。

通过排粪造影检查，测量 ARA 是很容易的，静息状态下 90°～110°，但是 ARA 的角度是动态的，在做排出动作时（排便时）角度将会变大，在做提肛动作时（滞留大便）

角度将会变小。

现已证实即使没有盆底肌的收缩，站立体位也能够改变 ARA，使角度变得更小（＜80°）。如厕时的端坐位将会使 ARA 开口变大，超过在 Sim 体位时的角度（121° vs. 113°）。

以上这些发现提示站立位有助于维持肛门的自制功能，而如厕时的端坐位有助于排便，其原因可能与重力和盆底肌的松弛有关[12]。

（四）直肠顺应性

结肠远端，尤其是直肠，对肛门自制功能起着极其重要的作用，其作用类似于蓄水池。直肠通过调节肌肉张力，降低肠腔压力，从而具有存储粪便的能力。这种能力，被称为直肠顺应性，即直肠压力与直肠容积之比（$\Delta V/\Delta P$），由骶副交感神经调控。

直肠肠壁上含有机械性感受器，通过诱发外在或内在反射，对排便也起着重要作用。

（五）肛垫

内痔组织是富含动静脉吻合、弹力纤维和胶原蛋白的血管组织垫，它们似乎在维持精细的自制功能方面发挥着作用，分担了肛管静息压的 15%～20%[1, 13]。

总之，所有这些解剖结构都参与了肛门自制功能的维持，但是，有些组织是在大便急迫时被激活（EAS 和耻骨直肠肌），另一些在静息状态时被激活（IAS、直肠顺应性、肛垫）[14]。

（六）肠道运动和粪便性状

强烈而有规律性的收缩（集团蠕动）可以使粪便从结肠远端进入直肠，这种收缩在清晨睡醒时或进餐以后变得更加频繁（胃结肠反射）。与之相反，到了夜间，为了避免漏便，结肠活动将会减弱[15]。

粪便的多少和黏稠程度是另一个影响肛门自制功能的重要因素。肛门括约肌损伤或者功能减弱时，对气体和稀便，防止泄漏将会更困难，而对坚硬大便，将其排出则会更加困难。

（七）排便

盆底肌的感觉和生理上的协同配合是排便活动的重要组成部分，其工作机制包括非随意和随意两种。

排便的协同与控制由腰骶部的脊髓负责，并被更高级神经中枢所调控（脑干和大脑皮层），脑肠轴的改变可能导致严重的功能障碍，实际上由于脊髓皮质连续性的断裂，脊髓损伤患者不能自主控制排便[16]。

静息状态下，直肠的压力低于肛管，但是一旦粪便团块从远端结肠进入直肠，直肠腔内压力将升高，肠壁被拉紧，腔内压力超过肛管压力，直肠扩张激活了直肠肛管抑制反射导致 IAS 松弛，从而粪便按照新的压力梯度下降进入肛管上部，肛管黏膜上的感受器能够区分气体、液体或固体便，这种机制被称为"采样"，它能够确定排便的紧迫性和 EAS 的反射性收缩，从而预防大便泄漏。

当排便的刺激被感知时，如果必须阻止排便，有意识地收缩 EAS 和耻骨直肠肌将会使粪便返回到直肠上段，粪便暂时将存储在直肠上段，便意会暂时消失，肛门括约肌将恢复到基础压力状态。

相对地，如果时间和地点合适并且坐在马桶上时，通过 Valsalva 动作将会促使腹肌收缩，腹压增加，同时，EAS 和耻骨直肠肌可以有意识放松，肛直角角度增大，粪便即从肛门排出。排便结束后"闭合反射"（EAS 和耻骨直肠肌短暂收缩）促使肛门关闭，肛管压力恢复至基础状态[3]。

（八）神经系统作用

激素、旁分泌物质、肠神经系统、自主神经系统（交感神经和副交感神经）以及大脑皮层共同调节结直肠运动及其敏感性。

肠神经系统包括肌间神经丛（Auerbach 神经丛）和黏膜下神经丛（Meissner 神经丛），由神经纤维网、神经节细胞（感觉和效应神经元），以及位于胃肠道壁内的中间神经元组成，中间神经元通过反射弧相互紧密连接，能够直接支配平滑肌细胞。根据与平滑肌细胞接触所释放的物质，肌间神经丛的效应神经元被激活或者被抑制。神经元兴奋后将释放乙酰胆碱、P 物质及其他的速激肽，而神经元被抑制时将释放血管活性肠肽和一氧化氮，从而平滑肌细胞松弛[17]。作为这种组织的结果，肠神经系统就像一个半自主的系统：即使在缺乏外在控制的情况下，它能够协调大部分活动。

外源性神经支配由交感神经和副交感神经提供，它们仅对收缩活动具有调节作用。

交感神经来自于腹下神经丛的节后纤维，通过与肠神经系统神经元连接，肠神经系统又发出纤维与平滑肌细胞相连接从而抑制收缩，进而抑制运动功能。

另外，副交感神经纤维源于骶神经丛（$S_2 \sim S_4$），汇入阴部神经，发出节前纤维至壁内神经丛的神经元，进而再发出纤维至平滑肌细胞，从而激发收缩功能。

同样重要的是来自于结肠和直肠及整个胃肠道的固有反射，结肠反射的运作非常精细，能够在肠道的刺激下使肠道上段收缩，下段扩张。胃结肠反射的作用是当胃容纳食物后能够使结肠运动和集团蠕动增强。

由此可见，肛门自制和排便受到多种生理功能的综合影响，结肠、肛门直肠、盆底肌和神经系统均有参与。

三、结论

留滞粪便、辨识气体及排便是一种复杂的过程，受到多种解剖学因素的调控，包括盆底肌和肛门直肠，这些组织结构均具有复杂的神经分布，包括躯体神经系统、自主神经系统和肠神经系统。

参 考 文 献

[1] Lestar B, Penninckx F, Kerremans R (1989) The composition of anal basal pressure: an in vivo and in vitro study in man. Int J Colorectal Dis 4:118–122

[2] Lowry AC, Simmang CL, Boulos P et al (2001) Consensus statement of definition for anorectal physiology and rectal cancer. Colorectal Dis 3:272–275

[3] Wexner DS, Zbar A, Pescatori M (2005) Complex anorectal disorders. Investigation and management. Springer, London

[4] Lund JN, Scholefield JH (1996) Aetiology and treatment of anal fissure. Br J Surg 83:1335–1344

[5] Shafik A (1975) A new concept of the anatomy of the anal sphincter mechanism and the physiology of defecation. The external anal sphincter: a triple-loop system. Invest Urol 12:412–419

[6] Shafik A (1987) A concept of the anatomy of the anal sphincter mechanism and the physiology of defecation. Dis Colon Rectum Dec 30:970–982

[7] Cherry DA, Rotenberger DA (1988) Pelvic floor physiology. SurgClin North Am 68:1217–1230

[8] Duthie HL, Watts JM (1965) Contribution of the external anal sphincter to the pressure zone in the anal canal. Gut 6:64–68

[9] Parks AG, Porter NH, Hardcastle J (1966) The syndrome of the descending perineum. Proc R Soc Med 59:477–482

[10] Bannister JJ, Gibbons C, Read NW (1987) Preservation of fecal incontinence during rises in intra-abdominal pressure: is there a role for the flap valve? Gut 28:1242–1245

[11] Bartolo DCC, Roe AM, Locke-Edmunds JC et al (1986) Flap-valve theory of anorectal continence. Br J Surg

73:1012–1014

[12] Altomare DF, Rinaldi M, Veglia A et al (2001) Contribution of posture to the maintenance of anal continence. Int J Colorectal Dis 16:51–54

[13] Thomson WH (1975) The nature of haemorrhoids. Br J Surg 62:542–552

[14] Altomare DF, Rinaldi M, Cuccia F et al (2009) Fecal incontinence: up to date on pathophysiology and treatment. Minerva Gastroenterol Dietol 55:379–384

[15] Andrews CN, Storr M (2011) The pathophysiology of chronic constipation. Can J gastroenterol 25:16B–21B

[16] Furness JB (2012) The enteric nervous system and neurogastroenterology. Nat Rev 9:286–294

[17] Berne RM, Levy MN, Koeppen BM, Stanton BA (2009) Physiology, V edn. Elsevier, New York, USA

第 6 章　盆底超声学检查

Pelvic Floor Ultrasonography

Giulio A. Santoro　Sthela Murad–Regadas　Luigi Causa　Anders Mellgren　**著**

任　敏　李克婷　杨宏宇　**译**

一、概述

　　人类骨盆是一个复杂的三维（3D）立体结构，人为分成 3 个不同的腔室，即前盆腔、中盆腔和后盆腔。盆底功能障碍通常可以表现为泌尿系统（如尿失禁、排尿功能障碍、膀胱膨出）、生殖系统（如子宫脱垂、阴道穹窿脱垂、肠膨出）和肛门直肠病变（如大便失禁、排便阻塞、直肠脱出、肠套叠、协同失调）等相关症状[1]。常有 95% 的患者出现 3 个系统的异常[2]。因此，泌尿科、妇科、胃肠和结肠直肠科等盆底疾病的相关专家要考虑到盆底疾病很少单独发生，疾病的诊断不应该仅局限于各自领域，而应该用横向的、全方位的视野对盆底疾病进行综合评估。

　　盆底功能的评估不仅能够为临床提供足够的识别盆底功能障碍的信息，还能通过评价盆腔脏器情况判定治疗效果，从而避免再次手术。随着超声设备的临床普及以及三维、四维超声的发展，人们利用超声技术对盆底的解剖结构有了新的认识，成为理解盆底功能障碍的关键。相对排粪造影、膀胱造影和磁共振等成像方法，超声具有无辐射、便捷、耗时短、廉价等优点。超声检查可采用经阴道超声、经肛门超声和经会阴超声等不同方式对感兴趣的盆底腔室进行综合评估[3]，称为"多腔室"超声检查。这不仅能减少不必要的手术，也能降低手术失败率。

二、超声成像技术

（一）经会阴超声成像

经会阴超声检查（transperineal ultrasonography，TPUS）是将凸阵超声探头放置在会阴部耻骨和肛缘之间经会阴部进行检查，患者取截石位，髋部弯曲外展。患者静息状态下、最大 Valsalva 动作和盆底肌收缩时进行图像采集[4]。常规的超声凸阵探头（频率为 3～6MHz，扫查视野至少为 70°）对盆底进行二维成像，矢状面上可以看到耻骨联合背侧面与骶骨腹侧面之间的包括膀胱、尿道、阴道壁、肛管、直肠等所有解剖结构（图 6-1）。经会阴盆底三维和四维成像的超声探头就是用于产科的三维腹部探头，如美国 GE 公司的 RAB 8-4 探头、日本日立医疗系统的 AVV 531 探头、飞利浦公司的 V 8-4 探头和韩国麦迪逊公司的 3D 4-7 EK 探头[5, 6]。这些探头都是电子曲形矩阵探头，频率为 4～8MHz，具有机械扇扫功能，从而实现所观察区域的快速自动扫描。与二维模式相比，这种技术的一个优点是可以获得断层或多层成像，以便评估整个耻骨直肠肌（puborectalis，PR）及其与耻骨支的附着情况（图 6-2），可以测量肛提肌裂孔的直径和面积，评估最大 Valsalva 动作时肛提肌裂孔的扩张程度[7]。4D 成像可实时采集超声容积数据，即时在正交平面或渲染的容积成像上实现可视化。

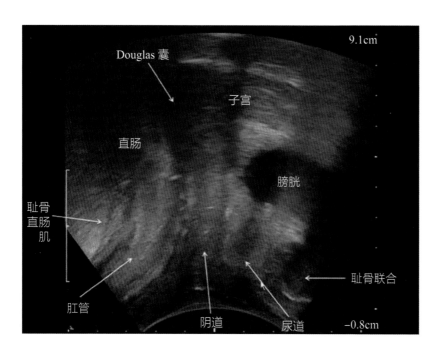

◀ 图 6-1 二维经会阴超声
正常女性骨盆底矢状面，包括耻骨联合、尿道和膀胱、阴道和子宫、直肠和肛管。直肠肛管连接处后为耻骨直肠肌（PR），图像上显示为一个高回声结构

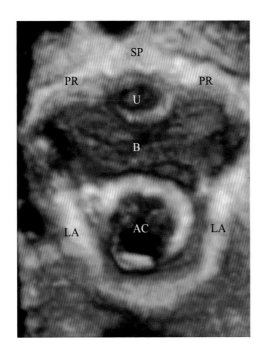

◀ 图 6-2　三维经会阴超声
正常女性骨盆底轴位，包括耻骨联合（SP）、耻骨直肠肌（PR）、尿道（U）、膀胱（B）、肛提肌（LA）、肛管（AC）

（二）经阴道超声成像

经阴道超声检查（endovaginal ultrasonography，EVUS）时患者体位同经会阴超声检查。选用 9～16 MHz 高频探头，包括 360° 旋转的机械探头（丹麦赫列夫 BK 医疗 2050 型探头）或辐射状电子探头（日立医疗系统的 AR 54AW 型探头，5～10MHz）2 种 [8]。这两种探头之间的不同之处在于电子探头获取三维图像时是自由臂获取的，采集图像利用电子传感器进行，而机械探头有一个内部自动马达系统，探头在组织内没有任何移动时可在 60s 内采集距 60mm 范围内的 300 幅横向 2D 图像，这组 2D 图像随即被快速重建为高分辨率的 3D 图像，用于实时操作和容积分析。与 2D 模式相比，3D 模式优点是可获得矢状、轴向、冠状面和任何所需的斜截面图像；可以旋转、倾斜和切割，改变不同的切面参数，并在任何平面上测量距离、面积、角度和体积；3D 容积图像数据也可利用专用软件在超声成像系统或电脑上进行离线存档分析 [8]。

（三）经肛门超声

经肛门超声检查（endoanal ultrasonography，EAUS）所用探头与经阴道超声相同 [9]。检查时患者可取截石位、左侧卧位或俯卧位，无论患者取何种体位，都应旋转探头使肛管前侧处于屏幕上方 12 点钟位置，肛管右侧处于屏幕的左侧 9 点钟位置，肛管左侧处于屏幕右侧 3 点钟位置，而肛管后部处于屏幕下方 6 点钟位置。然后从耻骨直肠肌的上部到下部的肛门边缘进行顺次的数据采集。机械旋转式探头允许自动 3D 数据采集。

三、超声解剖

盆底解剖结构和脏器功能复杂，对其进行评估可能需要不止一种超声成像模式和检查方法。通常需要 TPUS、EVUS 和 EAUS 联合使用，进行"多腔室"超声扫查，获取综合诊断信息，对盆底解剖和功能进行全面系统地评估[3]。

（一）盆底结构

3D-EVUS 检查探头可 360° 旋转获得盆底解剖结构的三维图像[8]，将盆底分成 4 个平面进行评估（图 6-3）。最高的平面为 I 平面，可评估膀胱底部和直肠的下 1/3；II 平面对应膀胱颈部，尿道壁内段，肛门直肠交界处；III 平面对应中尿道和肛管上 1/3，在这一平面，肛提肌可以被看作是一个多层的高回声吊带，它横向延伸至阴道两侧，后

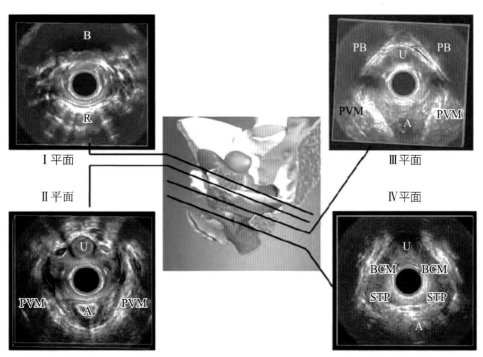

▲ 图 6-3　三维阴道内超声

正常女性骨盆底评定的 4 个标准平面：I ～ IV 平面。A. 肛管；B. 膀胱；BCM. 球海绵体肌；PB. 耻骨；PVM. 耻骨内脏肌；R. 直肠；STP. 会阴浅横肌；U. 尿道（经许可引自参考文献 [10]）

至肛管，前附于耻骨下支。肛提肌裂孔的测量：①前后径：从耻骨联合的下缘到肛提肌的 6 点钟方向的内侧缘；②左右径：垂直于前后径的最宽的肛提肌裂孔左右直径；③肛提肌裂孔面积：为肛提肌、耻骨下支和耻骨联合下缘包围的肛提肌内周的面积。最低平面为Ⅳ平面，对应会阴浅表层肌肉（球海绵体肌、坐骨海绵肌和会阴浅表横肌）、会阴体、尿道远端及肛管的中下部，在这个平面上，根据耻骨联合 - 会阴体距离，可以确定泌尿生殖道裂孔的前后径。

通常用 2D-TPUS 评估盆腔器官的脱垂情况[6]，以 70° 或更大的扫描角度获得盆底结构矢状面，包括耻骨联合、尿道和膀胱、阴道和子宫、直肠和肛管的相关信息。在直肠肛管连接处的后方，耻骨直肠肌形成一个高回声结构（图 6-1）。 3D-TPUS 可以重建轴平面而获得更多信息[7]（图 6-2），包括测量最小轴平面下的肛提肌裂孔大小和最大肌肉厚度时的耻骨直肠肌厚度，并对耻骨直肠肌及其在耻骨下支上的附着情况进行定性评估。Santoro 等[11] 应用 3D-EVUS 对未产妇的盆底进行评估，测量了静息状态下肛提肌裂孔的相关参考，肛提肌裂孔前后径为 4.84cm，左右径为 3.28cm，肛提肌裂孔面积为 12cm^2，与 Dietz 教授等报道的结果相一致[7]，应用 3D-TPUS 进行测量其前后径为 4.52cm，左右径为 3.75cm，裂孔面积为 11.25cm^2。与阴道超声相比，经会阴超声可通过 Valsalva 动作和盆底肌肉收缩等运动更好地评估肛提肌的功能。当患者进行最大Valsalva 动作时肛提肌裂孔面积＞ 25cm^2 定义为肛提肌裂孔扩大，即肛提肌过度扩张，其往往伴随着明显的盆腔器官脱垂（POP）[12]。断层超声检查有助于定量评估肛提肌损伤程度[13]。

（二）前盆腔

应用 2D-TPUS 对盆底前盆腔进行评估[4]（图 6-1）。患者静息或功能状态时，于矢状面进行测量[14]，测量指标，包括膀胱壁厚度或膀胱逼尿肌厚度（正常值≤ 5mm）、残余尿量、膀胱 - 耻骨联合距离，于患者静息状态和最大 Valsalva 动作时分别测量膀胱颈到耻骨联合后下缘参考线的距离来评估膀胱颈的位置和活动性，有人提出膀胱颈下降超过 25mm 时定义为膀胱活动过度，但尚无膀胱颈下降的"正常"水平定义；膀胱颈到尿道外口之间的距离为尿道长度；膀胱后壁与尿道纵轴之间的夹角为膀胱后角（正常值 90°～120°）；在最大 Valsalva 动作时，测量尿道旋转的角度（尿道近端与中央轴的角度变化）；以及膀胱最低点相对于耻骨联合后下缘的下降程度。

（三）中盆腔

利用 2D-TPUS 对盆底中盆腔结构进行评估（图 6-1）。在正中矢状面中部，低回声的子宫颈呈现为等回声，其远端边缘表现为线样强回声，常伴有声影。在同一区域内，可能看到子宫体，观察其是否增大，前倾还是后倾位。动态 2D-TPUS 可评估子宫脱垂情况，子宫脱垂可能导致直肠壶腹受压从而排便受阻。由于阴道壁常常被脱垂或膨出的直肠所掩盖，因此判断穹窿顶脱垂更加困难。

（四）后盆腔

肛管成像一般采用 3D-EAUS[9]，这种成像方法是诊断直肠癌常规检查方法之一[15]。进行 EAUS 成像时，肛管在轴向平面上可分为 3 个平面进行评估（图 6-4）：①最高平面对应耻骨直肠肌的高回声吊带和肛门内括约肌（IAS）的低回声同心环。男性也可在此平面确定肛门外括约肌（EAS）的深层部分；②中间平面对应浅层完整的环形肛门外括约肌（呈混合回声的同心环）、联合纵肌、完整的肛门内括约肌同心环和会阴横肌；③最低平面对应肛门外括约肌的皮下部分。3D-EAUS 有助于评估肛管的解剖特征[9]，

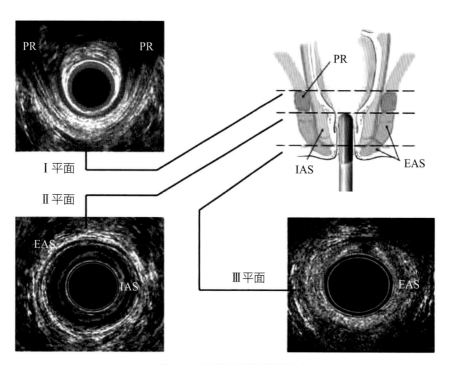

▲ 图 6-4　三维经直肠超声检查

正常肛管评估的 3 个标准平面：Ⅰ～Ⅲ平面。EAS. 肛门外括约肌；IAS. 肛门内括约肌；PR. 耻骨直肠肌（经许可引自参考文献 [10]）

肛管下部和上部的肌肉组成不同，在其上端，耻骨直肠肌将括约肌复合体固定在耻骨支上。男性各层面的肛门外括约肌都是对称的，女性的肛门外括约肌深处的环状纤维是无法显示的。肛门内括约肌无论在厚度抑或远端结构上通常都是不完全对称的，它向上延续为直肠的环形肌，从肛门直肠交界处向下延伸到齿状线以下约 1cm 处。在括约肌间隙中，纵向平滑肌与来自肛提肌尤其是耻骨肛管肌的横纹肌纤维以及与来自盆内筋膜的弹性纤维组织相连形成纵向联合体。

四、临床应用

（一）尿失禁

尿失禁被国际妇科泌尿协会和国际尿失禁协会定义为"尿液非自主性漏出"[16]。这种情况非常常见，40 岁以上的女性发生率约 40% 以上。最常见的类型是：压力性尿失禁（stress urinary incontinence，SUI），指在腹部压力升高时尿液非自主性漏出，是由于尿道括约肌功能不良（尿道固有括约肌功能障碍）或膀胱颈或尿道活动过度导致；急迫性尿失禁（urge urinary incontinence，UUI），指因强烈尿意，与尿急相伴随或尿急后立即出现的尿失禁现象[16]。超声检查可以为 SUI 的治疗提供重要信息[5]。Tunn 等[17] 建议应用经会阴超声检查测量压力性尿失禁患者的膀胱后角，来定量评估尿道活动性，而对于尿道活动性的定量评价，Valsalva 动作法优于咳嗽法。对于压力性尿失禁或急迫性尿失禁患者，进行 Valsalva 动作时，甚至静息状态下观察到尿道内口呈漏斗样开放，明显的尿道内口呈漏斗样开放与尿道闭合压力有关。同时，经会阴超声检查可以综合评估女性尿道的许多异常，如尿道憩室、脓肿、肿瘤及其他尿道和尿道旁病变[5]。

超声检查还用于评估治疗尿失禁手术中吊带的安放效果，其安放位置不当或移位均可能导致手术失败（图 6-5）。Dietz 等[18] 应用 3D-TPUS 评估尿道下吊带手术（无张力尿道悬吊术、阴道内吊带成形术和耻骨上弓吊带术）的效果，结果表明超声均可显示上述 3 种吊带，并提示短期内三者具有相似的解剖学效果和临床效果。超声也能够对术后排尿功能障碍进行评估，最大 Valsalva 状态下植入物与耻骨联合之间的最小距离是评估尿道下吊带术后效果最有帮助的参数，同时它与排尿功能障碍呈负相关，与压力性尿失禁或急迫性尿失禁程度呈正相关。超声检查偶尔会发现吊带部分性或完全性的移

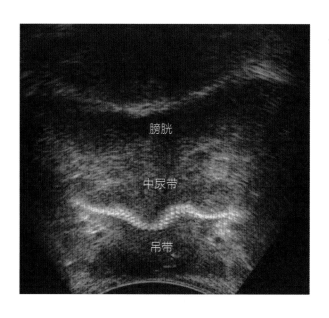

◀ 图 6-5 经会阴二维超声检查

位穿孔，可能发现植入物穿入横纹肌内，甚至穿过尿道腔。有时要将引起尿路梗阻的吊带进行移除，超声可以帮助定位吊带，术后评估吊带的移除情况。

（二）大便失禁

大便失禁（fecal incontinence，FI）定义为粪便（液体或固体粪便）的不自主漏出，肛门失禁定义为非自主性的排气或排粪[16]。控制粪便的先决条件是耻骨直肠肌、肛门内括约肌和肛门外括约肌等完整的肌肉组织及有效的神经支配。导致大便失禁的其他因素还包括大便性状、直肠敏感性和容量、肛门直肠角度。上述一个或多个因素损伤均可能导致 FI。到目前为止，阴道分娩过程中出现的肛门括约肌损伤和阴部神经损伤是引起 FI 最常见的原因，因此，女性大便失禁的发病率高于男性。对于大便失禁患者，了解其病理生理学基础是选择合适的治疗方法的基础，如饮食调整、药物治疗、生物反馈、括约肌修复、人造肠括约肌、股薄肌成形术、刺激骶神经、注射填充剂等治疗方法[19]。经肛门超声检查已成为评估肛管形态学的金标准[15]。它可以评估大小便失禁患者肛门括约肌的完整性，以及包括肛门括约肌缺损、变薄、瘢痕形成、增厚和萎缩等括约肌病变[9]。肛门括约肌损伤可以表现为环形的肌纤维回声中断（图 6-6）。瘢痕形成的特征是失去正常的回声结构，通常表现为不规则的低回声结构。目前已提出了两种评分系统来评估肛门括约肌损伤的严重程度。Starck 等[20]介绍了一个特定的评分法，0 表示没有缺陷，16 表示＞ 180° 的缺陷，其涉及两个括约肌的整体长度和深度。Noderval 等[21]描述了一种简化的括约肌损伤评分系统：最大分数为 7 分，表示轴向平

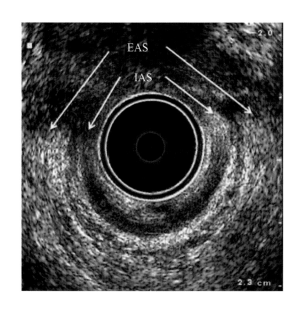

◀ 图 6-6　三维经直肠超声检查

从 10 点钟到 2 点钟位置的肛门内括约肌（IAS）和肛门外括约肌（EAS）联合损伤

面上内外括约肌的损伤均超过 90°，且每个括约肌的损伤长度都超过一半。但是，括约肌损伤并不一定是患者大便失禁的原因，许多人括约肌损伤而没有大便失禁症状。另外，肛门括约肌完整的大便失禁患者，可能患有肌肉变性、萎缩或阴部神经病变等。超声可以对治疗便失禁的手术，如括约肌修复术、股薄肌成形术、填充剂注入等进行评价[3]。

（三）肛提肌损伤

肛提肌撕脱是指肛提肌从耻骨支的附着处和骨盆侧壁脱离，而撕脱可能会发生在肌肉的任何部位。撕脱是第二产程中肛提肌过度拉伸的常见结果，可发生在 10%～36% 的首次分娩女性中[21]。3D-EVUS 和 3D-TPUS 可用于评估肛提肌损伤[3, 12, 13]（图 6-7）。通常在盆底肌肉收缩状态下可以最清楚地显示肛提肌损伤。断层超声成像对于评估肛提肌损伤特别有帮助[13]。肛提肌撕脱在功能上表现为肛提肌伸长长度下降 1/3，解剖学上表现为肛提肌解剖结构的明显改变。肛提肌撕脱可能的主要原因是由于肛提肌裂孔扩大，同时肛提肌撕脱也可能是其他形式损伤的标志，如盆底的结缔组织支撑结构（子宫骶骨韧带、盆腔内筋膜和耻骨颈筋膜）的损伤，这些结构损伤目前很难通过影像学检测出来[22]。无论是先天性的还是后天不可逆的过度扩张或撕脱性损伤均可导致肛提肌裂孔扩大，从而导致韧带和筋膜结构的过度负载，久而久之导致结缔组织衰竭而发展为盆腔脏器脱垂[22]。肛提肌损伤患者发生严重膀胱膨出的可能性是无肛提肌损伤者的 2.3 倍，发生子宫脱垂的可能性是无肛提肌损伤者的 4 倍。而其中耻骨直肠肌损伤似乎对肛提肌裂孔面积和脏器脱垂症状和体征的影响最为显著。

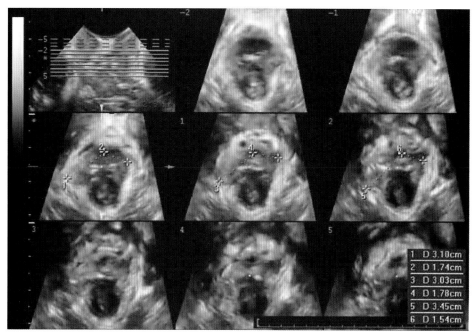

▲ 图 6-7　三维经会阴超声检查
断层超声检查显示右侧肛提肌撕脱（经许可引自参考文献 [10]）

（四）前盆腔脏器脱垂

女性盆底疾病最常见的是前盆腔脏器脱垂，或者"膀胱膨出"，可能引起诸如盆腔下坠感、肿块感和排尿困难等症状。膀胱膨出常与子宫脱垂、直肠膨出和肠疝等中盆腔和后盆腔疾病并存[16]。动态 2D-TPUS 显示正中矢状面最大 Valsalva 状态下尿道下移、膀胱膨出[23]（图 6-8）。膀胱膨出有两种基本类型：一种是膀胱尿道膨出，表现为膀胱基底部和尿道形成一个平滑的界面，超声显示膀胱后角开放超过 140°；另一种是孤立性膀胱膨出，表现为膀胱后角完整，膀胱最低点明显低于膀胱颈。膀胱尿道膨出与压力性尿失禁相关，而孤立性膀胱膨出与脱垂症状和排尿障碍有关。研究比较表明，经会阴超声检查与放射学检查方法之间具有良好的相关性[24]。

超声检查还可以评估用于治疗前盆腔脏器脱垂的网状植入效果[3]。由于网片支撑失败、网片侵蚀和慢性疼痛等并发症并不罕见，因此超声评估网片植入术便显得特别有意义。聚丙烯网片在 X 线和磁共振中几乎不成像，超声成像中显示为高回声。超声检查可以确定网片的位置、范围和活动性，有助于评估手术效果和盆底功能改善情况。超声可以在阴道前壁、背侧三角和膀胱后壁观察到网状结构。3D-TPUS 显示植入的网片常常远未达到其应有的宽度，这一发现已被解释为网格收缩，即"挛缩"或"回缩"

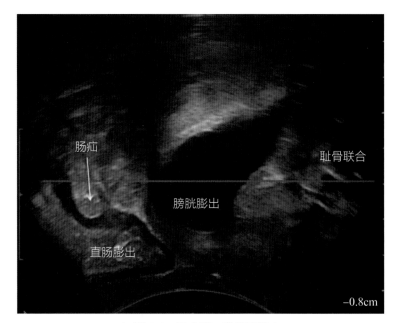

▲ 图 6-8　经会阴二维超声检查
正中矢状切面见多腔室脏器脱垂，显示为盆腔器官移位至参考线以下（红线，耻骨联合后下缘水平线）

的证据。更为可能的解释是在网片植入过程中或者手术关窗即刻，网片并不会保持平坦状态而是会自身折叠起来。外科手术可将网片固定在下面的组织上而使网片外观更平整，更均匀。而超声检查可能会发现如手术锚固点移位等并发症[3]。

（五）中盆腔脏器脱垂

子宫脱垂定义为子宫向下移位超过阴道中点。阴道穹窿脱垂是指接受子宫切除术患者的阴道顶端下降，通常合并肠疝或乙状结肠膨出。阴道顶端持续下降可能会导致阴道完全外翻[16]。这些情况通常在临床上表现很明显，而动态 2D-TPUS 可以显示子宫脱垂对膀胱颈、尿道或肛直肠的影响，解释排尿功能障碍或排便障碍等症状的原因[23]。

（六）后盆腔脏器脱垂

后盆腔脏器脱垂包括直肠膨出、直肠套叠、直肠脱垂、肠疝和会阴体过度运动等[16]。这些疾病的相关临床症状包括排便不全、排便紧张等排便障碍和阴道内凸起等[16]。诊断和定量评估后盆腔脏器脱垂的方法有很多种，其中排粪造影是金标准。而动态 TPUS 可显示出直肠膨出、肠疝和直肠套叠，其图像可与排粪造影相媲美[6]。直肠膨出是指直肠前壁膨出超出正常直肠前壁边缘的最大深度（图 6-8）。在放射学成像中，直肠膨出深度＜ 2cm 是正常的；如果膨出深度为 2～4cm 则认为轻度直肠膨出，如果深度＞ 4cm 则认为是明显直肠膨出。而超声成像中，直肠膨出深度超过 10mm 被认为具有诊断意义[6]。直肠套叠显示为最大 Valsalva 状态下直肠壁向直肠腔内套入，也可能进入肛管或超出肛管而向外突出肛门[6]。肠疝是指肠襻疝入阴道内而被超声确诊（图6-8）。可分为轻、中、重三级：轻度是肠襻远端向下疝入阴道上 1/3；中度是肠襻下降至阴道的中 1/3 处；重度是肠襻下降至阴道的下 1/3[6]。肠疝也可能与直肠膨出并存。临床研究发现，排便直肠造影和经肛门超声在定量参数的测量上不太一致。然而，当超声显像显示直肠膨出或直肠套叠时，其诊断结果很可能被直肠造影证实[6]。另有研究表明，超声检查和放射学检查之间的一致性更好。Steensma 等[25] 报道了三维经肛门超声检查和排粪造影在检测肠疝方面具有良好的一致性。也有研究表明，排粪造影过度诊断了这些异常。Perniola 等[26] 建议临床实践中超声检查不能代替排粪造影，而应作为排便障碍患者的初步检查或筛查方法。

　　Murad-Regadas 等[27, 28] 研究开发了一种新的超声成像技术，即超声排粪造影（echodefecography，EDF），用来评估后盆腔脏器脱垂。这是三维动态肛门超声检查方式，其使用与 EAUS 相同的 360° 旋转探头进行操作。EDF 的技术方法、参数和数值的标准化使该方法具有良好的可重复性[28]。EDF 与传统的排粪造影有很好的相关性，并在一项前瞻性多中心研究中得到了验证[28]。直肠灌肠后，受检查取左侧卧位进行检查，通过 4 次自动扫描获取轴向、矢状面，以及必要时的斜平面图像并进行分析。扫描 1(静息状态，无耦合剂)：将探头放置在距肛门边缘 5.0～6.0cm 的位置，可以观察到肛门括约肌肌肉的完整性，评估静息状态下 PR 和 EAS 的位置。沿 EAS/PR 内缘绘制一条长约 1.5cm 的线，测量该线与肛管长轴垂线之间的角度。扫描 2（静息 – 拉伸 – 静息，无耦合剂)：探头位于距肛门边缘 6.0cm 处。要求患者在最初的 15s 内保持静息状态，然后最大限度用力拉伸肛门 20s，再次放松静息，同时探头随之移动。扫描目的是评估肛门拉伸过程中 PR 和 EAS 的运动，鉴别肛门正常松弛、无松弛或矛盾收缩（肛门痉挛）。通过测量两次扫描中角度的变化比较两者 EAS/ PR 位置变化。如角度增加＞ 1°，则为正常松弛；角度减小＞ 1°，则为矛盾收缩（肛门痉挛）；角度变化＜ 1°，则为无松弛（图 6-9 和图 6-10）。扫描 3：探头置于 PR 近端（肛门直肠交界处）。超声扫描从患者静息状态（3.0s）开始，然后行最大限度地肛门用力拉伸动作，此过程中探头固定，

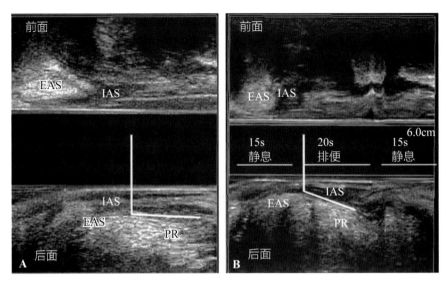

▲ 图 6-9　三维超声排粪造影

矢状面：A. 静息状态角度测量（两线夹角）；B. 最大肛门拉伸时测量角度增加（正常松弛）。EAS. 肛门外括约肌；IAS. 肛门内括约肌；PR. 耻骨直肠肌

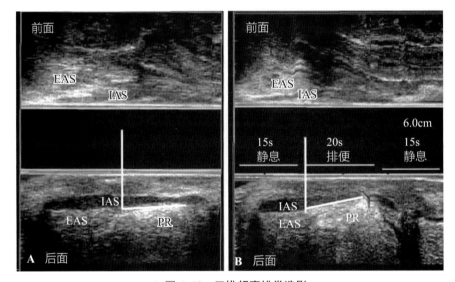

▲ 图 6-10　三维超声排粪造影

矢状面：A. 静息状态角度测量（两线夹角）；B. 最大肛门拉伸时测量角度减小（肛门痉挛）。EAS. 肛门外括约肌；IAS. 肛门内括约肌；PR. 耻骨直肠肌

不随盆底肌肉运动。当在探头远端显示 PR 时，停止扫描。通过测量静息状态 PR 近端边缘位置与最大拉伸时位置点之间的距离（PR 下降）来量化会阴部下降。肛门拉伸时间与会阴体下降距离成正比。即使患者处于侧卧位，PR 的位移也很容易显示并量化。EDF 检查时，最大肛门拉伸时的 PR 位置降低≤ 2.5cm 定义为正常会阴下降，PR 位置降低＞ 2.5cm 时为会阴下降异常。通过与排粪造影比较，可以确定 EDF 正常值范围[29]。

扫描 4：将 120～180ml 超声耦合剂注入直肠壶腹后，将探头放置在距肛门边缘 7.0cm

处。超声扫查过程同第 2 次扫查，患者先保持静息 15s，再最大限度用力拉伸肛门 20s，最后放松保持静息状态，探头随之移动。扫查目的是观察和定量评估排便相关的解剖结构和功能变化，如直肠膨出、肠套叠、Ⅱ 级或 Ⅲ 级乙状结肠或其他肠疝。正常排便时，阴道后壁向下向后移位至直肠下端和肛管上端位置，但仍保持直的水平位。如果发现直肠膨出，则可根据膨出深度分为 Ⅰ 级（＜ 6.0mm）、Ⅱ 级（6.0～13.0mm）或 Ⅲ 级（＞ 13.0mm）（图 6-11）。于静息状态下和最大肛门拉伸状态下沿阴道后壁画两条平行线，两条线之间的距离即为直肠膨出深度。通过观察突入直肠管腔内的直肠壁层次可以清楚地识别肠套叠。但肠套叠没有量化的分级法（图 6-12 和图 6-13）。最大Valsalva 状态时，肠襻下移至耻尾线以下时（直肠下端和肛管上端的投影），则认为是Ⅱ 级或 Ⅲ 级乙状结肠疝或其他肠疝。

（七）盆底肌协同失调

盆底肌协同失调，也被称为盆底失弛缓、盆底痉挛综合征或矛盾性耻骨直肠肌综合征，是一种排便过程中耻骨直肠肌失弛缓为特征的现象[30]。这种肛提肌的非自主性的反射性收缩现象被认为是防御反射的一部分，十分常见，尤其是在年轻的初产妇中，

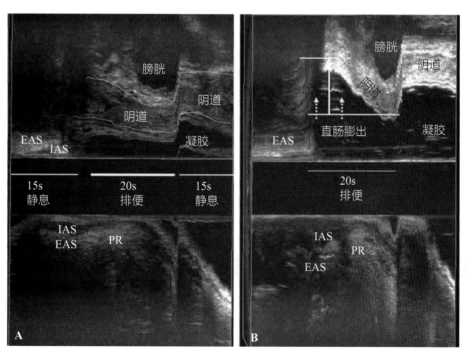

▲ 图 6-11　直肠内注入耦合剂的三维超声排粪造影

矢状面：A. 无直肠膨出的患者，B. Ⅲ 级直肠膨出（箭）。EAS. 肛门外括约肌；IAS. 肛门内括约肌；PR. 耻骨直肠肌

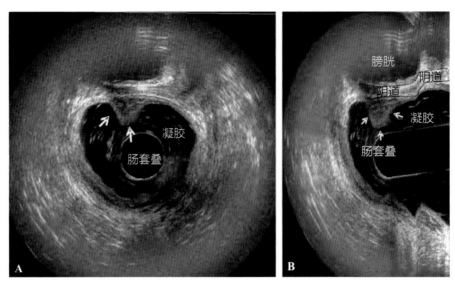

▲ 图 6-12　直肠内注入耦合剂的三维超声排粪造影

A. 轴平面：前方肠套叠（箭）；B. 矢 - 冠状面：前方肠套叠（箭），无直肠膨出

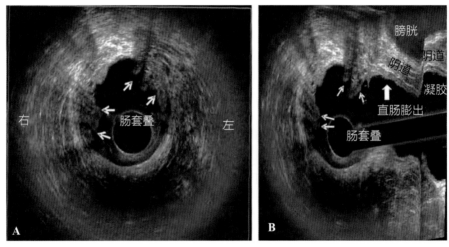

▲ 图 6-13　直肠内注入耦合剂的三维超声排粪造影

A. 轴平面：前方及右侧肠套叠（箭）；B. 矢 - 冠状面：前方及右侧肠套叠（箭）及 Ⅱ 级直肠膨出

这将导致紧张的就诊环境中无症状女性的假阳性结果。盆底肌协同失调常表现为排便受阻和排便不尽等症状，可通过肌电图和测压法等肛肠生理检查法进行诊断，而影像学方法中直肠造影、动态磁共振排粪造影诊断作用最为重要[30]，其异常结果包括排便时明显的耻骨直肠肌收缩和肛直肠角度迅速增大。动态 TPUS 也可发现盆底肌协同失调[3]。Valsalva 动作时，由于耻骨直肠肌的反射性收缩导致肛直肠角度变窄，提肛裂孔前后径变短，耻骨直肠肌收缩变厚。超声检查方法有助于帮助选择生物反馈疗法并评估其治疗效果。

五、讨论

　　盆底的超声多模态检查方法（EVUS、EAUS、TPUS 和 EDF）集成为有尿失禁、大便失禁和盆腔脏器脱垂等盆底功能障碍性疾病患者提供了准确的盆底解剖学评估方法[3]。将骨盆划分为前、中、后腔室分别进行评估，前盆腔包含尿道和膀胱，属泌尿科和泌尿妇科医学领域，主要使用 TPUS 检查方法进行扫查；中盆腔包含子宫和生殖器官，属妇科学领域，主要使用 EVUS 检查方法；后盆腔包括肠管、肛直肠，属肠道外科领域，主要使用 EAUS 和 EDF 检查方法[16]。这种人为的分割骨盆常使人无法正确认识各腔室之间紧密的解剖关系。一个腔室功能障碍会影响另一个腔室的结构和功能。因此，超声检查成像应从评估固有的单个腔室开始逐步发展为多腔室的"综合评估方法"[3]。

　　组合不同的方法有可能会使其优势互补，克服每种方法的局限性，并会显著改善盆底疾病（PFD）的临床管理。 对具有 PFD 的女性的护理首先要了解支持骨盆器官的独特肌筋膜系统。重建手术的基本原理是恢复正常的解剖结构，从而使其恢复正常功能，或者建立补偿性的解剖机制[1]。迄今为止，决策是基于临床评估的，其在评估导致 PFD 的形态变化中作用有限。排便障碍、FI、UI 和排尿功能障碍是 POP 患者中经常并发的问题，提示更广泛的 PFD 同时影响着支持功能和括约肌功能，因此需要进行更具体的研究。而且，对于症状是否与脱垂程度有关或关系到什么程度，通常是不清楚的[1]。因此，进行准确的术前评估很重要，但是关于选择 PFD 治疗方法的诊断测试作用仍存在争议。有几项研究专门研究了影像学检查的临床效用，但结果各不相同[31, 32]。超声检查对 POP 患者的最大作用是不仅可以识别临床表现（膀胱膨出、子宫脱垂、直肠膨出或肠疝），而且可以识别盆底肌肉和结缔组织的潜在解剖学和功能异常。应用TPUS、EVUS 和 EAUS 等检查方法可诊断出肛提肌损伤、撕脱缺陷、肛提肌收缩异常、提肛裂孔扩大和肛门括约肌病变等[3]。超声检查还具有能够通过各种动态操作来评估盆底功能的优势。Perniola 等[26]建议对排便障碍患者行超声检查作为初步检查。超声检查阳性结果可以避免进行更具侵入性的检查，而阴性检查结果则需要通过直肠排粪造影来确认。超声检查可以为尿失禁患者提供有关下尿路的解剖结构和功能的有用信息。TPUS 可以评估尿道活动度、尿道血管分布、尿道内漏斗形成、膀胱颈下降和膀胱壁厚度等信息^[4, 5]。此外，超声检查可以评估尿失禁治疗过程并有助于了解其失败原因。国际泌尿妇科协会 / 国际尿控学会联合报告建议将 EAUS 作为确定大便失禁患者肛门括约肌损伤的金标准研究^[16]。

总之，盆底手术的目的是缓解患者的临床症状，并尽可能恢复盆底的解剖结构和功能。毫无疑问，通过对盆底进行系统的、完整的"多腔室"超声检查，从中获取更多的信息将增加我们实际达到此目标的机会。影像学检查结果已经直接关乎手术方案的选择或修改，目前的研究主要集中在影像学对患者短期和长期预后的影响。

参 考 文 献

[1] DeLancey JO (2005) The hidden epidemic of pelvic floor dysfunction: achievable goals for improved prevention and treatment. Am J Obstet Gynecol 192:1488–1495

[2] Maglinte DD, Kelvin FM, Fitzgerald K et al (1999) Association of compartment defects in pelvic floor dysfunction. AJR Am J Roentgenol 172:439–444

[3] Santoro GA, Wieczorek AP, Dietz AP et al (2011) State of the art: an integrated approach to pelvic floor ultrasonography. Ultrasound Obstet Gynecol 37:381–396

[4] Dietz HP (2004) Ultrasound imaging of the pelvic floor. Part I: two–dimensional aspects. Ultrasound Obstet Gynecol 23:80–92

[5] Dietz HP (2010) Pelvic floor ultrasound: a review. Am J Obstet Gynecol 202:321–334

[6] Dietz HP, Steensma AB (2005) Posterior compartment prolapse on two–dimensional and three–dimensional pelvic floor ultrasound: the distinction between true rectocele, perineal hypermobility and enterocele. Ultrasound Obstet Gynecol 26:73–77

[7] Dietz HP, Shek C, Clarke B (2005) Biometry of the pubovisceral muscle and levator hiatus by three–dimensional pelvic floor ultrasound. Ultrasound Obstet Gynecol 25:580–585

[8] Santoro GA, Wieczorek AP, Stankiewicz A et al (2009) High–resolution three–dimensional endovaginal ultrasonography in the assessment of pelvic floor anatomy: a preliminary study. Int Urogynecol J 20: 1213–1222

[9] Santoro GA, Fortling B (2007) The advantages of volume rendering in three–dimensional endosonography of the anorectum. Dis Colon Rectum 50: 359–368

[10] Santoro G, Wieczorek AP, Bartram CI (2010) Pelvic Floor Disorders. Springer, Milan

[11] Santoro GA, Wieczorek AP, Shobeiri SA et al (2011) Interobserver and interdisciplinary reproducibility of 3D endovaginal ultrasound assessment of pelvic floor anatomy. Int Urogynecol J Pelvic Floor Dysfunct 22:53–59

[12] Dietz H, De Leon J, Shek K (2008) Ballooning of the

levator hiatus. Ultrasound Obstet Gynecol 31:676–680

[13] Dietz H (2007) Quantification of major morphological abnormalities of the levator ani. Ultrasound Obstet Gynecol 29:329–334

[14] Dietz HP, Wilson PD (1999) The influence of bladder volume on the position and mobility of the urethrovesical junction. Int Urogynecol J 10:3–6

[15] Santoro GA (2012) Which method is best for imaging of anal sphincter defects? Dis Colon Rectum 55:625–627

[16] Haylen BT, de Ridder D, Freeman RM et al (2010) An International Urogynecological Association (IUGA)/ International Continence Society (ICS) joint report on the terminology for female pelvic floor dysfunction. Int Urogynecol J 21:5–26

[17] Tunn R, Schaer G, Peschers U (2005) Update recommendations on ultrasonography in urogynecology. Int Urogynecol J 16:236–241

[18] Dietz HP, Barry C, Lim YN, Rane A (2005) Two–dimensional and three–dimensional ultrasound imaging of suburethral slings. Ultrasound Obstet Gynecol 26: 175–179

[19] Wexner SD, Shawki S (2008) Surgical management of fecal incontinence. In: Stoker J, Taylor SA, DeLancey JOL (eds) Imaging pelvic floor disorders. Springer: Heidelberg, pp 245–264

[20] Starck M, Bohe M, Valentin L (2003) Results of endosonographic imaging of the anal sphincter 2–7 days after primary repair of third– or fourth–degree obstetric sphincter tears. Ultrasound Obstet Gynecol 22:609–615

[21] Norderval S, Dehli T, Vonen B (2009) Three–dimensional endoanal ultrasonography: intraobserver and interobserver agreement using scoring systems for classification of anal sphincter defects. Ultrasound Obstet Gynecol 33:337–343

[22] DeLancey JO, Kearney R, Chou Q et al (2003) The appearance of levator ani muscle abnormalities in magnetic resonance images after vaginal delivery. Obstet Gynecol 101:46–53

[23] Dietz HP, Haylen BT, Broome J (2001) Ultrasound in the quantification of female pelvic organ prolapse. Ultrasound Obstet Gynecol 18:511–514

[24] Koelbl H, Bernaschek G, Wolf G (1988) A comparative study of perineal ultrasound scanning and urethrocystography in patients with genuine stress incontinence. Arch Gynecol Obstet 244:39–45

[25] Steensma AB, Oom DMJ, Burger CW, Schouten RW (2010) Assessment of posterior compartment prolapse: a comparison of evacuation proctogaphy and 3D transperineal ultrasound. Colorectal Dis 12:533–539

[26] Perniola G, Shek C, Chong CCW et al (2008) Defecation proctography and translabial ultrasound in the investigation of defecatory disorders. Ultrasound Obstet Gynecol 31:567–571

[27] Murad–Regadas SM, Regadas FSP, Rodrigues LV et al (2008) A novel three–dimensional dynamic anorectal ultrasonography technique (echodefecography) to assess obstructed defecation, a comparison with defecography. Surg Endosc 22:974–979

[28] Regadas FSP, Haas EM, Jorge JM et al (2011) Prospective multicenter trial comparing echodefecography with defecography in the assessment of anorectal dysfunctions in patients with obstructed defecation. Dis Colon Rectum 54: 86–692

[29] Murad–Regadas SM, Soares GS, Regadas FSP et al (2012) A novel three–dimensional dynamic anorectal ultrasonography technique for the assessment of perineal descent, compared with defaecography. Colorectal Dis 14:740–747

[30] Kuijpers HC, Bleijenberg G (1985) The spastic pelvic floor syndrome. Dis Colon Rectum 28:669–672

[31] Groenendijk AG, Birnie E, de Blok S et al (2009) Clinical–decision taking in primary pelvic organ prolapse; the effects of diagnostic tests on treatment selection in comparison with a consensus meeting. Int Urogynecol J 20:711–719

[32] Broekhuis SR, Kluivers KB, Hendriks JC et al (2009) POP–Q, dynamic MR imaging, and perineal ultrasonography: do they agree in the quantification of female pelvic organ prolapse? Int Urogynecol J 20: 541–549

第 7 章　肛门直肠功能评估

Functional Assessment of Anorectal Function

Maria Di Lena　Nunzio Ranaldo　Ivana Giannini　Simona Giuratrabocchetta　Donato F. Altomare　著

孙松朋　译

一、概述

后盆腔疾病主要有排便障碍、大便失禁和便秘，通过采集病史、会阴和肛门直肠的临床检查及辅助检查可以对其进行功能评估，包括严重程度评价、对生命质量（quality of life，QOL）的影响及病因。

二、肛门直肠功能的定义

大便失禁（FI）是指不能控制的气体或粪便从肛门的排出（被动性失禁），或者失去了将气体、液体或固体大便推迟到社会可以接受的时间和地点释放的能力（急迫性失禁）[1]。

便秘被定义为排便次数减少、排便困难或两者兼有[2]。对于便秘发生的机制，主要有两种假说，即结肠慢传输和粪便排出困难。结肠慢传输可能是原发的（先天性）也可能是继发的，低纤维素饮食、阿片类等药物的应用，或者内分泌、代谢、神经或行为异常都可能导致结肠慢传输。出口梗阻型便秘可能来自于功能紊乱（盆底肌协同失调、直肠低敏感性和动力减弱）或排便时解剖出现异常（直肠前突、肠套叠、黏膜脱垂、会阴下降）。

三、临床特征

对于 FI 或便秘，应评估病程、失禁的性质，以及对 QOL 的影响，还应评估是否合并其他情况，如糖尿病、脊髓损伤、盆腔放疗、经阴道分娩和尿失禁，应了解患者的病史，以确定引起 FI 和便秘的最可能的病因，还应了解之前的保守治疗、药物应用和外科治疗史。

四、评分系统

FI 和便秘严重度的评估可用于评价治疗效果，尤为重要的是有助于治疗方法的选择。

最早的 FI 评分系统由 Pescatori 等设计，他们按照 FI 类型（气体、黏液、液体便或固体便）和频率赋予了不同的分值[3]。

来自于佛罗里达 Cleveland 诊所的 Jorge 和 Wexner[4] 在评分中加入了生活方式改变条目，这是应用最广泛的评分。来自英国伦敦 St Mark 医院的 Vaizey 等[5] 对之进行了改良，增加了对急迫性的评价。另一个设计优良的评分系统是由 Wong 提出的美国医学系统评分[6]，这个评分对每一种严重临床状况赋予一个分值，并且考虑到对 QOL 的影响。

FI 对 QOL 的具体影响可以应用大便失禁生命质量评分（Fecal Incontinence quality of life scale，FIQL）进行评估，FIQL 由 Rockwood 及其同事[7] 设计并验证，共 29 个条目，分为生活方式、应对 / 行为、压力 / 自我感知及窘迫四个维度，分别用于评价疾病的某一个方面。其他普适性 QOL 量表，如 SF-36，由于对临床状况的敏感性差，目前并不被鼓励应用。

几个用于量化便秘严重程度的评分系统已经被开发完成。在慢性便秘领域应用最广泛的是克利夫兰便秘评分，由 Agachan 及其同事开发[8]，虽然这个评分从没有被正式验证过，但是由于通俗易懂且应用方便，因此被广泛接受。它含有 8 个条目，每个条目计分 0～4 分，最高 30 分，但是其中一个条目，即"症状持续时间"并不能通过治疗有所变化。便秘严重程度评分（constipation deverity instrument，CSI）[9] 是最近被开发出来的量表，含有 78 个条目，可以识别和量化不同类型的便秘（肠易激综合征、慢传输和梗阻型便秘）。

第一个专用于出口梗阻型便秘的评分，于 2008 年发表并完成了前瞻性验证，共有 7 个条目，每个条目计分 0~4 分，最高分 27 分[10]。

五、临床检查

对患者进行全面体格检查是必要的，包括对总体状况（身体质量指数、灵活性和行动能力）、腹部肿块、膀胱扩张和手术瘢痕的评估。会阴和外生殖器的检查非常重要，可以确定是否存在阴道脱垂、脱垂性痔病、皮炎、皮肤剥脱、肛周润滑度或洞状肛门。直肠指诊能够评估静息状态下括约肌张力、肛管长度、耻骨直肠肌襻强度、肛直角的角度、肛门括约肌收缩时强度、有无直肠前突和黏稠的粪便。用棉签刺激肛周各个象限的皮肤可以评估肛周皮肤的敏感性和肛门皮肤反射的有无，而是否存在会阴下降或直肠脱垂可以要求患者尝试排便来证实。St Mark 医院设计了一种简单的仪器（会阴测量仪）用于量化会阴下降，在临床上可以代替 X 线检查，但是该仪器尚未商业化生产。

对出口梗阻型便秘患者的临床检查还应该包括肛门镜检查，当患者用力排便时可以证实是否存在黏膜套叠。

六、球囊排出试验

这项检查简单实用，能够对患者阻滞或排出粪便的能力进行定性诊断，这些能力可能与盆底功能障碍所引起的 FI 或便秘有关。完成这项检查需要花费几分钟，包括将充气球囊置入直肠，当操作者以适当的力度向外牵拉球囊时，要求患者将球囊排出。盆底功能障碍患者因肛门括约肌痉挛或反常收缩难以排出球囊，而 FI 患者由于肛门括约肌损伤而无法在操作者向外牵拉时留住球囊。

Dodi 研制了一个与外部的数字式测量仪相连的实心球，试图对这种检查结果予以量化（图 7-1）。应用这个装置，能够测量来自肛门括约肌的阻挡球体从直肠排出的阻力，以单位达因（dynes）表示。

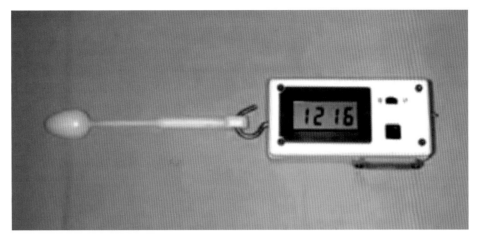

▲ 图 7-1　实心球排出试验装置

七、肛门直肠压力和感觉测定

肛门直肠压力测定包括肛管压力测定和直肠壶腹压力测定，对于 FI 和盆底协同失调所致的出口梗阻，它是一种有用的诊断工具，有助于了解患者疾病的病理生理。

测量肛门直肠压力的技术有很多种，区别在于探头的类型（水灌注探头、固态探头、微型传感器探头）和检测模式。压力传感器在探头上成纵行、螺旋状或者放射状排列，在探头末端有一个放置于直肠腔内的乳胶球囊，直肠腔内充满空气、水或者仿真粪便，这将诱发患者的直肠肛门抑制反射，从而判断直肠的顺应性和敏感性。

水灌注探头与一个低顺应性注水系统和水压力传感器相连接，水压力传感器与多通道数字式记录仪相连接并将压力值转换为 mmHg。

固态探头直接与压力传感器连接，压力传感器与多通道记录仪连接。这种模式比水灌注系统更加实用、快捷和可靠，但是更贵。压力以 mmHg 表示。

压力测定前 2h 必须用高渗磷酸盐灌肠液（130cm³）进行直肠肠道准备，患者左侧卧位，腿紧贴躯干（Sims 体位）弯曲成 90°，将探头及其固态传感器或隆起样开口放置于直肠壶腹部，借助自动牵开器应用快速拉出技术或间断停顿拉出技术将探头拉出，探头每 5mm 停顿 20s，从而使操作者获得肛管的压力分布图。在评估自主功能时，传感器应沿肛管放置。在与反射、肛门直肠敏感性和顺应性相关的研究中，探头放置于球囊末端，与肛门缘相距 8～10cm。

下面将介绍在临床上通常被认为具有实用价值的指标[11]。

（一）肛门静息压

肛门静息压主要受到肛门内括约肌（internal anal sphincter，IAS）张力的影响，对于肛裂或肛门疼痛患者可以观察到肛门压力升高。作为一个独立症状，压力下降通常可以在测量失禁患者时能够观察到，但是特异性和敏感性低。

（二）肛门收缩压

肛门收缩压主要来自于肛门外括约肌（external anal sphincter，EAS），会阴附属肌肉（耻骨直肠肌和臀肌）可能有所参与，以峰值和持续时间来表示。压力峰值的下降是由于 EAS 的虚弱所致，可能是肌源性的（通常是医源性或分娩）或者神经源性的。收缩持续时间缩短（＜ 45s）预示阴部神经可能受到损伤。

（三）直肠肛门抑制反射

直肠扩张会诱发内部反射（即通过肠肌丛），从而使 IAS 松弛。这种反射可以通过充气 20～40ml 的直肠球囊所诱发。反射的缺失是先天性巨结肠病的病理特征，在低位直肠切除和结肠肛管吻合术后也会出现反射消失。

（四）咳嗽反射

腹内压增高会引起 EAS 的反射性收缩，咳嗽反射对导致肌力减弱的 EAS 损伤病例特别有用，也可以用于评价可能的骶神经反射弧的损伤。对于骶神经反射弧受损的患者，EAS 收缩的峰值更低、持续时间更短。在骶骨水平以上的脊髓损伤患者中，咳嗽反射仍然留存。

（五）肛管压力对便意的反应

这一反应能够使 EAS 受到抑制。EAS 的张力无法受到抑制，甚至反常收缩是盆底协同失调的典型特征。

（六）直肠顺应性和对球囊扩张反应的感觉阈值

直肠顺应性可以通过一个充气的低顺应性球囊在直肠持续扩张时获得，以压力／容积比来表示，并受到直肠大小、直肠肌层张力、直肠的弹性、副交感神经的完整性，以及可能会限制直肠扩张的盆底器官活动性的影响。直肠顺应性的正常范围尚未明确，根据笔者的试验，正常范围为 2～15。

在直肠进行性扩张期间，可以通过询问患者直肠扩张的第 1 次感觉（直肠敏感阈值）、排便欲望（排便刺激阈值）、疼痛或排便欲望的迫切性（最大可忍受容量）来评估直肠壶腹的敏感性。有些作者认为敏感阈值测量是一个恰当的检查，对于便秘患者，能够识别直肠的低敏感性，相对地，对于急迫性大便失禁，则表现为高敏感现象。

（七）矢量肛门测压法

矢量肛门测压法是一种更加复杂的肛门压力测定，可以三维显示肛管压力分布，这种方法需要专业软件和自动回缩的探针。在肛门括约肌损伤的情况下，无论静息状态还是收缩状态，矢量肛门测压法都能够对肛门压力的不对称性提供最佳的评估[12]。

八、肌电图

肛门括约肌的肌电图（electromyjography，EMG）检查是一种神经生理学检查，常用于测量肛门括约肌和肛提肌肌电活动的有无和特征。应用 EMG 绘制肛门括约肌（IAS 和 EAS）的目的是识别括约肌的损伤（瘢痕），而现在则是应用肛管腔内超声，因此 EMG 在肛门直肠功能评估中已经不再重要。另外的原因是发现提示阴部神经病变的急、慢性失神经化或者神经再支配电位的诊断并没有预后意义。EMG 能够通过 3 种不同类型的电极完成，即同芯针电极、单纤维电极、表面电极。在常规诊断中，经常使用针式电极（比表面电极更精确）。

应用同芯针电极的技术标准是在 EAS 的每个象限都插入针式电极，将电极插地更深便可以研究耻骨直肠肌。进入肌肉的电极能够识别肌纤维膜电位的电活动。

EMG 能够测量运动单元动作电位，包括静息状态和自主活动或反射活动，能够对肌纤维神经支配提供定性或定量的评估，突出显示急、慢性失神经化、全部或部分神经再支配状态，也能够提供运动单元的功能性评估。

自主收缩时运动单元动作电位的数量会增加，然而在努挣时神经通路则被抑制。

与过去相比目前肛门 EMG 的应用已经减少，对于失禁患者，实际上已经被肛管腔内超声取代。另外，对于失禁患者，鉴别原发性或继发性肌源性疾病或运动神经元性疾病，肛门 EMG 仍然是有用的。

纤颤电位和高频自发放电提示失神经支配状态，如马尾神经综合征或阴部神经损伤。这种检查现在已经被淘汰。

九、阴部神经末梢运动潜伏期

盆底相关的神经生理学检查可以通过检测阴部神经末梢运动潜伏期来完成，使用 St Mark 电极可以很容易达成 [13]。该电极安装在检查者食指的手套上，用于测量分布于 EAS 上的阴部神经末端的传导时间（终末运动潜伏期），包括肛管的每一个面（右面和左面）。电刺激由电极的尖部发出，直接刺激位于坐骨棘的阴部神经，诱发 EAS 收缩并由手指根部的工作区记录，同时计算从施加刺激到收缩开始的潜伏期，正常值为（2 ± 0.2）ms。

阴部神经末梢运动潜伏期可以作为一种辅助性手段用于检测 FI、慢性盆底疼痛和直肠脱垂患者。

十、运动诱发电位

运动诱发电位是通过导电线圈释放的电流产生的，并伴随着磁通量，能够刺激神经组织。刺激腰骶神经，然后测量通过马尾的传导时间，常被用于诊断骶神经运动神经根疾病。Tantiphlachiva 及其同事 [14] 已经证实经腰或经骶运动诱发电位可用于评估 FI 患者肛门直肠的神经病变。

十一、肛管腔内超声

借助 360° 旋转三维探头进行直肠超声检查，可用于了解 FI 患者肛门括约肌、直肠壁和耻骨直肠肌的完整性，该检查快速、安全、无痛，可靠性高[15]，是目前最佳检查方法。

十二、经会阴动态超声

这种无创、无风险的新型检查方法正逐渐获得广大从事盆底功能评估的放射科医师和结直肠医师的认可，但其应用仍然很少，可能是因为需要大量的操作经验。

经会阴矢状位或横切面超声成像已被证明能够显示提肌下脏器、软组织和耻骨直肠肌的边缘。动态超声也能够测量耻骨直肠肌收缩程度、肛直角和提肛时肛管直肠交界处的移动，但是令人最感兴趣的是这种超声波技术还能够鉴别直肠前突的有无，测量尿道后角和尿道膀胱交界处的移动[16]。肛门括约肌的横切面图像与肛管腔内超声图像相类似，矢状位图像可用于测量耻骨直肠肌收缩程度和肛直角，这些测量结果已被证明与排粪造影所获得的结果相同。尽管排便不完全或者直肠不能被完全清空，在动态检查中仍能够清晰地识别并测量直肠前突、肠疝和直肠肛门肠套叠。

十三、动态排粪造影

动态排粪造影，或称为直肠排空造影，是一种 X 线检查，能够动态显示不透光的仿真粪便排出过程中直肠和肛管的变化。这种检查常用于评估结肠镜或乙状结肠镜不能明确诊断的低位肠道病变，可用于确诊和量化直肠肠套叠、直肠脱垂、直肠前突、协同失调或盆底失弛缓。联合应用 X 线膀胱对比剂，动态排粪造影可有助于评估女性膀胱突出症或尿失禁 / 潴留。排粪造影前 1h 左右口服硫酸钡溶液 50ml 有助于鉴别肠疝。另外，将对比剂（通常是将 250～350ml 硫酸钡溶液与一些胶凝混合）注入肛门和阴道，然后要求患者坐在 X 线能够通过但并不显影的便桶上将仿真粪便排出，并将过程以数码形式刻录在 DVD 上。

为了评估肛直角的角度和变化、耻骨直肠肌长度的改变，以及盆底的下降，静态直肠造影通常在直肠排空的动态评估前进行。

十四、磁共振成像

磁共振成像（MRI）非常适合于对 EAS 及其异常情况的评估。和传统排粪造影相比，动态 MRI 排粪造影[17]检查能够更好地显示骨盆解剖结构及周围器官。但是，由于患者排便体位是非自然状态（类似站立体位），这可能会妨碍对排便功能的全面评估。开放式 MRI 能够部分克服这个缺点，但是实用性仍然非常有限。此外，当前的检查费用也妨碍其广泛开展。

参 考 文 献

[1] Oliveira L, Wexner SD (1998) Anal incontinence. In: Wexner SD, Beck DE (eds) Fundamentals of anorectal surgery, 2nd edn. WB Saunders, London, UK

[2] Shafik A (1975) A new concept of the anatomy of the anal sphincter mechanism and the physiology of defecation. The external anal sphincter: a triple-loop system. Invest Urol 12:412-419

[3] Pescatori M, Anastasio G, Bottini C, Mentasti A (1992) New grading and scoring for anal incontinence. Evaluation of 335 patients. Dis Colon Rectum 35:482-487

[4] Jorge JM, Wexner SD (1993) Etiology and management of fecal incontinence. Dis Colon Rectum 36:77-97

[5] Vaizey CJ, Carapeti E, Cahill JA, Kamm MA (1999) Prospective comparison of fecal incontinence grading systems. Gut 44:77-80

[6] American Medical Systems: Fecal Incontinence Scoring System. American Medical Systems, Minnetonka, 1996

[7] Rockwood TH, Church JM, Fleshman JW et al (2000) Fecal Incontinence Quality of Life Scale: quality of life instrument for patients with fecal incontinence. Dis Colon Rectum 43:9-16

[8] Agachan F, Chen T, Pfeifer J et al (1996) A constipation scoring system to simplify evaluation and management of constipated patients. Dis Colon Rectum 39:681-685

[9] Varma MG, Wang JY, Berian JR et al (2008) The constipation severity instrument: a validated measure. Dis Colon Rectum 51:162-172

[10] Altomare DF, Spazzafumo L, Rinaldi M et al (2008) Set-up and statistical validation of a new scoring system for obstructed defaecation syndrome. Colorectal Dis 10:84-88

[11] Jorge JM, Wexner SD (1993) Anorectal manometry: techniques and clinical applications. South Med J 86:924-931

[12] Schizas AM, Emmanuel AV, Williams AB (2011) Vector volume manometry-methods and normal values. Neurogastroenterol Motil 23:886-393

[13] Lubowski DZ, Swash M, Nicholls RJ, Henry MM (1988) Increase in pudendal nerve terminal motor latency with defecation straining. Br J Surg 75:1095-1097

[14] Tantiphlachiva K, Attaluri A, Valestin J et al (2011) Translumbar and transsacral motorevoked potentials: a novel test for spino-anorectal neuropathy in spinal cord injury. Am J Gastroenterol 106:907-914

[15] Schaffzin DM, Wong WD (2004) Surgeon performed ultrasound: endorectal ultrasound. Surg Clin North Am 84:1127-1149

[16] Dietz HP, Beer-Gabel M (2012) Ultrasound in the investigation of posterior compartment vaginal prolapse and obstructed defecation. Ultrasound Obstet Gynecol 40:14-27

[17] Foti PV, Farina R, Riva G et al (2013) Pelvic floor imaging: comparison between magnetic resonance imaging and conventional defecography in studying outlet obstruction syndrome. Radiol Med 118:23-39

第三篇

临床表现
Clinical Syndromes

第 8 章　大便失禁

Fecal Incontinence

Carlo Ratto　Angelo Parello　Lorenza Donisi　Francesco Litta
Veronica De Simone　Giuseppe Zaccone　著
王中川　孙松朋　译

一、概述

大便失禁（FI）在我们生活中时有发生，这种情况让人痛苦并且严重影响日常生活。然而，患者往往由于难堪而不愿正视这一功能缺陷，他们不愿意寻求治疗，也不愿意参加社会活动，导致与社会相对隔绝。正因为患者不愿寻求医师的帮助，我们无法知道 FI 的确切发病率。大多数流行病学研究认为，在整个人群中大便失禁的患病率可高达 2%。然而当我们与患者交流大便失禁的特定问题时，我们会发现大便失禁的发生率其实远高于我们的估计值。由于分娩对肛门括约肌的损伤，女性发生大便失禁的风险似乎更高。不过最近 10 年里，非产伤相关性大便失禁因发生率显著增高而引起了越来越多的关注。老年群体，尤其在身患残疾或者缺乏自理能力的情况下，发生大便失禁的风险更高。年轻的患者也会受到大便失禁的困扰。不论是出于直接或间接花费，还是某些无法度量的因素，这都产生了显著的社会经济负担。大便失禁可由各种各样的病理生理情况引起，并且不同的危险因素诱发排便控制障碍的过程也不尽相同。因此，对每一个患者的确切诊断是所有治疗和研究的基础。尽管尚未得到完全的公认，但以多参数评估的多模式诊断方式，似乎更能体现大便失禁的病理生理过程，并指向最优治疗。最优治疗在大便失禁管理中最为重要，也最具挑战性。目前而言，可选的治疗方式有很多，包括保守治疗、康复训练、外科手术。外科治疗的目标，包括修补缺损、在括约肌复合体完好的情况下改善控便功能、置换一段无功能或者受损的括约肌。正确的选择是成功治疗的关键，尽管不同手术方式的效果均有文献报道，但目前尚缺乏来自临床随机对照研究的支持，致使治疗方式的选择变得困难重重。

二、诊断性检查

肛门的控制排便功能由一系列复杂的解剖及生理结构所维持，即肛门括约肌、盆底肌、直肠弧度、直肠皱襞、直肠容量、直肠感受器，以及诸多其他因素，如粪便性状、患者的精神状况和活动能力、卫生设施、社会便利性等。只有当上述因素有效整合并协调一致时，排便才能顺利进行。当上述因素中的一个或几个出现问题，就会导致大便失禁。它的发病具有多因素性，并且在许多情况下，它并非继发于括约肌断裂。问题可能出在肛门直肠固有的控制排便的神经肌肉结构，也可能涉及骨盆外的调控。有效治疗的主要目标是改善，或者说是改变这种令人痛苦的状况。目前有多种治疗方法可选，医师需要为患者做出最合适的选择。因此，诊断性检查在评估大便失禁所涉及的每个环节的功能状况、确定大便失禁的潜在原因中至关重要。已经有了几种专用于诊断大便失禁的检查方法，目前尚处于临床研究中。然而，在临床实践中，诊断方法的选择及检查时机尚未达成共识。

（一）临床评估

对患者既往史的采集极为重要。首先，需要确定患者正常排便的特征（未发生大便失禁时）。随后，需要鉴别有病理意义的症状，并在此基础上对大便失禁进行分类（急迫性失禁、被动性失禁、遗粪、渗漏）。其他需要获得的基本特征包括排便时机、时长、大便失禁发生的频率、漏便的类型、是否使用护垫、在正常排便及大便失禁时直肠肛门的感觉、对健康状况及生活质量的影响。相关的既往史中值得注意情况的包括代谢及神经性疾病、产科及骨盆手术、神经外科手术、骨盆创伤、慢性炎症性肠病、骨盆辐射史、精神疾病、家庭暴力与性虐待等。

在进行体格检查时应与患者充分交流，通过对肛门、会阴及骨盆检查及指诊，详细了解结构变化及特定的反射。

大便失禁分级既可用于疾病严重度评估，也可用于治疗措施效果的评价，在对大便失禁进行分级时，患者的症状和体征应予以考虑。目前已有许多评分可用于大便失禁的分级。此外，不论在评估大便失禁严重度还是治疗有效性，患者的生活质量必须予以关注，对此也提出了许多标准。

（二）临床检查

对大便失禁患者进行检测评估的主要目的是更好地阐明疾病的病理生理并制订治疗方案。这些检测必须包括与排便机制有关的骨盆内外所有组织器官的结构和功能，前者通过肛门直肠腔内超声和（或）磁共振获得，后者主要由肛门直肠压力测定、直肠感觉测定及肛门直肠电生理获得。大便失禁是多因素共同作用所致，单一检查意义不大，必须通过多种检查予以综合评估。当大便失禁同时伴有腹泻时，应通过内镜检查和粪便化验排除其他可能的病因。当临床检查提示大便失禁可能是继发于代谢性或神经性疾病、神经外科手术、创伤、肠道炎症性疾病或放射性疾病、心理精神因素，应进行相应的检查。

诊断性检查可用于制定治疗方案。与仅仅进行了临床检查相比，肛门直肠的检测能够使 19%～98% 的患者增加诊断性数据，75%～84% 的患者的诊疗计划因此受到影响，10%～19% 的患者的诊疗计划因此受到改变。

1. 肛门直肠压力和直肠感觉测定

肛门直肠测压和直肠感觉检测通常同时进行，在一次检查中同时完成，它包括直肠肛管反射及直肠顺应性的评估。对于直肠肛门疾病的诊断，尤其大便失禁，它们是最常用的检查。然而，它们所涉及的计算机软件、探头（水灌注或固态，单通道或多通道，开口数量、位置及形状的差异，位置及球囊材质的差异等）、压力的获取方式（动态或静态）及感觉（通过空气或水或恒压器增加肠腔内压）的技术差异很大。正是由于缺乏共同的技术标准，我们无法确定标准的检查方式及正常参考值。

对于失禁患者，需要测量静息压和收缩压。检查者不仅需要关注数值（如平均值或中位数），还要注意压力的分布，例如，肛门内外括约肌局限性损伤所致的肛管压力不对称，或者肛门外括约肌因长时间收缩出现肌肉疲劳而使收缩力下降。基于静息压的多通道采集性质，通常可以形成可视化的"矢量压力"图。另外，在许多失禁患者中，静息和（或）收缩压可能是正常的，这和他们失禁的非创伤性病理生理因素有关。尽管直肠抑制反射通常被诱发，但它在大便失禁的病理生理评估中的意义尚不明确。诱发其他反射（如咳嗽）可以明确潜在的脊髓损伤。对于大便失禁，直肠感觉是一个非常重要的指标（阈值、急迫感及最大耐受容积），应予以检查。

2. 直肠腔内超声

经肛直肠腔内超声（endoanal ultrasound，EAUS）是用特定的超声探头和软件对直肠肛管进行检测。其中最有用的是 360° 全视野的放射探头，频率为 5～16MHz。检查时，探头通过肛管到达表现为 U 形的耻骨直肠吊索。从这个层面开始，通过手动或机械牵拉检查来评估肛管不同层面和结构，即黏膜下层、肛门内括约肌、纵向括约肌、肛门外括约肌、耻骨直肠肌、肛门尾骨韧带、耻骨肌和会阴体。最近，EAUS 技术经过开发已经能够通过合成大量快速成像的二维轴向切面（2D）进行三维成像（3D–EAUS）。借助 3D–EAUS，操作者不仅可以在三维结构内部轴向观察肛管，还可以在纵向和斜向观察肛管。括约肌病变表现为低回声区，包括环周的肛门内括约肌、肛门外括约肌，或两者兼之。因此，EAUS 在区分大便失禁患者有无括约肌撕裂时特别有用。

3. 直肠肛管电生理

直肠肛管电生理（anorectal electrophysiology，AREP）适合那些已经完成病史采集和体格检测及其他检查（主要是 ARM 和超声检查），但盆腔肌肉和（或）神经功能似乎有问题的患者。电生理学通常使用神经肌电扫描系统对肌电活动和神经功能进行评估，该系统配备有专用于肛肠生理学的软件及电缆和电极。

肌电图（EMG）的目的是研究静息、努挣和收缩状态时 EAS 和其他盆底横纹肌的电活动。在失禁患者，可以见到肌肉失神经或神经再支配化。

电刺激不仅可以评估直肠的黏膜感觉阈值（如肛管测压），还可以使用双极环电极评估肛管的黏膜感觉阈值。阴部神经末梢运动潜伏期是用一次性 St Mark 的阴部电极测量，可以评估盆底的完整性。刺激皮层或骶神经根可获得诱发电位，以评估中枢和外周运动（运动诱发电位）和感觉（躯体感觉诱发电位）通路。

4. 排粪造影和磁共振成像

排粪造影能够评估盆底生理，记录静息、努挣、收缩及咳嗽时的活动状态，并应测量肛直角。在失禁患者中，会阴下降常常能够被发现。此外，直肠肠套叠、直肠前突、肠疝或乙状结肠疝也可被诊断；盆底肌肉协同失调也能够引起控便失调，需要予以详细评估。

磁共振（MR）成像通过相控阵线圈或肛门内线圈能够评估肛门括约肌，究竟用哪种线圈还存在争议。最近，有人建议将 MR 排粪造影纳入大便失禁患者的诊断性检查中，这种检查可以发现先前遗漏的前、中、后盆底功能的改变。

三、治疗

对于大便失禁的治疗，筛选符合标准的患者是至关重要的。这些标准不仅应考虑某种治疗对特定的大便失禁患者病理生理产生的影响，还应考虑大便失禁所导致的心理状态及可能与接下来的治疗有关的各个方面。

（一）药物治疗

关于大便失禁的药物治疗，几乎没有公开的证据表明有效。因此，这是一个尚存争论的主题。治疗通常是根据实际情况而改变的。它包括饮食和药物、支持措施、康复和生物反馈。选择这些治疗方法通常是出于"选择性"的原因或由于患者不能采取手术治疗。患者临床条件差，无法耐受麻醉和（或）手术，可能是非手术治疗的一个有效指征，而患者的年龄也可能是手术的相对禁忌证。有心理问题或精神障碍者应该避免采取需要患者配合的非常复杂的外科手术。特殊的肠道疾病（慢性炎症性疾病、肠易激综合征），症状不受控制，应禁止采用以手术为主的治疗方法。如果有危及生命的情况（进展性疾病、慢性病、未经根治性治疗的肿瘤），治疗时应考虑患者的预期寿命以及给生活质量带来的可能益处。

药物治疗的一个"可选择"适应证，应包括没有生理和形态改变的轻度大便失禁。在轻微异常的情况下，药物治疗可被视为一线治疗。与粪便质地改变（如腹泻）相关的控便功能障碍者应期待从保守治疗中获益，鼓励患者改善肛周卫生，小心应用吸水的棉质尿布或卫生棉球，减少或避免摄入导致大便变稀、增加胃肠蠕动或气体生成的食物（奶制品、豆类、纤维过多）。腹泻应该予以充分检查，并在适当的时候予以药物治疗。慢性肠病应首选特效药物治疗。此外，残留粪便的病理生理学也要予以充分了解，以便在手术和非手术治疗之间做出选择。

盆底康复，包括生物反馈、运动疗法、感觉再训练和电刺激，通常被认为是大便失禁的一线治疗。然而，关于康复技术的适应证依然存在分歧。

（二）外科治疗

直到最近，对于顽固性大便失禁患者，手术适应证包括括约肌病变、伴有会阴下降和肛直角改变的阴部神经病变。对于前一种情况，病变局限且阴部神经末梢运动潜伏期未出现改变者，应予以括约肌成形术，而括约肌置换术（动态股薄肌成形术、人工括约肌或臀肌成形术）适用于病变广泛、括约肌碎片化或括约肌成形术失败者。对于后一种情况，适合采用肛门后方修补术。1995 年，骶神经刺激开始用于治疗各种大便失禁，致使选择标准出现重大改变。最近，膨体剂又重新引起了人们的兴趣，一种新的可植入系统已经问世，这是一种可自我膨胀的假体（Gatekeeper 系统）。

1. 括约肌成形术

产伤（3 度和 4 度撕裂）引起的括约肌损伤可以择期进行括约肌成形术。这种手术，端对端缝合或者肛门外括约肌折叠均可施行。为了获得最佳疗效，建议产后即刻或在 24h 之内予以修复。然而，括约肌成形术常常是在分娩后几十年，当患者出现大便失禁症状后才进行。为了提高单纯括约肌成形术的远期疗效（有时成功率有限），可在全盆底修复术中施行或者联合施行前方肛提肌成形术。

2. 肛门后修补术

伴有会阴下降且无括约肌病变的神经病理性大便失禁患者，理论上似乎是肛门后修补的最佳适应证。然而，这种治疗方法远期疗效有限，这些患者可以通过其他方法得到更有效的治疗。事实上，随着时间的推移，肛门后修补的适应证已经显著减少。有建议将它作为整体盆底修复联合前方肛提肌成形术的一部分。

3. 游离瓣股薄肌肛门成形术、人工肠括约肌和臀肌成形术

这些手术必须被视为最主要的括约肌重建手术，仅适用于因括约肌严重病变（超过括约肌周长的一半）或括约肌断裂导致的重度大便失禁患者，这些患者既不宜采用括约肌成形术，也不宜采用其他外科干预措施，即骶神经刺激（sacral nerve stimulation，SNS）。括约肌成形术失败（且没有重复手术的指征），以及不适合 SNS 者也是这些手术的适应证。此外，如果严重大便失禁是由神经病变或肛门直肠畸形所致，可以实施其中一种手术（特别是在神经病变，SNS 失败时）。括约肌重建术的唯一主要禁忌证是非常严重的慢性肠道疾病，这些疾病会导致顽固性排便功能障碍（严重腹泻及严重便秘）或者并发直肠脱垂、肠套叠、直肠前突或肠疝。

尽管动态股薄成形术、人工肠括约肌和臀肌成形术的适应证存在重叠，但在外科医师的偏好、专业知识、技术，所使用的材料，围术期并发症和远期疗效的评估等方面存在着各种不同。

4. 骶神经刺激

SNS 在大便失禁处理上起着核心作用。尽管最近才在临床上用于肛门直肠功能障碍，但这种治疗方法的应用已经在迅速扩大，可接受的适应证也在增加。这种方法最初用于肛门横纹肌未损伤的功能障碍者，然后是那些具有普遍神经源性病因的患者。此后，由于临床应用和对作用机制的理解有了进展，SNS 适应证得到扩展，已经用于治疗特发性括约肌退行性变、医源性内括约肌损伤、部分脊髓损伤、硬皮病、肛门内外括约肌局限性病变、直肠脱垂修复术及低位直肠前切除术。

5. 注射剂和植入剂

这种治疗方法被认为是有吸引力的，因为它没有侵入性。然而，应用膨胀剂治疗大便失禁，只有非常精准地选择患者才能产生积极的效果。一般情况下，内括约肌病变局限或肛门无力且没有撕裂的患者可以采用这种治疗方式。此外，由于临床总体状况差而无法采用其他主要手术方法的个体适合于注射膨胀剂治疗。越来越多的能够产生膨胀效果的药物被提出和使用，这些药物，注射方法不同（通过肛门黏膜或经括约肌），放置位置不同（黏膜下或内括约肌），检查方法不同（指诊或肛门直肠腔内超声），尚没有制定出用于选择最恰当治疗方法的可用于比较的标准。

最近，另一种特殊设计的假体植入术被开发出来，即 Gatekeeper 系统。植入时假体小、薄、实，假体植入肛管与有机液体接触，在 24～48h 内假体变大变软。该手术通过一个专用的植入器械为每个患者在括约肌间植入 4～6 个假体。假体在超声上是可见的，这使得在随访期间可以通过超声跟踪和控制假体的位置。Gatekeeper 假体的主要特点是随着时间的推移，它们在植入部位的位置是稳定的，因为它们不可生物降解。

四、疗效评估

影响评价大便失禁治疗效果的因素很多。挑选出能够反映治疗效果的指标，以及能够对获益进行测量的方法至关重要。这些应该从患者足够多、纳入标准严格、对照充分的研究中取得。然而，公开报告的结果往往会受到患者选择不够标准的影响。此外，用于定义治疗反应的标准也没有标准。特定治疗的疗效评价取决于所采用的终点指标：症状改善（即大便失禁发作的减少，固体便、液体便及气体控制能力的改善，延迟排便的能力）、生活质量改善、多因素的整体改善（评分提高）或生理参数正常化（测压、电生理、超声等）。

大便失禁改善 50% 以上是否可以认为治疗效果良好还存在争议。事实上，对于一个大便失禁严重的患者，大便失禁发作次数减少 50%（如从每周 10 次减少到 5 次）可能不足以显著改善患者的生活质量和生活方式（如需要佩戴护垫、离卫生间要近、喜欢待在家中等）。此外，即便固体便的控制经治疗得到彻底恢复，液体或气体的失控仍会对患者的生活质量产生严重影响。由于在定义治疗反应的临床指标存在分歧，报告中可用的数据应予以仔细和严格地评估。

除此之外，用于大便失禁测量的评分系统与生活质量问卷中使用的评分系统不同，它们往往过于模糊和主观。患者"满意度"很可能是反映治疗成功与否的最全面的指标，但很难量化。此外，每个评分系统和问卷都需要根据具体的社会、文化和环境因素进行验证。

生理指标能够对疗效进行客观评价。然而，当就某单个指标进行分析时，常常会得到相互冲突的数据，因为大便失禁常常是多因素造成的。此外，特定治疗可能因亚组不同而结果有异，因为每一组患者都可能具有特定的生理特征。

拓 展 阅 读

[1] Bharucha AE (2006) Update of tests of colon and rectal structure and function. J Clin Gastroenterol 40:96–103

[2] Bharucha AE, Zinsmeister AR, Locke GR et al (2005) Prevalence and burden of fecal incontinence: A population based study in women. Gastroenterology 129:42–49

[3] Glasgow SC, Lowry AC (2012) Long-term outcomes of anal sphincter repair for fecal incontinence: a systematic review. Dis Colon Rectum 55:482–490

[4] Maeda Y, Laurberg S, Norton C (2013) Perianal injectable bulking agents as treatment for faecal incontinence in adults. Cochrane Database Syst Rev 28;2:CD007959

[5] Maeda Y, O'Connell PR, Matzel KE, Laurberg S (2012) Sacral nerve stimulation for fecal incontinence: at a crossroad and future challenges. Dis Colon Rectum 55: 621–624

[6] Norton C, Cody JD (2012) Biofeedback and/or sphincter exercises for the treatment of faecal incontinence in adults. Cochrane Database Syst Rev 11;7:CD002111

[7] Norton C, Whitehead WE, Bliss DZ et al (2010) Management of fecal incontinence in adults. Neurourol Urodyn 29:199–206

[8] Rao SS (2010) Advances in diagnostic assessment of fecal incontinence and dyssynergic defecation. Clin Gastroenterol Hepatol 8:910–919

[9] Rao SS, Ozturk R, Stessman M (2004) Investigation of the pathophysiology of fecal seepage. Am J Gastroenterol 99:2204–2209

[10] Ratto C, Doglietto GB (eds) (2007) Fecal incontinence: diagnosis and treatment. Springer-Verlag, Milan

[11] Ratto C, Litta F, Parello A et al (2012) Sacral nerve stimulation in faecal incontinence associated with an anal sphincter lesion: a systematic review. Colorectal Dis 14:e297–304

[12] Ratto C, Parello A, Donisi L et al (2011) Novel bulking agent for faecal incontinence. Br J Surg 98:1644–1652

[13] Schwandner O (2012) Significance of conservative treatment for faecal incontinence. Zentralbl Chir 137: 323–327

[14] Terra MP, Stoker J (2006) The current role of imaging techniques in faecal incontinence. Eur Radiol 16:1727–1736

第 9 章　出口梗阻型便秘

Obstructed Defecation Syndrome

Kim J. Gorissen　Martijn P. Gosselink　著

王中川　孙松朋　译

一、概述

出口梗阻型便秘（obstructed defecation syndrome，ODS）是指由于各种原因的机械性或功能性病变而导致的直肠排空困难或排空不全的临床综合征。出口梗阻型便秘多见于多次妊娠的中年女性。患病率从普通人群 3.4%，到中年女性人群 23%[1, 2]。罗马Ⅲ标准将 ODS 与慢性传输型便秘（slow transit constipation，STC）列为功能性肠病（便秘）的两个亚类[3]。严格地讲，ODS 与 STC 的不同之处在于 ODS 仅表现为排空障碍，而对于没有出口梗阻型便秘的患者，粪便一旦进入到直肠是不会停留的。约 30% 的患者同时具有这两种情况[4]，这种强相关性促使怀疑它们是能够相互促进的。由于治疗方式不同，需要通过专门的盆底检查来区别这两种便秘亚型。

二、症状

出口梗阻型便秘的典型表现包括排便费力、便不尽感、手法托顶会阴、阴道 / 直肠"指状膨出"及疼痛。排便时间延长及反复如厕可能会演变为每日数次"习惯性的"经历，对生命质量影响严重。对泻药和（或）灌肠的依赖是常见表现。与之相反的是，单纯的 STC 患者缺少便意，主要表现为腹部沉闷或者腹胀。

ODS 和（或）STC 患者也常常伴有不同程度的大便失禁。便后遗粪可能是由于肛管或直肠前突有大便残留所致。从溢液到腹泻或者过度应用泻药会使已经存在的

处于临界状态的失禁恶化。临床评分，如 Cleveland 便秘评分[5]，以及更具特异性的
ODS 评分、Altomare 出口梗阻评分，这些工具对评估初始症状严重性及治疗效果至关
重要[6]。

三、病因

排便是一个复杂的生理过程，有多个要素参与其中。肠内容物进入直肠后，将被
直肠肛管黏膜所感知并被提取信息，由外周刺激所产生的传入信号在大脑皮层被加工
处理，如果认为排便是安全合适的，内外括约肌将会与盆底肌一起得到松弛的允许。
耻骨直肠肌的松弛使直肠角度得以改变，同时直肠的蠕动需要使粪便的移动处于一个
朝向肛门的正确方向上。在这个过程中，每一个环节都有可能会出现问题。

（一）直肠肛管敏感度减退

有报道显示 1/3 的 ODS 患者存在直肠感觉减退[7]。无论是否伴有 STC，ODS 患者
似乎很难产生能够唤起排便冲动的直肠兴奋反射或者这种反射减弱[8]。最可能的原因是
由于盆腔神经损伤而导致的感觉传入通路受损，如产伤、盆腔手术（子宫切除术）、严
重的会阴下降和脱垂。

（二）括约肌及盆底肌松弛

有几个名词（盆底失弛缓、肌协同失调、盆底痉挛、耻骨直肠肌综合征）被用来描
述排便时盆底肌无法松弛致使肛管不能得以开放这种情况。这可能与潜意识表层抑制
有关，因为这种情况在性虐待者中更多见。当前流行的"厕所安全综合征"就是一种改
变更加微妙的盆底痉挛，展示了各种心理因素的影响[9]。

（三）解剖性 / 机械性梗阻

直肠前突是直肠阴道隔松弛的结果，是一种朝向阴道后方的"疝"。摒气排便时，
直肠前突膨出，同时对粪便进行了截留，降低了排便的效率。直肠前突有时是单独存
在的，但常常是全盆底松弛的一个体征。直肠前突、直肠内套叠、肠疝及前盆腔脏器

脱垂，统称为"会阴下降综合征"。

肠疝是小肠或乙状结肠（乙状结肠疝）经直肠与子宫之间疝入更加深在的 Douglas 窝中。肠疝是否会导致 ODS 尚且存在争议，有两项研究发现彻底的肠疝修补并没有改善 ODS 的症状[10, 11]。

直肠外脱垂可以伴有 ODS 症状，但伴有大便失禁更常见。肠黏膜与阴部神经会因为拉伸而受到损伤，反复或长时间全脱垂使括约肌和肛管扩张，反复刺激直肠肛管抑制反射导致该反射的敏感度降低。除此以外，肠套叠堵塞直肠腔导致了机械性梗阻。内脱垂或肠套叠似乎是直肠外脱垂的前兆，且越来越多地认识到这些是 ODS 的病因[12]。早期的研究描述了无症状患者存在肠内套叠[13]，与之相矛盾的是，有学者报道高度全层内套叠仅在症状性患者中存在[14]。无论是外套叠还是内套叠，腹腔镜下腹侧直肠固定术均取得了良好的效果，这种手术在不切除低敏感性肠黏膜情况下，使解剖得到纠正，这也支持脱垂在 ODS 中有着重要的作用。

四、诊断步骤

（一）病史

病史应该将那些主要是担心患有潜在（恶性）疾病的患者识别出来，他们仅满足于解除疑虑，而不是进一步的治疗。有些患者对"正常"肠道模式有不切实际的看法。一个常见的但很容易被否定的错误观念似乎是如果几天都没有排便，就会产生毒素"毒害身体"。

（二）体格检查

尽管肛门指诊假阳性率较高，但是如果发现肌肉无法放松，特别是有反常收缩时，就应当高度怀疑盆底失弛缓[15]，会阴下降及直肠前突必须予以评估。有时在用力排便时指尖能够感知到内套叠。

（三）软式乙状结肠镜 / 结肠镜

软式乙状结肠镜 / 结肠镜检查简单方便，可用以排除直肠肛管恶性肿瘤和狭窄。

（四）结肠传输试验

结肠传输试验是一种简单、安全、廉价的用以诊断全肠道慢传输型便秘的检查方法，对于慢传输型便秘，其影像标记物主要积聚在降结肠和横结肠的近端，出口梗阻型便秘有时也可在左半结肠发现标记物。

（五）排粪造影

排粪造影可以提供与排便相关的极有价值的动态信息。不能排空对比剂提示可能存在盆底肌失弛缓，但临床医师必须意识到，这种检查出现假阳性结果的可能性大，尴尬会影响患者排便，表现得就像功能紊乱一样。评估出口梗阻的解剖学病因，应首选排粪造影，如肠疝、直肠前突和肠套叠，对于后者，排空不完全可能会使诊断的准确性受到影响。在麻醉下进行检查可以检出最初没有检出的脱垂。

（六）直肠肛管生理学

借助直肠内可扩张球囊，直肠肛管生理学检查可以测量直肠感觉和直肠壁张力、感觉阈值、急排感觉容积、最大耐受容积，明确反常收缩或盆腔协同失调的有无。而先天性巨结肠和系统性硬化症，则不会存在直肠肛门抑制反射。

（七）直肠腔内超声

在盆底失弛缓、直肠肠套叠或者直肠孤立性溃疡的检查中，有可能会看到肛门内括约肌增厚的表现。先天性肌病 / 肛门内括约肌肥大是 ODS 的一个罕见病因，在病理活检时观察到包涵体即可做出诊断，已有应用硝酸盐、钙通道阻滞剂或部分肌切除术成功治疗的报道[16]。如果要进行结肠切除术则必须进行气囊排出试验检查。

五、治疗

（一）生活方式调整

体育锻炼可以缩短结肠传输时间[17]。增加液体摄入和"定时排便"尚没有得到任何临床研究的支持。但是，在盆底训练教育中提供了不同的应对技巧也并不意外[18]。

（二）药物治疗

膨松剂或纤维性泻药是一线治疗，但必须摄入足够的水分。可溶性纤维经过发酵可以产生气体，引起腹胀。像聚乙二醇这样的渗透性泻药，是有一级证据支持的。刺激性泻药通常被用于临时救急，药物依赖性和会使便秘反弹的嫌疑限制了它们的常规应用。普芦卡必利是一种高亲和性 5- 羟色胺 4 受体激动药，已被证明对严重便秘有效[19]。

（三）生物反馈治疗

生物反馈费时费力，要求治疗师高度专注和患者积极配合。几项随机对照试验证实其主要对盆底功能障碍有效[20]。像肠套叠这样存在解剖结构因素的似乎获益不大。

（四）逆行结肠灌洗

逆行结肠灌洗是一种简单、无创、安全的方法。有几个小组报道了很高的成功率，特别是当患者由专职护士指导时[21, 22]。使用普通水即可，一方面可以机械性冲洗，另一方面也会触发结肠集团运动。添加聚乙二醇、甘氨酸、比沙可定和三硝酸甘油酯溶液可以进一步使结肠排空。

顺行结肠灌洗，如通过 Malone 造口冲洗，理论上应该更有效，因为水和肠内容物的流动方向与肠复合运动的方向相同。然而，这种技术是有创性的，对成人可能效果不好[23, 24]，而且常常会因为狭窄或挛缩而需要对阑尾造口进行修复。

（五）肉毒素治疗

应用肉毒素治疗盆底失弛缓疗效显著，尤其是在没有脱垂（内）的情况[15]。

（六）手术治疗

自从结肠切除术和结肠造口术作为最恰当的手术选择以来，已经产生了许多不同的手术方式。大多数手术集中在解剖异常的修复上。

单纯的直肠前突可以经会阴、经肛或经阴道予以一期修复。迄今为止仅有的一项随机试验显示，除了经阴道修补术的复发率可能较低以外，没有发现任何益处[25]。直肠修补术可能会合并短暂的大便失禁，这可能与括约肌过度拉伸有关，经阴道矫正手术可能会导致更多的性交困难。

经肛吻合器直肠切除术治疗 ODS 似乎相当成功，其远期 ODS 评分改善 50% 左右[26]。这种手术将切除直肠不敏感部分和直肠前突 / 肠套叠的解剖矫正相结合，其成功可能与此有关。

术后（短暂的）大便急迫感常见报道，一些严重的并发症如出血、吻合口裂开、直肠阴道瘘和狭窄都需要予以专门的手术治疗。

直肠固定术过去有一个负面的印象，因为游离直肠后方，以及侧韧带的分离将会使便秘恶化。现代保留神经经腹腔镜腹侧直肠固定术疗效显著，有报道显示中短期改善率超过 50%[27, 28]。与可生物降解补片修补相比，补片修补可使肠套叠和直肠前突的复发率降低，但尚缺少长期随访。网片侵蚀是一种严重并发症，但相对少见（＜ 2%），特别是与经阴道网片植入术相比。

有时，纠正解剖异常本身并不能使功能恢复正常。对于这些病例，低敏 / 动力可能是关键。

骶神经刺激（SNS）可引出全结肠压力波[29]。SNS 治疗 ODS/ 便秘的长期疗效各不相同，对青春期女性可能更有效[30]。改变 SNS 设置，如超感觉刺激，可能有助于提高成功率[31]。

六、总结

虽然 ODS 和 STC 常常共存，但它们是不同的疾病。

尽管人们似乎已经逐渐认识到内脱垂在 ODS 发生中所起到的作用，但 ODS 最初是由感觉功能障碍引起还是由解剖 / 机械性因素所致尚不确定。

治疗应直接针对盆底全面检查中所发现的问题。

参 考 文 献

[1] Stewart WF, Liberman JN, Sandler RS (1999) Epidemiology of constipation (EPOC) study in the United States: relation of clinical subtypes to sociodemographic features. Am J Gastroenterol 94:3530–3540

[2] Varma MG, Hart SL, Brown JS (2008) Obstructive defecation in middle–aged women. Dig Dis Sci 53:2702–2709

[3] Longstreth GF, Thompson WG, Chey WD et al (2006) Functional bowel disorders. Gastroenterology 130:1480–1491

[4] Ragg J, McDonald R, Hompes R et al (2011) Isolated colonic inertia is not usually the cause of chronic constipation. Colorectal Dis 13:1299–1302

[5] Agachan F, Chen T, Pfeifer J et al (1996) A constipation scoring system to simplify evaluation and management of constipated patients. Dis Colon Rectum 39:681–685

[6] Altomare DF, Spazzafumo L, Rinaldi M (2008) Set–up and statistical validation of a new scoring system for obstructed defaecation syndrome. Colorectal Dis 10:84–88

[7] Gladman MA, Scott SM, Chan CL et al (2003) Rectal hyposensitivity: prevalence and clinical impact in patients with intractable constipation and fecal incontinence. Dis Colon Rectum 46:238–246

[8] Schouten WR, Gosselink MJ, Boerma MO, Ginai AZ (1998) Rectal wall contractility in response to an evoked urge to defecate in patients with obstructed defecation. Dis Colon Rectum 41:473–479

[9] Barros RE (2011) Paruresis and parcopresis in social phobia – a case report. Rev Bras Psiquiatr 33:416–417

[10] Mellgren A, Dolk A, Johansson C (1994) Enterocele is correctable using the Ripstein rectopexy. Dis Colon Rectum 37:800–804

[11] Oom DM, van Dijl VR, Gosselink MP (2007) Enterocele repair by abdominal obliteration of the pelvic inlet: long–term outcome on obstructed defaecation and symptoms of pelvic discomfort. Colorectal Dis 9:845–850

[12] Wijffels N, Cunningham C, Lindsey I (2009) Laparoscopic ventral rectopexy for obstructed defecation syndrome. Surg Endosc 23:452

[13] Shorvon PJ, McHugh S, Diamant NE et al (1989) Defecography in normal volunteers: results and implications. Gut 30:1737–1749

[14] Dvorkin LS, Gladman MA, Epstein J et al (2005) Rectal intussusception in symptomatic patients is different from that in asymptomatic volunteers. Br J Surg 92:866–872

[15] Hompes R, Harmston C, Wijffels N (2012) Excellent response rate of anismus to botulinum toxin if rectal prolapse misdiagnosed as anismus ('pseudoanismus') is excluded. Colorectal Dis 14:224–230

[16] Guy RJ, Kamm MA, Martin JE (1997) Internal anal sphincter myopathy causing proctalgia fugax and constipation: further clinical and radiological characterization in a patient. Eur J Gastroenterol Hepatol 9:221–224

[17] Rao SS, Beaty J, Chamberlain M et al (1999) Effects of acute graded exercise on human colonic motility. Am J Physiol 276:1221–1226

[18] Anger JT, Lee UJ, Mittal BM et al (2012) Health literacy and disease understanding among aging women with pelvic floor disorders. Female Pelvic Med Reconstr Surg 18:340–343

[19] Camilleri M, Kerstens R, Rykx A, Vandeplassche L (2008) A placebo–controlled trial of prucalopride for severe chronic constipation. N Engl J Med 358:2344–2354

[20] Rao SS, Seaton K, Miller M (2007) Randomized controlled trial of biofeedback, sham feedback, and standard therapy for dyssynergic defecation. Clin Gastroenterol Hepatol 5:331–338

[21] Gosselink MP, Darby M, Zimmerman DD et al (2005) Long–term follow–up of retrograde colonic irrigation for defaecation disturbances. Colorectal Dis 7:65–69

[22] Koch SM, Melenhorst J, van Gemert WG, Baeten CG (2008) Prospective study of colonic irrigation for the treatment of defaecation disorders. Br J Surg 95:1273–1239

[23] Gerharz EW, Vik V, Webb G, Leaver R et al (1997) The value of the MACE (Malone antegrade colonic enema) procedure in adult patients. J Am Coll Surg 185:544–547

[24] Meurette G, Lehur PA, Coron E, Regenet N (2010) Long–term results of Malone's procedure with antegrade irrigation for severe chronic constipation. Gastroenterol Clin Biol 34:209–212

[25] Nieminen K, Hiltunen KM, Laitinen J et al (2004) Transanal or vaginal approach to rectocele repair: a prospective, randomized pilot study. Dis Colon Rectum 47:1636–1642

[26] Bock S, Wolff K, Marti L (2013) Long–term outcome after transanal rectal resection in patients with obstructed defecation syndrome. Dis Colon Rectum 56:246–252

[27] Boons P, Collinson R, Cunningham C, Lindsey I (2010) Laparoscopic ventral rectopexy for external rectal prolapse improves constipation and avoids de novo constipation. Colorectal Dis 12:526–532

[28] Collinson R, Wijffels N, Cunningham C, Lindsey I (2010) Laparoscopic ventral rectopexy for internal rectal prolapse: short–term functional results. Colorectal Dis 12:97–104

[29] Dinning PG, Fuentealba SE, Kennedy ML (2007) Sacral nerve stimulation induces pancolonic propagating pressure waves and increases defecation frequency in patients with slowtransit constipation. Colorectal Dis 9:123–132

[30] van Wunnik BP, Peeters B, Govaert B (2012) Sacral neuromodulation therapy: a promising treatment for adolescents with refractory functional constipation. Dis Colon Rectum 55:278– 285

[31] Dinning PG, Hunt LM, Arkwright JW (2012) Pancolonic motor response to subsensory and suprasensory sacral nerve stimulation in patients with slow–transit constipation. Br J Surg 99:1002–1010

第 10 章　孤立性直肠溃疡综合征与出口梗阻型便秘的常见病理

Solitary Rectal Ulcer Syndrome and Obstructed Defecation: Common Pathology

Niels A.T. Wijffels　William Chambers　著

王中川　孙松朋　译

一、概述

孤立性直肠溃疡综合征（solitary rectal ulcer syndrome，SRUS）是一种合并肠功能紊乱和溃疡相关性症状（如便血或黏液便）的临床综合征。本病的主要特征是直肠前壁出现红斑或溃疡，但溃疡并总是存在[1]。本病 1829 年由 Cruveilhier 首次报道[2]。然而，直到 1969 年 Madigan 和 Morson[3] 才提出了我们今天所接受的临床病理特征。本病较为罕见，年发病率为 1/10 万～3.6/10 万。多见于年轻人，最常见于 30 多岁男性和 40 多岁女性[4]，女性发病率略高于男性[5]。由于 SRUS 发病率 / 患病率极低，所以有关病因和治疗方面的高质量文章很少，甚至可以说是缺乏。本病与其他盆底疾病密切相关，症状上有重叠。尽管目前临床上提出了各种保守治疗和外科治疗的方法，但对本病的确切病因尚未形成共识。

二、病因学

生理学和组织学研究的一系列发现表明可能存在多种致病因素[6-9]。大多数作者至少描述了直肠内脱垂或外脱垂和同时作用于直肠黏膜的相反方向的力，排便时向下的力与来自盆底的向上的力相对抗形成引起 SRUS 发生的创伤。这种力量可能导致黏膜局部缺血，随之产生溃疡。此外，脱垂的黏膜如进入肛管，可能受到肛管收缩挤压造成损伤。

如果存在直肠脱垂，无论是内脱垂还是外脱垂，都是清楚的，但是向上的相反生理性作用力的本质尚不清楚。有些作者提出了另一个解释局部缺血的机制，即向上的相反生理作用力。盆底失弛缓或耻骨直肠肌反常收缩可能会导致排便过程中阻力增加，从而迫使必须施加更大的力量才能排尽大便。在排便过程中，肛门外括约肌活动增加，同时可以检测到很高的排便的力量[10]。然而，这些发现是否能够真正反映盆底失弛缓尚存在疑问。另外一种解释是这些就像肛裂那样，是在排便过程中对疼痛的本能反应。

三、病理特征

溃疡通常是单发，但有时也会多发，多位于直肠前壁。显微镜下组织学特征包括黏膜增厚和下层腺体结构紊乱。固有层水肿，可见大量成纤维细胞。黏膜肌层增厚，其纤维向上延伸穿过腺隐窝。表面上皮可见糜烂。在固有层浅层可见纤维蛋白渗出和血管充血，令人意外的是，并没有发现明显的炎性细胞浸润[1]。

Chiang 等[11] 总结了 158 例患者的组织学发现，56% 患者为溃疡型、24% 为息肉样、20% 为扁平型（也有称为红斑性病变）。91% 患者可见腺隐窝异常，98% 的固有层肌纤维闭塞，96% 的黏膜肌层肥大并向上伸入固有层，75% 的患者在固有层内可见炎性细胞和肉芽组织浸润，黏膜毛细血管异常占 48%，固有层含铁血黄素沉积占 53%，表面糜烂、上皮完全成熟和正常占 56%，黏膜下层腺体错位占 7%。

四、临床特征

传统上，SRUS 的症状被认为是直肠出血、黏液便、疼痛、坠胀感及排便费力[2]。Chiang 等[11] 报道 91% 患者有出血、77% 有黏液便、61% 有直肠疼痛、63% 有排便费力、64% 有坠胀感、29% 有指状膨出、38% 有肛门失禁、47% 有便秘和 18% 有腹泻症状。

高达 26% 的患者无症状[1]。患者常在症状出现后很长时间出现。症状持续时间在确诊前平均为 3.5～5.3 年[1, 12, 13]。

五、诊断

本病通过乙状结肠镜可以确诊。典型的镜下表现为溃疡较小、通常位于直肠前壁、底部覆有白色脓胎、黏膜边缘充血[14]。病变可以是多发的（30% 的患者）[3]。溃疡性病变（57%）不一定存在，也可能仅仅看到息肉样病变（25%）或黏膜红斑（18%）[12]。

直肠腔内超声是一项可以考虑应用的检查，特别是有大便失禁表现者，通过这种检查可以排除括约肌损伤。直肠脱垂的患者超声下的典型表现为肛门内括约肌不对称增厚。如果肛门内括约肌对称性增厚，且有排便梗阻的表现，应考虑一种罕见疾病，即肛门内括约肌遗传学肌病，通过肛门内括约肌活检、电子显微镜病理学检查可以明确诊断[15]。

肛门直肠生理学检查结果差异较大，这种检测对于 SRUS 来说既不能做出诊断，也不能预测患者对治疗的反应。最被认可的指标是相对较高的最大静息压、会阴过度下降和阴部神经病变[16]。

直肠溃疡患者需要予以全面检查，从而排除造成排便费力的其他疾病，甚至在排粪造影检查（或磁共振排粪造影）中能够发现已经复位的脱垂。

排粪造影是诊断隐匿性直肠脱垂或直肠内脱垂的金标准。牛津直肠脱垂分级系统对于确定脱垂的严重程度非常有用（图 10-1 和表 10-1）。同时直肠前突和肠疝也可以在排粪造影上显示。尽管排粪造影也能显示肛门失弛缓，但有人认为排粪造影可能对肛门失弛缓过度诊断[17]。与正常排粪造影相比，MR 排粪造影被证实是可行的，可以揭示相同的解剖结构异常。但 MR 检查时患者的体位（平卧）不符合正常生理姿势，平卧位会使排便时感觉不自然，这可能会低估直肠脱垂的程度（最好是通过大便 / 对比剂完全排空来诊断）。

结肠传输试验或结肠传输闪烁显像可以显示或排除慢传输型便秘。从实际应用的角度考虑，推荐 Arhan 方法[18]，即每天摄入 10 个标记物，连续 6d（总共 60 个标记物），第 7 天进行腹部 X 线片检查，计算标记物的数量，然后乘以 2.4h 即得出结肠传输

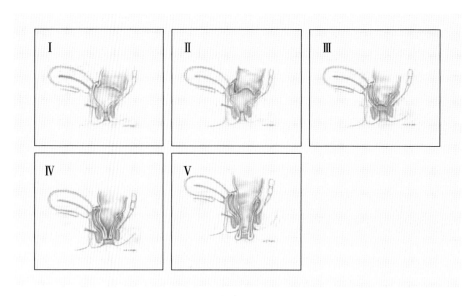

▲ 图 10-1　牛津直肠脱垂分级
一种基于影像学表现的分级系统

表 10-1　牛津直肠脱垂分级及影像学分级系统（类型和特点）

直肠脱垂类型		直肠脱垂分级	直肠脱垂的影像学特征
直肠内脱垂	直肠肠套叠	Ⅰ（直肠高位）	脱垂未进入直肠前突近端水平
		Ⅱ（直肠低位）	脱垂进入直肠前突水平，但未进入括约肌 / 肛管水平
	直肠肛管肠套叠	Ⅲ（肛管高位）	脱垂进入括约肌 / 肛管上部
		Ⅳ（肛管低位）	脱垂进入括约肌 / 肛管下部
直肠外脱垂		Ⅴ（显性直肠脱垂）	脱出至肛门外

时间。这种检查可以区分右半（提示真正的或原发性慢传输型便秘）和左半（提示出口梗阻引起的继发性慢传输型便秘）慢传输型便秘。结肠传输时间超过 50h 被认为是异常。

六、治疗

已经发表了许多不同的治疗策略。既然 SRUS 似乎是一种由其他盆底疾病引发的临床症状，本身并不是一种疾病，所以治疗就应该集中在潜在的疾病上。治疗孤立性直肠溃疡就是治疗导致溃疡的原发疾病。因此，在对患者采取手术治疗前，必须进行彻底地检查评估。

七、保守治疗

（一）膳食纤维

膳食纤维摄入，有效率为 19%～70%，如果单独应用膨松剂，直肠脱垂患者似乎从中获益最少[19]。大多数研究者已经将增加膳食纤维摄入和行为矫正结合起来以降低排便时的肛门张力。应用了联合治疗的 21 例患者中有 14 例症状得到改善。

（二）局部用药

局部药物可以促进黏膜的修复，但不能解决潜在的排便障碍和解剖结构变化的问题。局部应用类固醇和柳氮磺胺吡啶灌肠已经被证明是无效的。相比之下，一项小样本研究显示，硫糖铝灌肠（每天 2 次，每次 2g，持续 3～6 周）能够使症状得到改善，在乙状结肠镜检查肉眼观可见溃疡修复，但组织学改变仍会长期存在[20]。

人纤维蛋白胶也被证明可以刺激成纤维细胞和血管增生，从而促进组织再生和黏膜修复。在一项小样本研究中，所有 6 名受试者接受局部纤维蛋白治疗、增加膳食纤维摄入和排便行为矫正，在 14d 时溃疡出现愈合，随访 1 年未见复发。在对照组中，只予以纤维摄入和排便矫正治疗，14d 时未见溃疡愈合，1 年时有半数患者被发现溃疡得到修复[21]。

（三）生物反馈

Malouf 等研究[22] 显示，12 例患者中有 8 例从生物反馈治疗中获得短期益处，但远期获益仅为该数字的一半。Jarrett 等[23]研究表明生物反馈治疗可以显著增加黏膜血流量，并推测生物反馈治疗能够改善周围自主神经活动。Binnie 等[24] 研究认为，仅采用手术治疗（直肠后方固定术）的 14 例患者与采用手术和生物反馈联合治疗的 17 例患者相比，有着更高的复发率。生物反馈是在手术前或术后立即予以进行。

八、手术治疗

SRUS 手术包括经会阴手术［局部切除、Delorme 手术、经肛吻合器直肠切除术（stapled transanal rectal resection，STARR）］和各种经腹直肠固定术，几乎总是在后方固定，有时会与直肠切除术联合。直肠前切除术和造口术也有应用。

（一）STARR 手术

Boccasanta 等[25] 报道了 STARR 手术疗效，所有患者都曾接受过生物反馈治疗，但对治疗无反应。虽然在这一系列中，溃疡愈合率 100%，但仍有 20% 患者存在不同程度的症状。

（二）直肠后方固定术

直肠后方固定术的成功率为 50%～100%（中位数 70%）。需要指出的是，所有已公开发表的系列报道均采用了直肠后方固定术，包括直肠后间隙游离松解术和直肠去神经支配术。直肠后固定术无法对直肠前壁提供支持，而直肠内脱垂又多发于前壁。Sitzleret 等[26] 报道了伦敦 St Mark 医院治疗 SRUS 的研究结果，在 10 年中，81 例患者接受了手术治疗，其中 66 例患者随访时间超过了 12 个月，49 例患者接受了直肠后方固定术，9 例患者接受了 Delorme 手术，2 例患者接受了直肠前切除术，4 例患者接受了一期造口术。49 例患者接受直肠固定术患者中，27 例（55%）成功，22 例失败，22 例失败者中 19 例接受了再次手术，包括直肠切除和结肠造口术。最终，其中 14 例患者需要永久性结肠造口术。对于最初接受 Delorme 手术治疗的 9 例患者，中位随附 38 个月，有 4 例失败，其中 2 例患者最终需要造口。7 例最初接受直肠前切除术治疗，或者将其作为二线治疗者，其中有 4 例患者最终需要结肠造口。直肠前切除术并不是一个成功的补救手术。在这个 SRUS 治疗的大样本研究中，最终总造口率为 30%。采用直肠后方固定术的患者，其远期疗效仅有 55%～60% 获得满意。术后不良结局主要有 2 个，即大便失禁和排便不尽感，这可能与直肠后壁游离所导致的直肠失神经支配有关。

（三）腹侧直肠固定术

采用腹侧直肠固定术，治疗成功率得到提高[27, 28]。腹侧网片直肠固定术加强了直肠前壁的支持，而肠套叠多数起源于前壁，且不会像直肠后方固定术那样干扰直肠的自主神经支配。然而，详细介绍这种新型术式的报道数量有限，还需要进一步研究来验证这一充满希望的早期结果。

九、总结

部分 SRUS 患者会对保守治疗有反应，诸如避免排便过度努挣、使用膨松剂和大便软化剂改善大便性状。对于保守治疗无效者，主要是在生物反馈和手术之间进行选择。

是否应该在重新开始训练排便功能之前纠正已存在的解剖结构异常，这点尚存争议。但在手术前尝试生物反馈是合理的。直肠固定术应该选择腹腔镜腹侧直肠固定术，而不是直肠后固定术。

经会阴手术，如 Delorme 手术，可能会使溃疡愈合，但也可能导致功能不良和复发。STARR 手术可能适合那些经腹入路困难的患者。

参 考 文 献

[1] Tjandra JJ, Fazio VW, Church IM et al (1992) Clinical conundrum of solitary rectal ulcer. Dis Colon Rectum 35:227–234

[2] Cruveilhier J (1829) Ulcere chronique du rectum. In: Anatomiepathologique du corps humain. JB Baillière, Paris

[3] Madigan MR, Morson BC (1969) Solitary ulcer of the rectum. Gut 10:871–881

[4] Sharara AI, Azar C, Amr SS et al (2005) Solitary rectal ulcer syndrome: endoscopic spectrum and review of the literature. Gastrointest Endosc 62:755–762

[5] Haray PN, Morris–Stiff GJ, Foster ME (1997) Solitary rectal ulcer syndrome: an underdiagnosed condition. Int J Colorectal Dis 12:313–315

[6] Rao S, Ozturk R, De Ocampo S, Stessman M (2006) Pathophysiology and role of biofeedback therapy in solitary rectal ulcer syndrome. Am J Gastroenterol 101:613–618

[7] Schweiger M, Alexander–Williams J (1977) Solitary–ulcer syndrome of the rectum: its association with occult rectal prolapse. Lancet 309:170–171

[8] Sun WM, Read NW, Donnelly TC et al (1989) A common pathophysiology for full thickness rectal prolapse, anterior mucosal prolapse and solitary rectal ulcer. Br J Surg 76:290–295

[9] Kang YS, Kamm MA, Nicholls RJ (1995) Solitary rectal ulcer and complete rectal prolapse: one condition or two? Int J Colorectal Dis 10:87–90

[10] Womack NR, Williams NS, Holmfield JHM, Morrison JFB (1987) Pressure and prolapse the cause of solitary rectal ulcer. Gut 28:1228–1233

[11] Chiang JM, Changchien CR, Chen JR (2006) Solitary rectal ulcer syndrome. Int J Colorectal Dis 21:348–356

[12] Martin CJ, Parks TG, Biggart JD (1981) Solitary rectal ulcer syndrome in Northern Ireland, 1971–80. Br J Surg 68:744–747

[13] Ford MJ, Anderson JR, Gilmour HM et al (1983) Clinical spectrum of "solitary ulcer" of the rectum. Gastroenterology 84:1533–1540

[14] Madigan MR (1964) Solitary ulcer of the rectum. Proc R Soc Med 47:603

[15] de la Portilla F, Borrero JJ, Rafel E (2005) Hereditary vacuolar internal anal sphincter myopathy causing proctalgia fugax and constipation: a new case contribution. Eur J Gastroenterol Hepatol 17:359–361

[16] Ho YH, Ho JM, Parry BR (1995) Solitary rectal ulcer syndrome: The clinical entity and anorectal physiology findings in Singapore. Aust N Z J Surg 65:93–97

[17] Hompes R, Harmston C, Wijffels N (2012) Excellent response rate of anismus to botulinum toxin if rectal prolapse misdiagnosed as anismus ('pseudoanismus') is excluded. Colorectal Dis 14:224–230

[18] Arhan P, Devroede G, Jehannin B et al (1981) Segmental colonic transit time. Dis Colon Rectum 24:625–629

[19] van den Brandt Gradel V, Huibregtse K, Tytgat GN (1984) Treatment of solitary rectal ulcer syndrome with high fibre diet and abstention of straining at defaecation. Dig Dis Sci 29:1005–1008

[20] Zagar SA, Khuroo MS, Mahajan R (1991) Sucralfateretension enemas in solitary rectal ulcer. Dis Colon Rectum 34:455–457

[21] Ederle A, Bulighin G, Orlandi PG, Pilati S (1992) Endoscopic application of human fibrin sealant in the treatment of solitary rectal ulcer syndrome [letter]. Endoscopy 24:736–737

[22] Malouf AJ, Vaizey CJ, Kamm MA (2001) Results of behavioural treatment (biofeedback) for solitary rectal ulcer syndrome. Dis Colon Rectum 44:72–76

[23] Jarrett M, Vaizey CJ, Emmanuel AV et al (2004) Behavioural therapy (biofeedback) for solitary rectal ulcer syndrome improves symptoms, mucosal blood flow. Gut 53:368–370

[24] Binnie NR, Papachrysostomou M, Clare N, Smith AN (1992) Solitary rectal ulcer: the place of biofeedback and surgery in the treatment of the syndrome. World J Surg 16:836–840

[25] Boccasanta P, Venturi M, Calabro G et al (2008) Stapled transanal rectal resection in solitary rectal ulcer associated with prolapse of the rectum: a prospective study. Dis Colon Rectum 51:348–354

[26] Sitzler PA, Kamm MA, Nicholls RJ (1996) Surgery for solitary rectal ulcer syndrome. Int J Colorectal Dis 11:136

[27] Evans C, Jenes OM, Cunningham C, Lindsey I (2010) Management of solitary rectal ulcer syndrome: Ignore the ulcer, treat the underlying posterior compartment prolapse [abstract]. Colorectal Dis 12:23

[28] Badrek-Amoudi A, Roe T, Mabey K et al (2012) Laparoscopic ventral mesh rectopexy (LVMR) in the management of solitary rectal ulcer syndrome (SRUS): a cause for optimism? Colorectal Dis 15:575–581

第 11 章　慢性肛门直肠痛的病理生理、诊断与治疗

Chronic Anorectal Pain: Pathophysiological Aspects, Diagnosis, and Treatment

Heman M. Joshi　Oliver M. Jones　**著**

王中川　孙松朋　**译**

一、概述

慢性肛门直肠痛是一种综合征，由神经内分泌、肌肉骨骼等系统之间复杂的相互作用造成，并且深受行为和心理因素的影响[1]。由于这种疼痛发生相关的病理生理学基础的不确定性，出现了不同的名词对它进行描述，但慢性特发性会阴疼痛是一个概括性的术语，用于概括性描述由于各种原因导致的慢性肛门直肠痛[2, 3]。

慢性肛门部疼痛是一个传统术语，用于描述肛门部最常见的疼痛，包括痉挛性肛门疼痛、肛提肌综合征和尾骨痛，尽管罗马Ⅲ标准在其分类中仅使用肛提肌综合征和痉挛性肛门疼痛[3]。由于这些综合征的症状相互重叠，给诊断和治疗带来了挑战，因为它们往往是同一种疾病的不同临床表现，但试图应用盆底诊断性检查去寻找这种结构或者解剖病理方面的改变是徒劳的[4-6]。

阴部神经痛是用来描述阴部神经损伤引起的疼痛，而阴部疼痛综合征是指神经没有明显损伤的疼痛。

二、解剖

如果对盆底的解剖和生理缺乏充分的了解，就不可能理解慢性肛门直肠痛的病理。盆底是由肌肉、韧带和筋膜构成的生物力学复合体，并在骨盆中形成一个开口，以供盆腔器官进入会阴。盆底的主要肌肉是肛提肌，它由 4 部分构成，即耻骨直肠肌、耻骨尾骨肌、髂骨尾骨肌和尾骨肌。这些肌肉为盆腔器官提供支持，对自控、排便、排尿和性功能等功能至关重要[7]。肛提肌和括约肌始终处于紧张活动状态，仅仅在排便和排尿期间放松。

阴部神经由 S_2、S_3 和 S_4 神经根发出，穿过坐骨大切迹，绕过坐骨棘 / 骶棘韧带，再通过肛提肌下方的坐骨小切迹重新进入骨盆，自此之后，阴部神经走行于闭孔内肌内侧的筋膜鞘内，即所谓的 Alcock 管，通过耻骨联合下方后分为 3 支，即直肠下神经、会阴浅神经和会阴深神经，更多解剖细节详见第 3 章。

三、痉挛性肛门疼痛

Thaysen 在 20 世纪 50 年代提出了痉挛性肛门疼痛的概念，它的特点是突然发生的，短暂（< 30min）的剧烈疼痛，90% 发生于肛门部[8]。在大多数患者中，每年发生不到 5 次。它往往发生在夜间（30%），并且具有自限性，30—60 岁人群中有 8%～18%[9, 10] 的人会出现这种情况。发病率无明显的性别差异[11]。与肛提肌综合征不同，患者在检查时没有症状，且没有特征性的临床表现来支持诊断。

四、慢性特发性肛门疼痛或肛提肌综合征

Smith 使用了肛提肌痉挛综合征来描述相关的会阴疼痛，Todd 将其描述为一种钝性、压力感或异物感的症状[12]。本病坐着会加剧疼痛，可持续数小时至数天。30—60 岁一般人群患病率为 6%～7%，多见于女性[13]。本病与既往的骨盆手术或损伤及心理压力、

焦虑有关。临床体检时肛提肌会有触痛[14]。

五、尾骨痛

Simpson 在 150 多年前就描述了尾骨损伤与尾骨痛的关系。Thiele 用尾骨痛这个词将肛提肌痉挛与肛门疼痛联系在一起[15]。尾骨痛是指严重的直肠、会阴和骶尾部疼痛，主要发生在女性（5 : 1）。诊断的关键是触诊尾骨将会引发疼痛，从而将其与提肌痉挛综合征区分开来。

六、阴部神经痛

典型的阴部神经痛通常发生在从肛门到阴蒂的会阴部。典型的特征是一种烧灼样痛，坐着时更严重，许多患者宁愿选择站着[16]。单侧疼痛的人通常喜欢选择另外一侧臀部坐着。临床检查时，无论直肠检查还是阴道检查沿阴部神经走行按压都可引发疼痛。

七、病因学

重度直肠内脱垂通常与慢性特发性会阴疼痛相关，尤其是当出现排便障碍症状时。Neil 和 Swash[17] 指出慢性直肠疼痛患者有很高的盆底松弛发生率，而内脱垂的真正意义在 20 世纪 90 年代末到 21 世纪初才开始得到重视[18]。慢性肛门直肠痛是以排便功能障碍为表现的进展期后盆腔器官脱垂患者的常见症状，这些患者中，至少约有 50% 的人在某些时候会出现疼痛，这种疼痛很多是由各种治疗脱垂的手术所造成的[19, 20]。

许多阴部神经痛患者都有明确的外伤史。这可能是由以前的手术引起的，包括髋关节手术中与定位有关的神经性麻痹，或经阴道或经闭孔吊带和骶骨阴道固定术。其他原因包括产科创伤和罕见的浸润性原因，包括肿瘤。其他慢性原因包括慢性便秘和排便努挣导致的神经拉伸、久坐和运动（特别是骑自行车）。

八、其他病理学和排除性检查

排除引起疼痛的常见器质性疾病是首要的，包括肛肠疾病，最常见的是肛周感染、脓肿、血栓性痔等。肛管直肠腔内的疾病（如肛管或直肠癌）可以通过内镜检查予以排除，而腔外 / 骶前病变可以通过磁共振成像扫描来鉴别。

九、检查

肛门直肠生理学和超声检查（第 6 章和第 7 章）应该列为常规检查。简单的良性直肠疾病应用超声即可排除。在生理学和超声检查中，如果发现肛门内括约肌增厚且肛门压力高于正常（＞ 5mm），提示很可能是遗传性内括约肌肌病，这是一种罕见疾病，应通过活检予以证实，在电镜下发现包涵体即可确诊。如内括约肌增厚（肛管前部、上部）且压力降低，提示高等级（肛门）直肠内脱垂（直肠肛门肠套叠），引起疼痛的原因还不是非常清楚，可能与肠套叠时穿顶的牵拉，或者内括约肌对反复脱垂和局部缺血的反应有关[14]。也可以测量阴部神经潜伏期，但有许多阴部神经痛患者，这个指标是正常的。

如果怀疑有未知的脱垂存在时，排粪造影（见第 5 章）对于确诊非常有帮助。当有慢性特发性会阴疼痛伴有排便障碍时，75% 患者经直肠造影可证实有脱垂的存在。如果仅表现为慢性特发性会阴疼痛，50% 的病例可以确诊为后盆腔器官脱垂。

应用造影诊断后盆腔器官脱垂，有可能会漏诊。对于临床上高度怀疑而直肠造影又无法确诊的慢性特发性会阴疼痛患者，继续查找有可能会存在的脱垂极其重要。尤其重要的是，在直肠造影中发现是否有肠疝的存在，肠疝会使患者感觉盆腔有压迫感和疼痛，提示可能存在后盆腔器官脱垂和盆底肌无力[21]。如果排粪造影未能发现异常，给予麻醉将会对诊断极其有帮助，患者疼痛缓解和放松情况下，也能够对脱垂确切的分级进行评估。评估脱垂时，我们的经验是首选圆形肛门扩张器（Frankenman

International Ltd，Hong Kong）。笨重的 Eisenhammer 窥器的优点是检查时脱垂可以环形进入直肠镜内，而不会像双叶镜那样被夹住[20]。

十、多学科方法

患有慢性特发性会阴疼痛患者应由结直肠外科医师和慢性疼痛专家评估盆底功能障碍和可能的疼痛综合征。在仓促进行任何手术治疗之前，有必要经过多学科讨论[16]。

对于每一个慢性疼痛患者，都可以制订个体化的治疗方案，包括药物、康复及心理治疗，这种团队合作极其重要。

药物治疗采用了许多用于治疗其他慢性疼痛的方法。应用最多的是三环类抗抑郁药阿米替林及抗癫痫药。另外，加巴喷丁在临床上也极其常见。阿片类药物可能会有效，但有加重便秘的可能。

如果存在阴部神经压迫，注射类固醇或局部麻醉可能会有效，这种治疗需要通过神经刺激器在坐骨棘处定位神经引导操作，同时也可以对其他神经进行阻滞，必要时可以在放射引导下进行。现在，对神经解压的关注越来越多，这治疗通常需要经臀或经会阴途径进行[22]。

有研究证实许多慢性特发性会阴疼痛患者存在后盆腔器官脱垂[14]。这些患者，很多伴有排便困难，但并不是全部。尽管还需要进一步研究，但现有的新证据表明，如果严格选择患者，通过治疗脱垂是有可能使患者疼痛得到缓解的。

十一、结论

会阴疼痛综合征的诊断困难重重，它们是多种功能性疾病相互叠加的体现。器质性疾病在初诊时就应该予以排除。较为特殊的神经卡压综合征，虽然在整个人群中相对数量较小，但是由于其治疗方法特殊，差异很大，所以也应该予以重视。

从历史上看，对慢性特发性会阴痛的治疗，一直存在"孤岛心理"，即具有相似症状和体征的患者接受了完全不同的治疗，这与他们碰巧所就诊的专科有关。在这个新兴领域，团队合作和多学科治疗的介入将会使治疗更加规范，研究充满机会。

参 考 文 献

[1] Ger GC, Wexner SD, Jorge JM et al (1993) Evaluation and treatment of chronic intractable rectal pain – a frustrating endeavour. Dis Colon Rectum 36:139–145

[2] Gunter J (2003) Chronic pelvic pain: an integrated approach to diagnosis and treatment. Obstet Gynecol Surv 58: 615–623

[3] Andromanakas NP, Kouraklis G, Alkiviadis K (2011) Chronic perineal pain: current pathophysiological aspects, diagnostic approaches and treatment. Eur J Gastroenterol Hepatol 23:2–7

[4] Thaysen ThEH (1953) Proctalgia fugax: a little known form of pain in the rectum. Lancet ii:243–246

[5] Theile GH (1963) Coccygodynia: cause and treatment. Dis Colon Rectum 6:422–436

[6] Grant SR, Salvati EP, Rubin RJ (1975) Levator syndrome: an analysis of 316 cases. Dis Colon Rectum 18:161–163

[7] Finamore P, Goldstein H, Whitmore K (2008) Pelvic floor muscle dysfunction: a review. J Pelvic Med Surg 14: 417–422

[8] Thompson WG (1981) Proctalgia fugax. Dig Dis Sci 26:1121–1124

[9] Bharucha AE, Trabuco E (2008) Functional and chronic anorectal and pelvic pain disorders. Gastroenterol Clin North Am 37:685–696

[10] Mazzo L, Formento E, Fronda G (2004) Anorectal and perineal pain: new pathophysiologi cal hypothesis. Tech Coloproctol 8:77–83

[11] Walker E, Katon W, Harrop–Griffiths J et al (1988) Relationship of chronic pelvic pain to psychiatric diagnoses and childhood sex abuse. Am J Psychiatry 145: 75–80

[12] Todd IP (1985) Clinical Evaluation of the Pelvic Floor. In: Henry MM and Swish M (eds), pp 187–188, Butterworth, London

[13] Patel R, Appannagari A, Whang PG (2011) Coccydynia. Curr Rev Musculoskelet Med 1:223–226

[14] Hompes R, Jones OM, Cunningham C, Lindsey I (2011) What causes chronic idiopathic perineal pain? Colorectal Dis 13:1035–1039

[15] Thiele GM (1950) Coccygodynia: the mechanism of its production and its relationship to anorectal disease. Am J Surg 79:110–116

[16] Everaert K, Devulder J, Muynck M et al (2001) The pain cycle: implications for the diagnosis and treatment of pelvic pain syndromes. Int Urogynaecol J Pelvic Floor Dysfunct 12:9–14

[17] Neill ME, Swash M (1982) Chronic Perineal Pain: an unsolved problem. J R Soc Med 75:98–101

[18] Wijffels NA, Collinson R, Cunningham C, Lindsey I (2010) What is the natural history on internal rectal prolapse? Colorectal Disease 12:822–830

[19] Collinson R, Wijffels N, Cunningham C, Lindsey I (2010) Laparoscopic ventral rectopexy for internal rectal prolapse: short term functional results. Colorectal Dis 12:97–104

[20] Hompes R, Lindsey I (2011) Chronic anorectal pain: a pathophysiological approach. In: Lindsey I, Nugent K, Dixon A (eds) Pelvic floor disorders for the colorectal surgeon, 1st edn. Oxford University Press, Oxford, pp 69–74

[21] Jarrett ME, Wijffels NA, Slater A et al (2010) Enterocele is a marker of severe pelvic floor weakness. Colorectal Dis 7:158–162

[22] Robert R, Labat JJ, Bensignor M et al (2005) Decompression and transposition of the pudendal nerve in pudendal neuralgia: a randomized controlled trial and long–term evaluation. Eur Urol 47:403–408

第四篇

保守治疗
Conservative Treatment

第 12 章　生物反馈与盆底疾病
Biofeedback and Pelvic Floor Disorders

Federica Cadeddu　Franco Salis　Giovanni Milito　著

李　环　吴桂珠　译

一、不协调性排便的生物反馈疗法

（一）盆底协同失调

慢性便秘是一个常见的自述性肠胃问题，经过对不同人群的调查发现，有 2%～34% 成年人受其影响[1]。

约一半的便秘患者存在排便障碍，这是一个广义的病理生理现象，指直肠无法排出其内容物，排便障碍通常是一种功能性疾病，与神经精神疾病、直肠感觉减退和肛门失弛缓有关，也可能是由于直肠的排空功能、代谢和解剖学异常引起，患者功能性排便障碍时会出现耻骨直肠肌和肛门括约肌不能舒张和异常收缩[2, 3]。

盆底协同失调导致的功能性排便障碍通常依据症状、病理及影像学结果来诊断，症状包括排便不尽、直肠梗阻、大便干结、直肠或阴道膨出，以及排便次数减少（每周排便次数少于 3 次）。

该疾病的诊断标准为症状出现至少持续 6 个月，且近 3 个月内出现如下 6 个症状中的 2 个或 2 个以上：排便费力、干球粪或硬粪、排便不尽、肛门直肠有梗阻或堵塞感觉、排便需要手法辅助的情形超过 1/4，以及每周排便少于 3 次[4, 5]。

为明确盆底协同失调的诊断，患者还必须进行客观检查，并至少存在以下 3 种异常中的 2 种：直肠排空障碍、盆底肌肉异常收缩或盆底肌肉松弛度低于 20%（图 12-1 和图 12-2）、排便推进力不足[4]。

为进行正确诊断，需要仔细进行会阴检查和直肠指检、结肠通过时间、肛管直肠测压、肛门肌电图（肌电图）排便检查或动态磁共振盆底成像（MRI）。

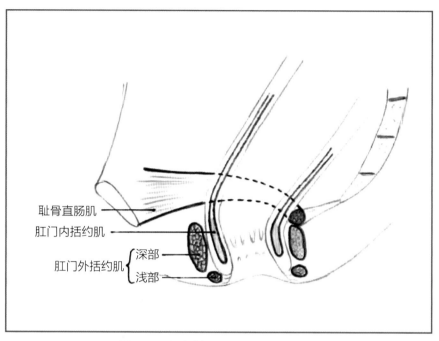

▲ 图 12-1 肛门括约肌和耻骨直肠肌解剖图

红色：耻骨直肠肌；黄色：肛门外括约肌深部；淡黄色：肛门外括约肌；橙色：肛门内括约肌

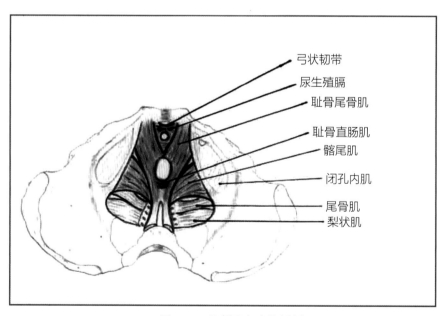

▲ 图 12-2 肛提肌复合体解剖

　　肛管直肠测压可全面评估肛门压力、直肠肛门反射、直肠压力、感觉和顺应性，可以使用几种类型的记录设备，但最常用的是灌注导管和球囊探头。不协调性排便的一个明显特征为排便时肛门压力反常增加[4]（图 12-3 和图 12-4）。肌电图通过肛门内电极或粘贴在肛周皮肤上的电极检测排便时肌电活动增加。

排便造影是一种放射影像检查，可提供有关肛门直肠的形态和功能信息，可以评估骨盆底下降、肛门直肠角、直肠前突和直肠脱垂等参数。排便时，肛门直肠角无法变大，可作为盆底肌肉松弛缺陷的间接证据，而对比剂排出受损也可暗示盆底协同失调[4]。

肌电图通过直肠内电极或粘贴在肛周皮肤上的电极检测排便时肌电活动[6, 7]，生物反馈训练中，肌电图记录的是大量肌肉细胞的平均活动，而不是由单个轴突支配的小群肌肉细胞活动，这种平均肌电活动是用皮肤表面电极或直肠内电极记录的，而不是用针型电极记录的，以这种方式记录的平均肌电值与盆底肌肉收缩的强度成正比（图12-4）。

球囊逼出试验要求患者排出一个充满50ml水的直肠球囊，而有功能性便秘的患者通常不能通过这个测试[7]，一部分患者存在更高的阈值来感知排便冲动[6]，与大便失禁中直肠感觉障碍的相关性形成明显对比，这种感觉障碍的临床意义尚不明确[8]。

功能性便秘的患者往往对药物保守治疗无反应，而通过手术分离耻骨直肠肌（已建议用于治疗功能性便秘）效果差，且有引发大便失禁的风险[1, 3]。肉毒素注射治疗可能会暂时改善症状，但它仍是一种处于研究中的治疗方法。因此，盆底协同失调的功能

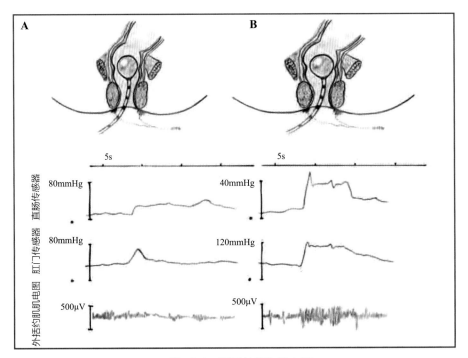

▲ 图 12-3 测压结果和肌电图
A. 正常人排便时肛门测压结果和肌电图；B. 盆底协同失调患者排便时肛门测压结果和肌电图

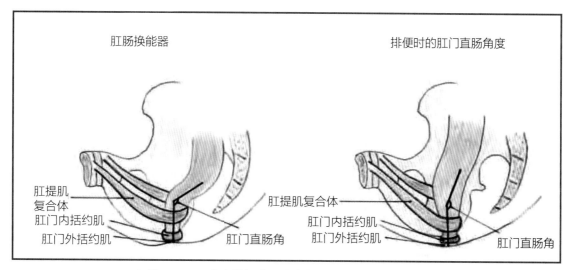

肛肠换能器　　　　　　　　　　　　　排便时的肛门直肠角度

肛提肌
复合体
肛门内括约肌
肛门外括约肌　　　　　　　　　肛门直肠角

肛提肌复合体
肛门内括约肌
肛门外括约肌　　　　　　　　　　　肛门直肠角

▲ 图 12-4　无盆底排便障碍的休息时和紧张时的肛管直肠角

性排便障碍治疗金标准为保守治疗，是通过高纤维饮食、体育锻炼和生物反馈训练实现的[2]。

（二）用于盆底协同失调的生物反馈技术

生物反馈是一种调理治疗，将有关生理活动（肌肉收缩和放松）的信息转化为简单的视觉或听觉信号，使患者学会控制和纠正紊乱的功能，当已知特定的病理生理机制时，生物反馈是有效的，对意识水平上未发觉的信息，也可以通过生物反馈的学习对反应进行自我控制[6]。用于功能性排便障碍患者的生物反馈训练涉及在肛管内使用压力测量（测压法）或平均肌电活动，以教会患者在排便困难时，如何放松盆底肌肉为目的。

目前已经研究了多种生物反馈技术（肛门内和肛周肌电图监测、肛门测压生物反馈、直肠内球囊排出生物反馈、超声生物反馈），但每种治疗的成功率不一，百分比为 30%～90%[9-11]。

尽管对生物反馈的方法和所需的治疗次数存在争议，但使用这种普遍安全的技术作为盆底协同失调的初始治疗应该是合理的。

不同盆底中心的生物反馈训练方案各不相同[6, 7]，行为疗法的主要目的是在进行治疗之前首先跟患者解释肛门直肠功能障碍的发病原因并与患者讨论其相关性[3, 7]，针对盆底疾病的生物反馈治疗旨在指导患者放松其盆底肌肉，同时让患者施加向下的腹腔内压力以产生推进力（Valsalva 动作），向患者展示可显示其肛门功能的肛门测压或肌电图记录，并通过反复试验教他们在盆底紧张期间放松盆底和肛门肌肉[6-8]。这个过程首先通过对盆底肌肉收缩的视觉反馈，并伴随治疗师的不断鼓励来实现这一目标，当患者在学会放松盆底肌肉时，视觉和听觉信号的帮助会逐渐消失[6]。另一个再训练方法是通过连接到导管上的充气气球模拟排便，当患者专注于诱发的排便感觉并试图促进其通过时，将其从直肠中缓慢抽出[3, 7]，下一阶段的训练中，在没有治疗师协助的情况下，要求患者自主通过向下推气球时排便。一些中心还增加了球囊感觉训练，以降低排便冲动感觉阈值[12]。训练课程的数量没有标准化，但是通常提供 4～6 节课。每个训练课程持续 30～60min。

治疗课程对治疗师专业要求很高，训练有素且积极性高的治疗师至关重要，目前还没有关于治疗师进行生物反馈疗法资质所需的必要训练的研究，特别是仍不清楚合适的治疗师应该是医师、心理学家还是护士，各盆底中心的经验各不相同，但行为治疗所提供的低成本可能会影响未来患者对治疗方式的选择。

（三）生物反馈用于盆底协同失调的研究：文献结果

目前尚缺乏系统的比较不同生物反馈方案的对照研究，在文献中，有一些非对照的临床试验显示症状改善率为 44%～100%，即变化很大。另外，有随机试验证实，生物反馈比标准疗法和泻药更加有效。

Chiarioni 等[13] 随机将 109 名盆底协同失调的患者接受肌电生物反馈训练或聚乙二醇（对照组）治疗，并在 6 个月和 12 个月时评估治疗结果，结果生物反馈训练患者比对照组更满意（80% vs. 22%，$P < 0.001$），并且报道了肠梗阻或不完全排便、紧张、腹痛以及使用灌肠剂和栓剂都有较大减少，两组的排便频率均增加。

Rao 等[14] 在 77 名患者中将肛门压力生物反馈与假生物反馈和标准护理这两种对照条件进行了比较，标准护理对象接受了饮食和生活方式建议，使用通便剂和定期的排便。在 3 个月的随访中，与假生物反馈对照组相比，生物反馈组报道的自发排便功能明显改善，满意度更高。

Heymen 等[15] 将肌电生物反馈与两种对照条件进行了比较：尝试在排便前 1h，使用地西泮 5mg（一种骨骼肌松弛药）或安慰剂。在随机分组之前，所有 117 名患者均得到了 4 周强化的标准护理，包括饮食、生活方式、粪便软化剂和在 4 周的磨合期定期的排便，并且在磨合期结束时，症状完全消除的患者（$N=18$，15%）被剔除，研究中，随机将 84 名患者进行分组，在随访的 3 个月中，经生物反馈治疗的患者报告的自主排便次数明显高于安慰剂组（*P*=0.005），在意向治疗分析中，生物反馈组有 70% 的患者症状充分缓解，而地西泮组为 23%（*P* < 0.001），安慰剂组为 38%（*P*=0.017）。

尽管近年来进行了更多的对照研究令人鼓舞，但这些试验在纳入标准、治疗方案和治疗终点方面依然存在差异。

生物反馈疗法的作用机制还不太明确，尽管结肠和肛门直肠功能的各种参数均显示出改善，并且有一项研究表明远端结肠血流有所改善[16]，但确切的改变尚不清楚，最近使用双向皮层诱发电位和经颅磁刺激的研究表明，盆底排便障碍的患者存在明显的双向脑 – 肠功能障碍[16]，肠功能的改善与脑 – 肠功能障碍的改善是否相关尚待探讨。

最后，关于技术的选择，最近的荟萃分析显示，在开放性标记研究中，压力生物反馈的平均成功率略高于肌电生物反馈的平均成功率（78% vs. 70%）[17]，但肛门和肛周肌电图记录之间没有发现差异，此外，增加球囊反馈并未影响治疗效果[17]。然而，即使在缺乏科学证据的情况下，近 10 年来的大多数研究还是选择了肌电生物反馈，而不是压力反馈[17]。故目前的状况是：没有标准化的治疗方案，研究中心仅根据研究人员的经验，使用实验室肌电反馈训练、家庭肌电反馈训练和气球反馈的不同组合。

二、大便失禁的生物反馈疗法

（一）大便失禁

大便失禁（FI）是一个令人沮丧和尴尬的问题，65 岁的美国人口中，约有 2.2% 的人群面临这一问题，大便失禁的病因是多方面的，可能是由于多种因素引起，包括神经性、创伤性、先天性和产科创伤，以及因外伤性的瘘管手术、痔疮切除术和外侧内括约肌切开术等引起的医源性损伤[18]。大便失禁症状的范围从轻到重，这种疾病的检查和治疗方法也各不相同，患者可能抱怨从大便失禁到胃肠胀气，或者液态或固体便失禁，在某些患者中，担心这类意外事故可能会对他们的日常生活产生不利影响，并由于恐惧和尴尬而限制了他们进行社交的能力。目前已经创建并验证了多个评分系统，以帮助患者及其医疗从业人员量化症状的严重程度，以及大便失禁对他们日常生活的影响。这些分数用于医师制定治疗策略，研究人员研究大便失禁治疗的效果[18]。

尽管治疗师常常认为它很简单，但实际上大便失禁的发病机制极为复杂，括约肌复合体要求要有区分固体、液体和气体的能力，在控制其他成分的同时，允许其中一个通过[19]。治疗大便失禁需要了解复杂的盆底肌肉、神经支配和功能。从解剖上看，内括约肌、外括约肌及耻骨直肠肌构成括约肌复合体，肛门内括约肌（IAS）是圆形、平滑的，是直肠中非自主肌肉的延续，构成了肛门的静息张力，直肠抑制性反射使直肠内括约肌松弛，为肛管排便做好准备[18,19]；肛门外括约肌（EAS）负责排便的自主控制，通过肛门测压法可测试挤压压力；耻骨直肠是一种U形的肌肉，在排便过程中，可控制增加肛直角角度。括约肌复合体神经包含副交感神经和交感神经，阴部神经支配耻骨直肠和肛门外括约肌，当出现神经源性大便失禁时，可检出该神经运动的潜伏期延长[19]，由于大便失禁的尴尬性质，症状通常被患者隐藏，因此未得到充分报道和治疗。一旦出现这些症状，应要求患者详细描述大便失禁的情况，描述是否只有气体或液体大便等部分失禁，以及偶尔或完全不自主的固体大便，以评估严重程度；发生污垢或渗漏时，是否需使用防护垫内裤，以全面评估排便习惯；应仔细记录肛肠手术、结直肠疾病、肛交、产科创伤、直肠脱垂和神经系统疾病的病史。

还应获得患者排便频率、大便性状或失禁发作频率的详细信息，以评估大便失禁症状的严重程度，也可通过几个评分指标来量化症状，包括大便失禁严重程度评分（FISI），或者Cleveland临床大便失禁评分；排气、排液和排固体粪便及生活质量的影响，来评估大便失禁的严重程度；专门针对大便失禁对生活质量影响的其他评分系统，如由美国结肠直肠外科学会发表的大便失禁生活质量问卷（FIQL）。临床医师可以使用这些工具来评估症状的严重程度，从而推荐一种评估和治疗的方法[19]。

诊断测试[20]的第一步是确定大便失禁是否继发于腹泻，如果继发于腹泻，可进行内镜下黏膜评估、粪便测试和呼吸测试，肛门直肠测压可量化肛门内括约肌和肛门外括约肌功能、直肠感觉、直肠肛管反射和直肠顺应性，肛门内窥镜检查可评估肛门外括约肌和肛门内括约肌的厚度和结构完整性，并可检测瘢痕、肌肉组织丢失和其他局部病理，该仪器通过使用7～12MHz的旋转传感器，焦距为1～4cm来完成的。最近，使用三维超声成像可更好地描绘肛门括约肌和耻骨直肠肌及其周围结构。直肠球囊扩张与增加空气的体积，可以用于评估感觉反应和顺应性，大便失禁患者可能表现为直肠低敏感或高敏感。磁共振成像提供了优越的成像与更好的肛门外括约肌空间分辨率，使用快速成像序列进行动态盆腔磁共振成像或磁共振成像阴道、膀胱及排粪造影，包括直肠超声凝胶填充和患者躺在磁体内进行排空，均可提供更好的盆腔解剖轮廓。使用内肛门线圈显著提高分辨率，并更精确地定义括约肌。然而，与其他技术的比较研究，成本和临床效用尚未评估。肛门括约肌肌电图可识别括约肌损伤及去神经再支配电位，提示神经病变。最后，通过磁刺激和记录运动诱发电位，可评估控制肛肠功能的整个椎管 – 肛管直肠通路的完整性[19, 20]。

（二）生物反馈技术用于大便失禁

30 年前，Engel 及其同事提出大便失禁生物反馈治疗[21]，即患者通过增强括约肌的力量（运动技能训练），或通过增强直肠微弱扩张感知能力（辨别训练），使患者在直肠充盈过程中，自觉收缩肛门外括约肌，或者通过结合前两种机制（括约肌收缩与直肠感觉的协同训练），以减轻大便失禁症状，据报道，该方法无不良反应，患者治疗接受度较高。进一步的试验表明，通过采用压力测量方法的训练（测压法）或电活动（肌电）训练，可以达到治疗目的[22]。

1. 测压生物反馈

生物反馈训练旨在增加肛门外括约肌的强度，通常通过记录肛管压力，加上与压力本身成比例的视觉 / 听觉信号进行测试，通过球囊探头或灌注导管记录肛门压力[23]，在测压记录过程中，为了达到目的，会给予患者视觉反馈和口头指导，要求患者挤压以防止排便，可能还会教导患者，如何抑制腹部肌肉收缩等错误反应，当直肠球囊膨胀或无直肠膨胀[24] 时，可要求患者挤压。一些作者认为，改善挤压持续时间比最大化限度地提高肛门力量更重要，因此，作为生物反馈方案的一部分，可指导患者追求这个治疗目标[24]。

2. 肌电生物反馈

肌电生物反馈是向患者显示肛管周围横纹肌整体（平均）肌电活动记录，在肌电图训练中，要求患者在不发生直肠扩张的情况下进行提拉和放松，如反复收缩盆底肌肉（凯格尔练习）的家庭练习，以进一步加强盆底肌。盆底肌电记录的方法还有将带表面电极的探头放在肛门中检测，这非常容易使用，不需要准备[25]。

3. 感觉辨别训练

目的是提高患者对直肠扩张的感知和反应能力[26]，方法是将带有导管的气球插入直肠后，对直肠内气球进行不同气量的充气，然后要求患者在感觉到腹胀时发出信号，或者出现腹胀时收缩盆底肌肉。为了达到这些目的，首先给予大量的空气，使患者很容易感觉到的膨胀，然后逐渐减少膨胀的体积，直到患者不易感觉到它们，继反复给予轻微高于或低于患者感觉阈值的扩张，再加上研究者对检测准确度的反馈，使患者能够识别更弱强度的扩张[23]。这种类型的感觉训练通常与括约肌力量训练相结合，要求患者总是收缩（尽可能强烈）以应对直肠膨胀，并提供收缩的强度和检测的准确性的反馈[23]。有证据表明，有效的生物反馈程序，对感觉辨别训练（旨在降低直肠扩张感觉的阈值）[21]非常重要。笔者最近评估了 24 例患有严重的大便失禁[27]患者，通过指导他们直肠膨胀时挤压反应，在生物反馈训练 3 个月后再次对患者进行评估，并将其分为有反应者（大便失禁次数减少 75% 以上）和无反应者，比较两组患者资料发现，有反应者训练后感觉阈值明显低于无反应者，但两组间的挤压压力无显著性差异。以此得到结论为：通过测量生物反馈训练前的感觉阈值，可以很好地预测患者的反应，但事实上，更严重的感觉障碍患者，对生物反馈训练反应较差[27]，因此生物反馈训练前的括约肌强度和大便失禁的严重程度，依然不能作为结果的预测指标。

（三）生物反馈与大便失禁：文献结果

目前关于利用生物反馈治疗大便失禁的研究，大多是通过测压方法进行的。然而，还没有关于利用压力与肌电反馈治疗有明显优势的报道[28]。

回顾所有文献报道的研究，不管哪种病因所导致的大便失禁，经过生物反馈训练，约有 2/3 的患者大便失禁[29]发作降低 75% 以上，而临床上，以 50% 改善为完全控制。但仍存在的问题是：①目前尚没有采用统一标准界定改善或评估结果；②纳入标准不同；③治疗方案多样；④目前发表的前瞻性、随机化、平行对照研究很少，不足以对生物反馈训练的整体效果得出结论。此外，最近的随机研究也没有证实先前开放研究的积极结果。

在第一项随机对照研究中，Whitehead 等比较了生物反馈联合行为管理与单独行为管理这两种方法在治疗脑脊髓型脑脊膜膨出所致大便失禁患儿的效果[30]，两组都表现出显著的改善，表明生物反馈和行为管理对大多数脊髓脊膜膨出儿童具有相同的效果；在第二项对照研究中，van der Plas 及其同事[31]研究了 71 例无便秘的大便失禁儿童，并将他们随机分配到标准护理和泻药组或标准护理和泻药联合生物反馈组，在 12～18 个月的随访中，两组中约 50% 的儿童症状有明显改善，生物反馈组效果较好，但无统计学差异。另在一项针对成人大便失禁患者的生物反馈随机研究中，Miner 等[32]将 25 例患者随机分配到 3 个疗程中，实验组是在没有增加括约肌强度生物反馈的情况下进行感觉辨别训练，或者不对其检测收缩强度的准确性进行生物反馈的等效扩张训练，其感觉训练组的大便失禁发生率较对照组明显下降，但各组间差异无统计学意义（可能是因为样本量小），对照组的患者接受感觉训练，并显示出自主控制的改善。此后，所有患者再次随机进行无生物反馈的括约肌强化练习或有反馈的对直肠膨胀有反应的挤压练习。提示患者控便能力有了进一步的改善，但两组间无显著差异，说明可能感觉训练对于大便失禁的治疗很重要。最近，St Mark 研究小组报道了一项大型的、随机的、对照的研究，对 171 例患有大便失禁[33] 的成年人进行了研究，将患者随机分为 4 组：①规范护理并给予指导；②标准护理和建议，加上口头和数据检测所指导的肛门括约肌练习；③第二组方案加上在诊所进行生物反馈治疗；④第三组加上家庭生物反馈装置。在 1 年的随访中，所有组中约有一半的患者报告症状有所改善。有趣的是，在所有治疗组中，生活质量、肠道症状和肛门括约肌压力测量，改善百分比相似。意向治疗分析认为，生物反馈疗法的效果并不比标准的护理效果更好。

此外，另一个前瞻性、随机、对照研究比较盆底锻炼加上肛门练习指导，通过数字测试与测压法或肛门超声引导生物反馈，测试 120 例大便失禁成年人，结果显示通过凯格尔运动行为治疗后，约 70% 的患者在短期内获得了明显的临床改善，但生活质量和肛门压力测量无任何额外的改善[34]，同一组随后报道，在长期随访中，这种临床改善基本保持不变。有趣的是，即使失禁评分恶化的患者，生活质量和失禁程度的主观感知也有所改善，因此，干预本身似乎可以改善大便失禁患者的主观症状感知。

三、肛门直肠疼痛

两种功能性肛肠疼痛在症状持续时间、频率和强度上可能相同但表现不同。肛提肌综合征通常表现为直肠上部隐隐地或不明显地压迫感或疼痛感，罗马 Ⅱ 诊断标准确定为在过去 12 个月中，有 12 周以上疼痛经历，并且时间至少为 20min 为肛提肌综合征[26]。据报道，一般人群中有 6.6% 被肛肠疼痛影响[35]，女性比男性更常见，年龄在 30—60 岁的人群最常见。而直肠痛表现为突然的、严重的肛门疼痛或低位直肠疼痛，持续数秒至数分钟，这种疼痛常常强烈到足以扰乱正常的生活[36]，但每年发生的次数很少超过 5 次。直肠痛的人口患病率估计在 8%～14%[35]，但由于发作时间短暂且不频繁，很少有患者寻求治疗。

（一）生物反馈技术用于肛门直肠痛

生物反馈治疗肛肠疼痛的 3 个前瞻性研究都使用了来自肛门外括约肌的压力反馈。

无论用于治疗肛肠疾病的具体生物反馈方案是什么，临床生物反馈训练几乎均可以作为其他潜在治疗的补充治疗方法，通常这些潜在治疗方法包括安慰和教育患者，做规定的盆底家庭练习，练习球囊排便，服用泻药、灌肠剂，补充膳食纤维，或者使用肌电生物反馈家庭训练的设备。

已发表的研究中，用于治疗功能性肛肠疾病患者的生物反馈次数的数量差异很大，为 1～12 次。许多研究报道了很高的成功率，每个患者只需要 3～4 次。

（二）生物反馈与肛肠疼痛：文献结果

文献中发现了 3 个非随机的生物反馈治疗功能性肛肠疼痛的临床试验。

文献中只有一项研究，是以一种可控的方式检查生物反馈治疗，在该研究中，Ger 及其同事（2002）[37] 向无器官病变且保守治疗失败的成人肛门直肠痛患者提供了 3 种不同的治疗方法，即生物反馈（14 例）、电刺激（29 例）和类固醇尾管阻滞（11 例）。在治疗结束后 2～36 个月随访中，43% 的生物反馈患者、38% 的电刺激患者、18% 的类固醇阻断治疗患者报告疼痛成功缓解。这些结果在各组之间无统计学差异，但该研究除了缺乏分组的随机性和参与者随访时间点的广泛可变性外，由于许多参与者在不同的顺序中接受了一种以上的试验治疗，因此，本研究得出的结论可靠性非常有限。

一些未作对照的研究表明，生物反馈可以成功用于治疗肛门直肠疼痛。Grimaud 及其同事（1991）[38] 用压力生物反馈治疗了 12 例功能性肛门直肠疼痛患者，以加强机体对肛门外括约肌的控制，报道显示所有患者都得到了改善，平均需要 8 个疗程才能达到效果，12 例患者中有 11 例患者接受超过 16 个月的随访，显示随时间推移，改善一直持续。

Heah 等（1997）用球囊压力生物反馈治疗了 16 例患者[39]，治疗后患者的疼痛评分明显低于对照组，在本报道中没有说明成功率。然而，值得注意的是，16 例患者中只有 2 例在治疗后停止使用止痛药。

参 考 文 献

[1] Lembo A, Camilleri M (2003) Chronic constipation. N Engl J Med 349:1360–1368

[2] Pescatori M, Milito G, Fiorino M, Cadeddu F (2009) Complications and reinterventions after surgery for obstructed defecation. Int J Colorectal Dis 24:951–959

[3] Chiarioni G, Salandini L, Whitehead WE (2005) Biofeedback benefits only patients with outlet dysfunction, not patients with isolated slow transit constipation. Gastroenterology 129:86–97

[4] Bharucha AE, Wald A, Enck P, Rao S (2006) Functional anorectal disorders. Gastroenterology 130:1510–1518

[5] Longstreth GF, Thompson WG, Chey WD et al (2006) Functional bowel disorders. Gastroenterology 130: 1480–1491

[6] Scarlett YV (2005) Anorectal manometry and biofeedback. In: Drossman DA, Shaheen NJ, Grimm IS (eds) Handbook of gastroenterologic procedures. Lippincott Williams & Wilkins, Philadelphia, pp 341–348

[7] Bassotti G, Chistolini F, Sietchiping–Nzepa F (2004) Biofeedback for pelvic floor dysfunction in constipation. BMJ 328:393–396

[8] Chiarioni G, Bassotti G, Stanganini S et al (2002) Sensory retraining is key to biofeedback therapy for formed stool fecal incontinence. Am J Gastroenterol 97:109–117

[9] Fleshman JW, Dreznik Z, Meyer K et al (1992) Outpatient protocol for biofeedback therapy of pelvic floor outlet obstruction. Dis Colon Rectum 35:1–7

[10] Palsson OS, Heymen S, Whitehead WE (2004) Biofeedback treatment for functional anorectal disorders: a comprehensive efficacy review. Appl Psychophysiol Biofeedback 29:153–174

[11] Lau CW, Heymen S, Alabaz O et al (2004) Prognostic significance of rectocele, intussusception, and abnormal perineal descent in biofeedback treatment for constipated patients with paradoxical puborectalis contraction. Dis Colon Rectum 43:478–482

[12] Rao SS, Welcher KD, Pelsang RE (1997) Effects of biofeedback therapy on anorectal function in obstructive defecation. Dig Dis Sci 42:2197–2205

[13] Chiarioni G, Whitehead WE, Pezza V et al (2006) Biofeedback is superior to laxatives for normal transit constipation due to pelvic floor dyssynergia. Gastroenterology 130:657–664

[14] Rao SS, Kinkade KJ, Schulze KS et al (2005) Biofeedback therapy (bt) for dyssynergic constipation – randomized controlled trial. Gastroenterology 128 Suppl 2:A269

[15] Heymen S, Scarlett Y, Jones K et al (2005) Randomized controlled trial shows biofeedback to be superior to alternative treatments for patients with pelvic floor dyssynergia–type constipation. Gastroenterology 128 Suppl 2:A266

[16] Emmanuel AV, Kamm MA (2001) Response to a behavioural treatment, biofeedback, in constipated patients is associated with improved gut transit and autonomic innervation. Gut 49:214–219

[17] Heymen S, Jones KR, Scarlett Y, Whitehead WE (2003) Biofeedback treatment of constipation: a critical review. Dis Colon Rectum 46:1208–1217

[18] Bharucha AE (2003) Fecal incontinence. Gastroenterology 124:1672–1685

[19] Rudolph W, Galandiuk S (2002) A practical guide to the diagnosis and management of fecal incontinence. Mayo Clin Proc 77:271–275

[20] Diamant NE, Kamm MA, Wald A, Whitehead WE (1999) AGA technical review on anorectal testing technique. Gastroenterology 116:735–760

[21] Engel BT, Nikoomanesh P, Schuster MM (1974) Operant conditioning of rectosphincteric responses in the treatment of fecal incontinence. N Engl J Med 290:646–649

[22] Bassotti G, Whitehead WE (1994) Biofeedback as a treatment approach to gastrointestinal tract disorders. Am J Gastroenterol 89:158–164

[23] Whitehead WE, Heymen S, Schuster MM (2002) Motility as a therapeutic modality: bio–feedback treatment of gastrointestinal disorders. In Schuster MM, Crowell MD, Koch KL (eds) Schuster atlas of gastrointestinal motility, 2nd edn. BC Decker, Hamilton, pp 381–397

[24] Patankar SK, Ferrara A, Larach SW et al (1997) Electromyographic assessment of bio–feedback training for fecal incontinence and chronic constipation. Dis Colon Rectum 40:907–911

[25] Eisman E, Tries J (1993) A new probe for measuring electromyographic activity from multiple sites in the anal canal. Dis Colon Rectum 36:946–952

[26] Whitehead WE, Wald A, Diamant NE (2000) Functional disorders of the anus and rectum. In Drossman DA, Corazziari E, Talley NJ, Thompson WG, Whitehead WE (eds) Rome II. The functional gastrointestinal disorders, 2nd edn. Degnon Associates, McLean, VA, pp 483–532

[27] Chiarioni G, Scattolini C, Bonfante F, Vantini I (1993) Liquid stool incontinence with severe urgency: anorectal function and effective bio–feedback therapy. Gut 34:1576–1580

[28] Heymen S, Jones KR, Ringel Y et al (2001) Biofeedback treatment of fecal incontinence: a critical review. Dis Colon Rectum 44:728–736

[29] Enck P (1993) Biofeedback training in disordered defecation: a critical review. Dig Dis Sci 38:1953–1960

[30] Whitehead WE, Parker L, Bosmajian L et al (1986) Treatment of fecal incontinence in children with spina

bifida: comparison of bio–feedback and behavioral modification. Arch Phys Med Rehabil 67:218–224

[31] van der Plas RN, Benninga MA, Redekop WK et al (1996) Randomised trial of bio–feedback training for encopresis. Arch Dis Child 75:367–374

[32] Miner PB, Donnelly TC, Read NW (1990) Investigation of mode of action of bio–feedback in treatment of fecal incontinence. Dig Dis Sci 35:1291–1298

[33] Norton C, Chelvanayagam S, Wilson–Barnett J et al (2003)Randomized controlled trial of biofeedback for fecal incontinence. Gastroenterology 125:1320–1329

[34] Solomon MJ, Pager CK, Rex J, Roberts RA, Manning J (2003) Randomized, controlled trial of bio–feedback with anal manometry, transanal ultrasound, or pelvic floor retraining with digital guidance alone in the treatment of mild to moderate fecal incontinence. Dis Colon Rectum 46:703–710

[35] Drossman DA, Andruzzi E, Temple RD et al (1993) U.S. householder survey of functional gastrointestinal disorders. Prevalence, sociodemography, and health impact. Dig Dis Sci 38:1569–1580

[36] Thompson WG, Heaton KW (1980) Proctalgia fugax. J R Coll Physicians Lond 14:247–248

[37] Ger GC, Wexner S, Jorge JM et al (1993) Evaluation and treatment of chronic intractable rectal pain—A frustrating endeavor. Dis Colon Rectum 36:139–145

[38] Grimaud JC, Bouvier M, Naudy B et al (1991) Manometric and radiologic investigations and biofeedback treatment of chronic idiopathic anal pain. Dis Colon Rectum 34:690–695

[39] Heah SM, Ho YH, Tan M, Leong AF (1997) Biofeedback is effective treatment for levator ani syndrome. Dis Colon Rectum 40:187–189

第 13 章　生物反馈训练与盆底功能锻炼

Biofeedback Training and Physiokinetic Therapy

Filippo Pucciani　**著**

陈义松　吴桂珠　孙秀丽　**译**

一、概述

盆底疾病包括结构性和功能性，两者都会影响排便功能，临床上可能出现大便失禁和（或）排便梗阻的症状与相关体征。纤维补充药、泻药、定时如厕训练和行为治疗对之可能有用，但如果症状持续存在，那么康复治疗可作为一线治疗[1]。遗憾的是，排便功能异常的康复治疗存在一些缺陷，如生物反馈和盆底功能锻炼的作用混淆不清、各个单中心所采用的康复模式所包含的方法多种多样（包括设备和训练计划）、疗效的评估也差异较大、长期随访的专业文献报道比较少、治疗方式的选择尚未统一等。此外，康复治疗需要一名训练有素的治疗师，且治疗对治疗师和患者而言是耗费时间的，因此患者必须有很强的积极性。另外，康复治疗没有不良反应。即使失败了，也不会对患者的病情造成不良影响，并且治疗的结果不会影响后续的治疗决策，包括手术治疗[2,3]。

为了更好地讨论这一主题，本章节将主要排便功能障碍分为排便梗阻和大便失禁两大类。

二、排便梗阻的康复治疗

排便梗阻通常定义为无法排空直肠内容物，并伴随排便困难的症状，且在排便过程中有肛门堵塞的主观感受[4]。出口堵塞的症状和体征因人而异，并无特定的肛肠方面的原因，这意味着患者是一个多元化的群体。功能异常性疾病（如盆底肌协调障碍），器质性疾病（如直肠脱垂、直肠肠套叠和会阴下降），是粪便排空动力学改变的主要原因。许多患者还有直肠感觉的紊乱。在药物治疗失败后，排便梗阻的治疗通常倾向于康复治疗，但是进行康复治疗的关键是康复技术和模式的选择。当前各种各样的康复技术的应用并无国际共识，并且主要问题就是与标准和指南的缺失相关。在肛肠测压指导下完成的多模型康复模式可能是一种选择[4]。当测压报告提示单一控便机制受到损害时，4种康复技术（生物反馈、盆底锻炼、容量恢复、肛门电刺激）便可采用。通过这种方式，康复疗程就可根据个别患者的病理生理来个体化制订。多模式康复的操作流程如图 13–1 所示。

应根据特定的检测指标选择康复治疗技术，这些技术包括：①容量恢复；②必要

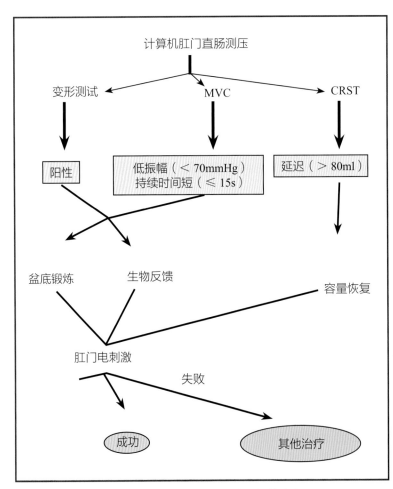

▲ 图 13–1　多模式康复治疗的操作流程
CRST. 有意识的直肠敏感性阈值；MVC. 最大自主收缩[4]

时肛门电刺激；③盆底锻炼；④生物反馈。各种技术之间也是彼此关联、相互影响的。

（一）容量恢复

容量恢复（感知再训练）适用于直肠感觉紊乱和（或）直肠顺应性下降的患者。治疗目的在于增强患者对粪便和胃肠气体引起直肠扩张（"直肠感觉"）的感知和增加直肠壁的弹性。容量恢复包括每日 2 次使用温水灌肠。患者每次温水灌肠 1min。如果患者的静息感知阈值较高，那么灌肠的初始容量应等于最大耐受容量。在接下来的几天，灌肠容量（20ml）逐渐减少，直到患者恢复正常直肠感觉。

（二）肛门电刺激

肛门电刺激的目的是通过直接刺激或通过周围神经间接刺激肌肉收缩，但对肛门括约肌压力无明显作用。目前还不清楚电刺激是怎样作用于肛门功能的，但它的主要作用可能是改善肛门和会阴的感知[5]。因此，肛门电刺激仅用于需要改善肛门和（或）会阴平面感知的排便梗阻的患者，如合并会阴下降综合征和盆腔器官脱垂的患者。康复治疗由患者每日在家完成，为期 3 个月。标准脉冲序列是设备在 5～6s 工作期间和 10～12s 休息期间之间传递的一个方形交流电波（宽度以 ms 为单位，频率以 Hz 为单位）。

（三）盆底功能锻炼

这是一种选择性的肌肉训练，针对肛提肌改善其肌肉性能、延展性和弹性。它主要用于盆底肌协调障碍，因为这是一种治疗不协调盆底肌的特殊的肌肉再训练[6]。根据现有的治疗计划指南，盆底功能锻炼遵循一套标准训练，可在门诊进行，每周 2 次，每一疗程共 10 次[6]。简而言之，它通过一系列步骤（包括骨盆的前倾和后倾运动、耻骨直肠肌拉伸反射）将患者从初级阶段，如放松呼吸和肉体意识，带入到高级阶段，包括腹腔骨盆协同作用和肛门收缩训练（如弯腰、咳嗽、仰卧、直立和坐姿下的 Valsalva 动作）。

（四）生物反馈

生物反馈治疗是一种操作性的条件反射[7]，生物反馈治疗由强化的盆底功能锻炼和视觉 / 语言的反馈训练组成[8]。它使患者不断地主动试错学习，并且会收到预期中的反馈（以信号模式）。在他们开始训练时，会收到指示教他们如何收缩和放松肛门外括约肌和耻骨直肠肌，怎样利用改进后的 Kegel 运动以提高肌肉力量。训练课程数量为每位患者专门定制，课程可用便携式设备在家完成，每日 2 次，每次 20min。全部课程持续1 个月[6]。

多模式康复治疗可用于造成排便梗阻的功能性和器质性肛肠疾病。

康复治疗结果如图 13-2 所示。出口梗阻型便秘（obstructed defecation syndrome，ODS）在康复治疗后的总体评分显著提高（$P < 0.001$），而且数据来自于不同疾病的分析。盆底肌协调障碍、直肠膨出、直肠肠套叠康复治疗后 ODS 评分都有明显提高（$P < 0.038$），但盆底肌协调障碍比直肠肠套叠的治疗效果更好。有些患者（20.5%）可能症状消失，这意味着其他患者在康复治疗后部分排便梗阻的症状或体征可能持续存在。只有 12.8% 的患者治疗疗效较差，需后续药物治疗，包括泻药和（或）灌肠剂，在这些病例中可能有多种结构性损伤导致排便梗阻。然而，即使难以把康复治疗有效的患者和需要手术的患者区分开来，患者的常规治疗也是从康复治疗开始的[9]，如果康复治疗无效，再考虑手术[10]。可明确被康复治疗改善的肛肠功能是排便时的肛门放松、最大自主收缩持续时间和肛门感觉[1, 4]。目前并无共识关于何种因素可能预测或影响康复治疗的效果。在最近的一项研究中，用力和腹压增加分别代表着好的预后[11]。然而，

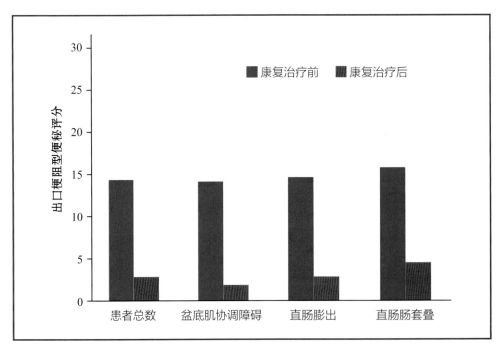

▲ 图 13-2 出口梗阻型便秘康复治疗前和康复治疗后评分[4]

明显的解剖性损伤、严重的精神病或神经病、患者低服从性、患者和理疗师关系不良都可能对康复治疗的顺利进行造成巨大影响[12]。

三、大便失禁的康复治疗

大便失禁的定义是失去对大便和（或）胃肠气体的自主控制的能力[13]。一般来说，大便失禁的病理生理是多因素的，这一基础理论会影响到任何可能的治疗模式的选择。因为多种病因混杂，每位患者都有其独特的致病因素，如 48% 的肛门括约肌损伤的患者可能合并直肠感知受损[14]。因此，每位患者都需要根据其独特病因来制订治疗方案。当我们为大便失禁的患者制订诊疗计划时，必须考虑到这一前提条件，因此康复治疗应该遵循这一准则，即不同患者应采用不同的训练计划，特定的康复技术仅用于有相关诊断报告支持的情况。

大便失禁需根据经肛门超声的诊断报告行专业治疗。治疗流程建议，仅当失禁患者肛门括约肌解剖正常或检测到有孤立的括约肌损伤 < 120° 时，才使用康复治疗[14, 15]。对于许多单纯饮食建议和（或）大便稠度调节无效的大便失禁患者来说，生物反馈和运动可作为一线治疗[16]。目前关于如何使用各种治疗大便失禁的康复技术并无国际统一标准，而主要问题就是在于公认的标准和指南的缺失。因此，很难去提出单一的康复治疗模型，因为它通常是片面和不完整的。可用于治疗大便失禁的康复技术包括生物反馈、盆底功能锻炼、容量恢复（感知再训练）和肛门电刺激。每种技术的原理与前述的一致（见"排便梗阻的生物治疗"）。生物反馈是采用的主要技术，它的治疗效果优于盆底功能锻炼[17]，但当生物反馈结合电刺激时，效果比单独使用生物反馈效果更好[18]。这两种现象在一定程度上支持了一种假说，即不同康复技术作用靶点不同，因此，很显然仅在某些情况下才会选择性地接连使用不同技术，或者多种技术联合使用。所以，在肛肠测压数据指导下应用多模式康复治疗，可能是一种治疗大便失禁的有效选择[19]。多模式康复治疗的操作流程如图 13-3 所示。

图 13-4 显示了多模式康复的结果。多模式康复成功率高，89% 的患者疗效好，38.9% 的患者治疗后无症状。不幸的是，两组患者似乎从多模式康复中获益甚微。在直肠脱垂患者和神经系统疾病患者中发现中度至较差的结果。直肠脱垂造成盆腔和内脏

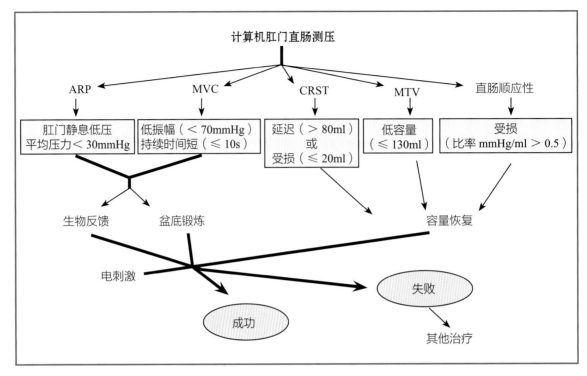

▲ 图 13-3　大便失禁的多模式康复治疗的操作流程
ARP. 肛门静息压；CRST. 有意识的直肠敏感性阈值；MTV. 最大耐受容量；MVC. 最大自主收缩[19]

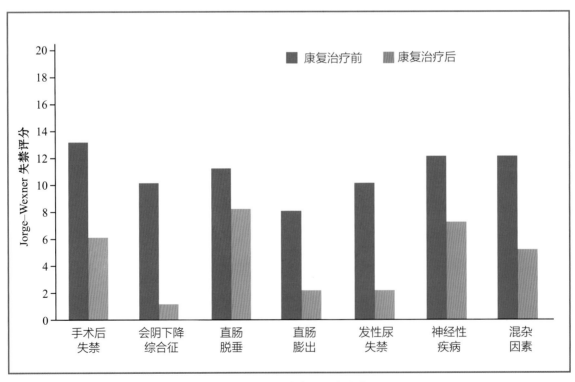

▲ 图 13-4　多模式康复治疗的结果
根据病因学的康复治疗前和康复治疗后的 Jorge-Wexner 失禁评分[19]

平面的解剖异常，而神经系统疾病损害传入和传出皮质活动，它们似乎不能有效地受到康复的影响。相比之下，保留括约肌手术后的大便失禁似乎受到康复的积极影响[20]。许多患者康复后的 Jorge–Wexner 失禁评分（WIS）明显低于对照组康复前（$P < 0.03$），即使得分（4.87 ± 3.91）不表示恢复，事实上，这比没有做过手术的患者要高。放疗后康复效果较差，放疗与排便障碍有直接相关（Spearman 秩相关系数 0.72）。尽管如此，57% 的患者接受了多模式康复治疗之后效果良好，一些患者（23.8%）无症状，其余 33.2% 有一些罕见的肠功能问题。

很难预测康复治疗对大便失禁的影响，因为很多因素都会影响治疗结果，包括护患互动、动机、完整的认知和不存在抑郁[21]。确定的预后因素为年龄 < 50 岁，WIS < 10，肛门静息压 > 50mmHg，最大自主收缩 > 80mmHg[22]。

总之，在一般情况下，大便失禁的康复治疗是一个很好的治疗选择，并提供了有用的信息，即确定"无反应者"，而这些患者更适合昂贵和侵入性的治疗（如骶神经调节、手术）。

参 考 文 献

[1] Schey R, Cromwell J, Rao SSC (2012) Medical and surgical management of pelvic floor disorders affecting defecation. Am J Gastroenterol 107:1624–1633

[2] Rao SSC (2011) Biofeedback therapy for constipation in adults. Best Pract Res Clin Gastroenterol 25:159–166

[3] Bove A, Bellini M, Battaglia E et al (2012) Consensus statement AIGO/SICCR:diagnosis and treatment of chronic constipation and obstructed defecation (Part II:Treatment). World J Gastroenterol 28:4994–5013

[4] Pucciani F, Raggioli M, Ringressi MN (2012) Obstructed defecation: what is the role of rehabilitation? Colorectal Dis 14:474–479

[5] Norton C, Gibbs A, Kamm MA (2006) Randomized controlled trial of anal electrical stimulation for fecal incontinence. Dis Colon Rectum 49:190–196

[6] Pucciani F, Rottoli ML, Bologna A et al (1998) Pelvic floor dyssynergia and bimodal rehabilitation: results of combined pelviperineal kinesitherapy and biofeedback training. Int J Colorect Dis 13:124–130

[7] Rao SS, Welcher KD, Pelsang RE (1997) Effects of biofeedback therapy on anorectal function in obstructive defecation. Dig Dis Sci 42:2197–2205

[8] Pucciani F (2007) Rehabilitation and biofeedback. In: Ratto C, Doglietto GB (eds) Fecal incontinence. Diagnosis and treatment. Springer–Verlag Italia, Milan, pp 167–170

[9] Ayabaca SM, Zbar AP, Pescatori M (2002) Anal continence after rectocele repair. Dis Colon Rectum 45:63–69

[10] Lehur PA, Stuto A, Fantoli M et al (2008) Outcomes of stapled transanal rectal resection vs. biofeedback for the treatment of outlet obstruction associated with rectal intussusception and rectocele: a multicenter, randomized, controlled trial. Dis Colon Rectum 51:1611–1618

[11] Shim LS, Jones M, Prott GM et al (2011) Predictors of outcome of anorectal biofeedback therapy in patients with constipation. Aliment Pharmacol Ther 33:1245–1251

[12] Chiarioni G, Heymen S, Whitehead WE (2006) Biofeedback therapy for dyssynergic defecation. World J Gastroenterol 12:7069–7074

[13] Miner PB (2004) Economic and personal impact of fecal and urinary incontinence. Gastroenterology 126:S8–S13.

[14] Pucciani F, Raggioli M, Gattai R (2012) Rehabilitation of fecal incontinence: What is the influence of anal sphincter lesions? Tech Coloproctol. doi:10.1007/s10151–012–0923–5

[15] Baig MK, Wexner SD (2000) Factors predictive of outcome after surgery for fecal incontinence. Br J Surg 87:1316–1330

[16] Norton C, Kamm MA (2001) Anal sphincter biofeedback and pelvic floor exercises for faecal incontinence in adults. Aliment Pharmacol Ther 15:1147–1154

[17] Heymen S, Scarlett Y, Jones K et al (2009) Randomized controlled trial shows biofeedback to be superior to pelvic floor exercise for fecal incontinence. Dis Colon Rectum 52:1730–1737

[18] Schwandner T, Konig IR, Heimerl T et al (2010) Triple target treatment (3T) is more effective than biofeedback alone for anal incontinence: the 3T–AI study. Dis Colon Rectum 53:1007–1016

[19] Pucciani F, Iozzi L, Masi A et al (2003) Multimodal rehabilitation of fecal incontinence: experience of an Italian Centre devoted to fecal disorder rehabilitation. Tech Coloproctol 7:139– 147

[20] Pucciani F, Ringressi MN, Redditi S et al (2008) Rehabilitation of fecal incontinence after sphincter saving surgery for rectal cancer: encouraging results. Dis Colon Rectum 51:1552– 1558

[21] Bharucha AE (2003) Fecal incontinence. Gastroenterology 124:1672–1675

[22] Boselli AS, Pinna F, Cecchini S et al (2010) Biofeedback therapy plus anal electrostimulation for fecal incontinence:prognostic factors and effects on anorectal physiology. World J Surg 34:815–821

第五篇

会阴及腹部入路
Perineal and Abdominal Approaches

第 14 章　STAR 手术与 TRANSTARR 手术

STARR and TRANSTARR Procedures

Antonio Brescia　Francesco Saverio Mari　Marcello Gasparrini　Giuseppe R. Nigri　著

孙松朋　译

一、概述

出口梗阻型便秘（ODS）由多种病因所致，分为功能性因素和解剖性因素，两种因素协同作用，共同影响肛门直肠排便功能[1]。与 ODS 相关的最常见的解剖结构性病变是直肠前突和直肠肠套叠[2]。

ODS 手术治疗的目的就是解除梗阻［直肠或直肠肛门套叠、直肠外脱垂、直肠前突、肠疝和（或）乙状结肠疝］，改善机械性排便能力。

痔上黏膜环切术（stapled hemorrhoidopexy）通过切除内脱垂的黏膜能够改善排便，基于以上发现，Antonio Longo 在 2004 年提出了经肛门吻合器直肠切除术（stapled transanal rectal resection，STARR）[3]，这种手术应用两把环形吻合器切除直肠下段全层肠壁，与治疗痔病的最初技术相比，STARR 能够切除更多的可切除组织。

尽管 STARR 能够改善 ODS 的肛门功能，但仍然存在吻合器适应性和非专业性方面的限制，最明显的限制是切除组织的量受限于两把吻合器组织仓的容量，对脱垂较大者手术效果欠佳。

Contour Transtar（美国俄亥俄州辛辛那提市爱惜康内镜外科）是一种新月形吻合器，由于这种新型吻合器的出现，STARR 自然演变为 TRANSTARR，这种手术经肛门完整切除直肠环周全层肠壁。新器械解决了 STARR 的限制，直肠切除的长度可以根据患者的解剖情况和医师的选择进行调节，不再受限于吻合器的组织仓。这项技术的提出最初是为了改进和替代 STARR，目前主要被当作 STARR 的一种补充。

二、手术适应证和禁忌证

手术治疗 ODS 成功的关键是选择患者。只有对那些经保守治疗失败的患者才应该考虑采用经肛门吻合器手术。在将 ODS 患者转诊到外科之前，首先应该对解剖异常进行评估，这是导致患者排便障碍的基本病因。

直肠前突和（或）伴有直肠肛门或者直肠直肠套叠的直肠脱垂是经肛门吻合器手术的最佳适应证。如果没有直肠前突或直肠脱垂，则不应该考虑采用 STARR 或 TRANSTARR 手术。

根据 STARR 第一次会议所达成的共识[4] 及通过对意大利、德国和欧洲 STARR 注册资料[5-7]的分析，建议对肛门直肠有活动性感染或严重病变者（即肛门狭窄、脓肿、肛瘘、息肉、失禁）不应采用经肛门吻合器手术，对合并直肠炎症者（如炎症性肠病或放射性直肠炎），外科医师也要避免予以 STARR 或 TRANSTARR 手术。

对于炎症性肠病或肠易激综合征患者，是否实施 STARR 或 TRANSTARR 手术，尚未达成共识。许多作者提议应该根据具体情况考虑手术指征[4-7]，但现有报道显示经肛门吻合器手术对这类患者的肛门功能恢复并没有取得良好效果，因此不建议对这类患者实施经肛门吻合器手术[5, 6]。

如果合并有盆底解剖结构异常表现，如伴有生殖器官脱垂、肠疝或尿失禁，最好能够通过富有盆底疾病诊治经验的多学科团队进行评估，根据患者的具体情况，制定恰当的手术治疗方案（联合、分期或者延迟）[4-7]。对于合并盆底功能障碍者（如盆底协同失调、盆底失弛缓、肛门张力减退和轻度大便失禁），经过详细地评估，尽管可以采取手术治疗，但是一些非手术治疗方法，如盆底功能康复或药物治疗仍然应该优先考虑[4-7]。

如果既往有直肠吻合手术史（如直肠前切除或括约肌间切除术、Altemeier、STARR 和痔上黏膜环切术）或直肠周围存在异物，经肛门吻合器手术并发症发生的可能性大，一定要慎重选择[4-7]。

最后，在实施 STARR 或 TRANSTARR 手术前，应排除精神疾病。实际工作中，有相当比例的患者患有精神疾病[8, 9]。

三、STARR

（一）手术操作

手术采用全麻或者骶管麻醉，患者截石位。用手和（或）涂有润滑油的圆形肛管扩张器（circular anal dilator，CAD）的内芯轻柔扩肛，将 CAD 插入肛管，最后用 4 根缝线将扩张器缝合固定在会阴的皮肤上。

通过 CAD，用钳夹牢靠的纱布拭子显露脱垂组织并对其进行评估（图 14-1A）。

手术从处理直肠前壁开始，同时必须从 CAD 内腔下半部分空隙插入肛管牵开器对后壁加以保护。

在 CAD 中放入肛镜缝扎器，在痔环上缘上方 1～2cm 处分别做 3 个半荷包（180°），缝线要穿过黏膜、黏膜下层和肌层，从而使直肠前突或直肠黏膜内脱垂的组织能够全部牵拉进入荷包内（图 14-1B）。缝合线通常采用聚丙烯 2-0 缝线。

打开环形吻合器，通过 CAD 将其置入肛管，其抵钉座置于荷包线上方，在关闭吻合器时，通过牵拉荷包线，脱垂组织被牵拉进入组织仓。在此操作过程中，应仔细检查阴道后壁，以避免其被带入钉合区。在吻合口两侧有时候会遗留有黏膜桥，可以用剪刀剪断。

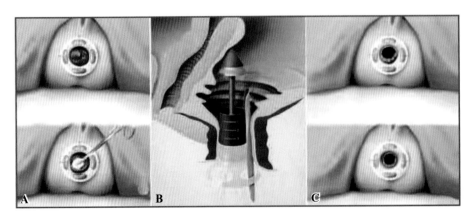

▲ 图 14-1 STARR 手术操作

A. 通过环形肛管扩张器，用钳夹牢靠的纱布拭子显露直肠脱垂并予以评估；B. 在痔环上缘上方 1～2cm 处分别做 3 个半荷包（180°），缝线要穿过黏膜、黏膜下层和肌层；C. 直肠前壁和后续的后壁切除完成后，仔细检查吻合口，并用 2-0/3-0 可吸收缝线加强缝合固定

首次切除吻合结束后，应仔细检查吻合口，并用 2-0/3-0 可吸收缝线加强缝合固定（图 14-1C），这也能起到止血作用。

重复上述操作处理直肠后壁，这时牵开器应通过 CAD 内腔的上半部分空隙插入。

两个吻合口交汇点处残留的突起，即所谓的"狗耳朵"，应予以缝扎闭合。

（二）安全性与有效性

自 STARR 手术开展以来，已有多项研究证实 STARR 手术是安全和有效的[9-11]。

来自意大利、德国和欧洲 STARR 注册中心的数据显示，STARR 是一种安全的手术，并发症发生率为 34%[5-7]。据报道，排便急迫感是最常见的并发症，发生率 20%～25%，尽管超过 1/5 的患者会出现排便急迫感，但常常在几个星期内自行缓解，极少数会持续1 年以上[4-11]。

手术后持续性疼痛是 STARR 的另一个并发症，文献报道的不同病例系列，其并发症发生率存在差异（0.5%～7%）[5-11]。疼痛似乎主要与手术操作失误有关，如吻合口位置不恰当，吻合口位置过低，其原因是不同的外科医师在结直肠手术中应用吻合器的熟练程度存在差异。

术后出血虽然不太常见，但在各个病例系列中总能出现，报道显示 5% 患者术后发生出血，且常常需要再次处理[4-7]。

少部分患者会发生其他并发症，包括吻合口并发症（轻度出血、感染或局部裂开）、大便失禁、脓毒症及术后狭窄[5-11]。有些作者报道了急性尿潴留，这种并发症似乎与蛛网膜下腔麻醉相关性更大，而与手术操作无关[5-11]。

直肠阴道瘘、性交困难和直肠坏死是极其罕见的，只有少数单发病例报道[5-11]。

有几项研究证实了 STARR 治疗 ODS 的手术疗效[5-11]，欧洲 STARR 注册中心数据显示，STARR 治疗 ODS 患者 2838 名，术后 12 个月，症状得到缓解 2224 名（78%）[6]。

最近，美国国家卫生与保健优化研究所（National Institute for Health and Care Excellence，NICE）也认可了 STARR 的疗效，NICE 强调尽管数据有限，但是这种手术的对照性研究数据质量特别高，并且有远期结果的相关研究[12]。

已经报道的临床试验中，只有少数几个平均随访时间超过 1 年。虽然入组患者的数量不多，但似乎证实了 STARR 在治疗直肠前突和直肠脱垂方面的良好效果，仅一小部分患者出现症状加重[13-15]。

值得关注的是，最近发表的一项随机对照试验显示，在减少术中出血和手术时间方面，PPH03 优于 PPH01（爱惜康内镜外科）[16]。

最近，一种新型环形吻合器出现，拥有更大的组织仓，因此又称为"高容量环形吻合器"，能够提高 STARR 手术疗效，但是目前尚缺乏关于这种器械应用的高质量数据或对照性研究[17]。

四、TRANSTARR

（一）手术操作

手术之前需要进行肠道准备和预防性应用抗生素。患者截石位，采用全麻或者脊髓麻醉。

首先，用 TRANSTARR 器械包里面的内芯仔细扩肛，然后置入 CAD，外科医师必须核实齿状线是否位于肛管扩张器的正下方并得到保护，必须用 4 根缝线于肛周 2 点钟、4 点钟、8 点钟和 10 点钟位将 CAD 缝合固定在皮肤上（图 14-2 A）。

用纱布或者 Allis 钳轻柔地将脱垂组织从 CAD 中拖出，评估脱垂的程度和需要切除多少组织。

用 Allis 钳将直肠展开，显露脱垂的顶点，缝合 4～5 根聚丙烯 2-0 缝线，使之像降落伞绳索一样（图 14-2 B）。为了使牵拉脱垂组织时缝合点足够牢靠，每根缝线必须全层缝合 2～3 针。TRANSTARR 器械包提供了肛镜缝合器，这步操作必须借助肛镜缝合器的操作孔来完成，操作应仔细小心，不要误将对侧直肠壁或阴道壁带入缝线中。外科医师通过这些环绕脱垂组织的缝线能够对称牵拉脱垂组织，并在切除组织时能够施加良好的控制。

最初的操作完成后，击发 CCS-30 Transtar 纵行切开脱垂组织（图 14-2 C）。如果脱垂巨大，这一步并不总能顺利操作，由于钉合区不规则或者组织堆积成团，将使脱垂组织牵入吻合器吻合区变得更加困难。为了克服这些困难，有人建议用一把直线型闭合切割器纵行切开脱垂组织（但是这将使手术费用增加），或者用两把 Kocher 钳分别于 2 点钟和 4 点钟位钳夹脱垂组织，在两把钳子之间电凝切开脱垂组织（图 14-2 C 和 D）[18, 19]。

在脱垂组织切口深部的顶点两侧再缝置 1～2 根聚丙烯 2-0 缝线，当进行第一次横行切除将脱垂组织牵入 CCS-30 吻合区时能够控制脱垂组织，这些缝线也能够标识环形切除的起点和终点，使外科医师避免将吻合口吻合成螺旋状。事实上，如果吻合器在切口底部摆放的位置不佳或者没有垂直于直肠，就会导致切口不规整或者成螺旋状，从而增加并发症发生的风险。牵拉降落伞缝线，然后就可以开始行环形直肠切除术了（图 14-2E ）。

这步操作是逆时针进行的，应确保吻合器位于脱垂的基底部并与 CAD 垂直。在应用器械进行吻合过程中，为了降低螺旋形吻合及"狗耳朵"形成的风险，重要的是吻合区内的组织不要堆积成团，并且应以 CAD 作为参照物，使吻合器处于同样的深度。在做直肠前壁切除时，外科医师一定要小心避免将阴道后壁缝合进去从而导致直肠阴道瘘（图 14-2F ）。这可以通过向上拉动阴道后壁，以及击发吻合器之前检查阴道来规避。

完整切除直肠通常需要更换吻合钉 4～6 次，如果更换吻合钉超过了 6 次，应怀疑螺旋状切口形成。

手术结束时，应尽可能用可吸收缝线对吻合口加强缝合，这也有加强止血的作用，尤其是在金属吻合线的起点和终点处。

手术结束前，应对手术标本进行检查，以排除误切直肠以外组织这种情况（肠疝、乙状结肠疝）。在移除 CAD 之前，一些外科医师为了进一步加强止血效果更喜欢在直

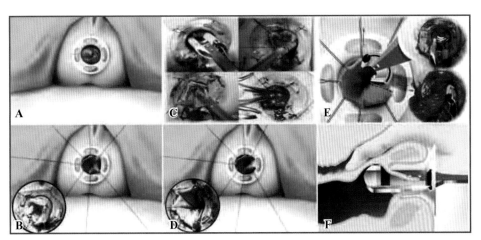

▲ 图 14-2　TRANSTARR 手术操作

A. 置入环形肛管扩张器，用四根缝线分别于 2 点钟、4 点钟、8 点钟和 10 点钟位将其缝合固定于肛周皮肤上；B. 缝置 4～5 根聚丙烯 2-0 缝线，使之像降落伞的绳索一样，以便在切除时控制脱垂组织；C. 用 Transtar CCS-30、直线型闭合切割器或者在两把 Kocher 钳之间纵行切开脱垂组织；D. 纵行切开直肠脱垂；E. 用 Contour Transtar 环形切除直肠组织；F. 在切除直肠前壁时应用手指检查阴道后壁，以避免阴道后壁被牵入吻合区导致直肠阴道瘘的形成

肠内放置一个由再生氧化纤维素制作的圆柱形止血海绵。

（二）安全性与有效性

自从 2006 年 TRANSTARR 开展以来，仅有几项研究证实这项手术的安全性和有效性[19-25]。

由于 TRANSTARR 开展时间不长，其并发症发生率存在截然不同的数据为 7%～16% 到 60%～ 62%[19-26]。对于高并发症发生率的病例系列，其并发症可能与手术学习曲线相关。对富有经肛吻合器手术经验的结直肠外科医师，其所报道的并发症发生率更低[19, 21, 23-26]。

与 STARR 一样，TRANSTARR 最常见的术后并发症是排便急迫感，14%～28% 患者会发生[19-25]，其在 TRANSTARR 的发生率似乎低于 STARR，这可能与 CCS–30 可以在不减小直肠壶腹大小的情况下进行均匀的直肠切除有关。排便急迫感通常会在手术后几周自然缓解，与 STARR 手术相关报道类似。

TRANSTARR 术后疼痛和出血的发生率低于 STARR，分别为 0.6% 和 1.5%[24, 26]。

TRANSTARR 手术后极少出现气体或大便失禁（2%～3%），但是由于心理暗示的原因，这可能会成为一种严重的并发症[19, 23]。为了降低术后发生失禁的风险，在安排患者进行 TRANSTARR 手术前，应用肛门直肠压力测定和直肠腔内超声评估肛门括约肌收缩功能受损程度尤为重要。术前盆底康复极其重要，能够改善肛门括约肌收缩功能，促使术前失禁或亚失禁患者达到 TRANSTARR 的手术要求[19]。

TRANSTARR 吻合口并发症，如螺旋形吻合、裂开、感染或吻合口肉芽组织生成均有报道，这些并发症主要发生在手术学习曲线的前期[19-26]。

文献报道了其他罕见但处理棘手的 TRANSTARR 术后并发症，如直肠阴道瘘、性交困难、直肠坏死、腹膜后脓毒症、腹膜后或腹腔出血[19-26]，这些并发症主要与操作不当有关，如缝合时缝到了阴道后壁或者切除直肠过多。

这些结果证实一些作者的观点，即 TRANSTARR 是一种安全的手术，但是手术医师应当经过适当的培训并且要拥有经肛门吻合器手术经验[19-26]。因此，由熟练的术者操作 TRANSTARR 手术治疗 ODS，将会有良好的治疗效果，这主要取决于个体化处理的能力，即外科医师会根据具体情况决定切除脱垂组织的多少。

文献报道了 3 项大型研究，结果显示 ODS 患者症状改善率分别为 88%、83% 和

77%[19, 21, 26]。随访 1 年，这些结果似乎比较稳定。

据文献报道，尽管所有研究显示外科医师采用 TRANSTARR 手术能够比 STARR 切除更多的脱垂组织，但是没有一项研究能够说明切除更多的组织能够有益于功能的改善[22-25, 27]。这已经促使大多数外科医师改变看法，不再认为 TRANSTARR 能够取代 STARR，而是起到互相补充的作用[22-25, 27]。因此，具体采用哪种手术，应根据每个患者的脱垂程度逐例进行评估，对于轻度直肠内脱垂或者男性患者，采用 STARR 手术，对于严重者或者直肠外脱垂，还是应该采用 TRANSTARR 手术。

参 考 文 献

[1] Bartolo DC, Roe AM, Virjee J, Mortensen NJ (1985) Evacuation proctography in obstructed defecation and rectal intussusception. Br J Surg 72:111–116

[2] Mellgren A, Bremmer S (1994) Defecography, results of investigation in 2816 patients. Dis Colon Rectum 37: 1133–1141

[3] Longo A (2004) Obstructed defecation because of rectal pathologies. Novel surgical treatment: stapled transanal rectal resection (STARR). Annual Cleveland Clinic Florida Colorectal Disease Symposium. Fort Lauderdale, Florida

[4] Corman ML, Carriero A, Hager T et al (2006) Consensus conference on the stapled transanal rectal resection (STARR) for disordered defaecation. Colorectal Dis 8: 98–101

[5] Stuto A, Renzi A, Carriero A (2011) Stapled trans-anal rectal resection (STARR) in the surgical treatment of the obstructed defecation syndrome: results of STARR Italian Registry. Surg Innov 18:248–253

[6] Jayne DG, Schwandner O, Stuto A (2009) Stapled transanal rectal resection for obstructed defecation syndrome: one-year results of the European STARR Registry. Dis Colon Rectum 52:1205–1212

[7] Schwandner O, Fürst A; German STARR Registry Study Group (2010) Assessing the safety, effectiveness, and quality of life after the STARR procedure for obstructed defecation: results of the German STARR registry. Langenbecks Arch Surg 395:505–513

[8] Miliacca C, Gagliardi G, Pescatori M (2010) The 'Draw-the-Family Test' in the preoperative assessment of patients with anorectal diseases and psychological distress: a prospective controlled study. Colorectal Dis 12:792–798

[9] Boccasanta P, Venturi M, Stuto A (2004) Stapled transanal rectal resection for outlet obstruction: a prospective, multicenter trial. Dis Colon Rectum 47:1285–1296

[10] Ommer A, Albrecht K, Wenger F, Walz MK (2006) Stapled transanal rectal resection (STARR): a new option in the treatment of obstructive defecation syndrome.

Langenbecks Arch Surg 391:32–37

[11] Renzi A, Izzo D, Di Sarno G et al (2006) Stapled transanal rectal resection to treat obstructed defecation caused by rectal intussusception and rectocele. Int J Colorectal Dis 21:661–667

[12] National Institute for Health and Care Excellence (2010) IPG351: Stapled transanal rectal resection for obstructed defaecation syndrome. National Institute for Health and Care Excellence. www.nice.org.uk

[13] Zehler O, Vashist YK, Bogoevski D et al (2010) Quo vadis STARR? A prospective long–term follow–up of stapled transanal rectal resection for obstructed defecation syndrome. J Gastrointest Surg 14:1349–1354

[14] Goede AC, Glancy D, Carter H et al (2011) Medium–term results of stapled transanal rectal resection (STARR) for obstructed defecation and symptomatic rectal–anal intussusception. Colorectal Dis 13:1052–1057

[15] Köhler K, Stelzner S, Hellmich G et al (2012) Results in the long–term course after stapled transanal rectal resection (STARR). Langenbecks Arch Surg 397:771–778

[16] Renzi A, Brillantino A, Di Sarno G et al (2011) PPH–01 versus PPH–03 to perform STARR for the treatment of hemorrhoids associated with large internal rectal prolapse: a prospective multicenter randomized trial. Surg Innov 18:241–247

[17] Reboa G, Gipponi M, Testa T, Lantieri F (2011) Technological improvements in the treatment of haemorrhoids and obstructed defaecation syndrome. In Vivo 25:129–135

[18] Brescia A, Gasparrini M, Cosenza UM (2013) Modified technique for performing STARR with Contour Transtar™. Surgeon 11:19–22

[19] Masoni L, Mari FS, Favi F (2013) Stapled transanal rectal resection with contour transtar for obstructed defecation syndrome: lessons learned after more than 3 years of single–center activity. Dis Colon Rectum 56:113–119

[20] Renzi A, Talento P, Giardiello C (2008) Stapled trans–anal

rectal resection (STARR) by a new dedicated device for the surgical treatment of obstructed defaecation syndrome caused by rectal intussusception and rectocele: early results of a multicenter prospective study. Int J Colorectal Dis 23:999–1005

[21] Lenisa L, Schwandner O, Stuto A (2009) STARR with Contour Transtar: prospective multicentre European study. Colorectal Dis 11:821–827

[22] Wadhawan H, Shorthouse AJ, Brown SR (2010) Surgery for obstructed defaecation: does the use of the Contour device (Trans–STARR) improve results? Colorectal Dis 12:885–890

[23] Isbert C, Reibetanz J, Jayne DG et al (2010) Comparative study of Contour Transtar and STARR procedure for the treatment of obstructed defecation syndrome (ODS)– feasibility, morbidity and early functional results. Colorectal Dis 12:901–908

[24] Boccasanta P, Venturi M, Roviaro G (2011) What is the benefit of a new stapler device in the surgical treatment of obstructed defecation? Three–year outcomes from a randomized controlled trial. Dis Colon Rectum 54:77–84

[25] Renzi A, Brillantino A, Di Sarno G et al (2011) Improved clinical outcomes with a new contour– curved stapler in the surgical treatment of obstructed defecation syndrome: a mid–term randomized controlled trial. Dis Colon Rectum 54:736–742

[26] Martellucci J, Talento P, Carriero A (2011) Early complications after stapled transanal rectal resection performed using the Contour® Transtar™ device. Colorectal Dis 13:1428–1431

[27] Savastano S, Valenti G, Cavallin F, Missaglia C (2012) STARR with PPH–01 and CCS30 contour Transtar for obstructed defecation syndrome. Surg Innov 19:171–174

第 15 章 Delorme 手术

Delorme's Procedure

Mario Trompetto　Silvia Cornaglia　**著**

孙松朋　**译**

一、概述

直肠脱垂是一种常见病，与排便困难、排便费力、控便功能受损及盆底失弛缓等症状密切相关，其发病率估计为 4‰[1]，在老年女性中发病率最高，该年龄组女性与男性的比例为 6∶1～10∶1。对于年轻患者，这种疾病不太常见，通常与排便困难有关，在这个年龄组中，男女发病相似[2]。完全性直肠脱垂是指直肠壁的全层从肛门脱出[3]，如果直肠壁没有脱出至肛门外，则被称为肠套叠或直肠内脱垂，黏膜脱垂是指仅有直肠黏膜的脱垂[4, 5]。轻微脱垂是否能够导致完全脱垂仍然是争议的焦点。

完全性脱垂通过临床检查很容易明确诊断，而内脱垂的诊断则比较困难，指诊仅仅能够在 40% 的病例中发现内脱垂[6, 7]。术前评估应包括结肠镜检查，通过对结肠的完整评估以排除共患疾病。结肠传输试验通常用于直肠脱垂伴有便秘患者，排便障碍伴有明显的其他盆底功能障碍者常常需要行排粪造影或者动态磁共振检查。

治疗的目的是使解剖结构恢复正常，同时希冀功能能够获得改善。如果非手术治疗（膨胀剂、粪便软化剂、通便药物或者栓剂[6]）失败，即应该考虑手术治疗。现有的手术可分为经会阴手术和经腹手术。在经会阴手术中，Delorme 手术和经会阴直肠乙状结肠切除术（Altemeier 手术）是最常采用的手术。

二、Delorme 手术

1900 年，军医 Edmond Delorme 描述了 Delorme 手术，该手术耐受性好，甚至可以在局部麻醉下施行[8]，其解剖学手术适应证主要是 10cm 以内的完全性直肠脱垂[9]。

手术操作

截石位或者俯卧折刀位均可，轻柔牵拉使直肠脱出到最大限度，在齿状线上 1～2cm 环形切除黏膜，使用肾上腺素生理盐水溶液（1∶200 000）进行黏膜下浸润注射，使黏膜与环肌分离，并诱发黏膜下血管痉挛，用剪刀或电凝将圆桶状黏膜层从肌层剥离，尽可能剥离至脱垂的顶点，所切除圆桶状黏膜的长度应是临床所见脱垂长度的 2 倍（图 15-1）。在开始剥离拟行切除的黏膜之前，应在拟行黏膜切口的上方缝置留置线，以防止切开后直肠上段向上回缩。然后，在肌层折叠缝合 6 针，呈左右纵向排列，类似于六角手风琴的效果（图 15-2），结扎缝线从而使黏膜对合，并使冗余的肌肉折叠。再然后行黏膜对黏膜缝合，完成直肠腔内黏膜吻合术[10]。

Delorme 手术是治疗直肠全层脱垂的经会阴手术，耐受性好，但脱垂复发很常见，且文献报道的复发率差异较大（表 15-1）[8, 11-13]。Delorme 手术并发症发生率较低，可

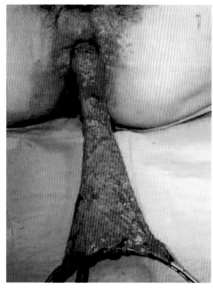

▲ 图 15-1 剥离结束后，黏膜完整呈圆桶状（经许可引自参考文献 [9]）

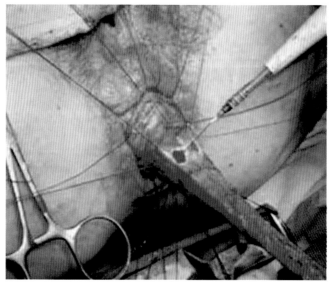

▲ 图 15-2 直肠肌层折叠缝合并黏膜切除（经许可引自参考文献 [9]）

用于治疗健康欠佳、年老体弱、伴有多种严重疾病的患者[14]，能够使肠功能恢复正常[15]，大便失禁缓解，直肠感觉得到改善[16]。虽然经腹手术复发率较低，但对于复发病例，仍然可以采用 Delorme 手术治疗，且并发症并不会增加。对于直肠黏膜内脱垂，只要严格遵守患者的筛选标准，Delorme 手术可以取得良好的治疗效果[17, 18]。该手术的不足之处主要与会阴或结肠疾病有关，事实上一项回顾性资料显示，近端内脱垂患者，如果排粪造影显示直骶分离、术前有慢性腹泻、大便失禁、括约肌张力减弱、既往有括约肌损伤或会阴下降（努挣时超过 9cm），则预后不佳[18]。

表 15-1　Delorme 手术：结果

研究［参考文献］	例　数	复发率（%）
Lechaux 等（1995）[8]	85	13.5
Tsunoda 等（2003）[11]	31	13
Pascual 等（2006）[12]	21	9.5
Lieberth 等（2009）[13]	66	14.5

如果伴有广泛的憩室，可能致使黏膜切除不够，影响手术疗效及近端黏膜的充分切除，进而导致早期脱垂复发[19]。

三、腔内 Delorme 手术

一种改良的 Delorme 手术，其设计目的是用于治疗直肠内脱垂，直肠内脱垂在症状上表现为直肠梗阻性排便困难。

手术操作

硬膜外麻醉下，患者截石位，借助一个特别设计的肛门镜显露直肠下段，这种肛门镜长 30mm，直径 29mm，与痔脱垂手术（PPH）时使用的肛门镜一样，用 4 根缝线将其固定在会阴部。直肠黏膜下浸润注射肾上腺素生理盐水溶液（1∶200 000），首先用单极电凝在齿状线上方 2cm 处环形切开黏膜，沿直肠肌层向上环形剥离黏膜

80～150mm，直到外科医师牵拉多余黏膜时感觉到张力增强。在张力增强之处切除黏膜，用 8 根 2.0 可吸收缝线纵行折叠缝合肌层，黏膜对黏膜间断缝合完成直肠腔内吻合术（图 15-3 至图 15-6）[20]。

如果盆底肌薄弱，或者伴有Ⅱ型或Ⅲ型直肠前突，可经阴道后壁横切口入路行肛提肌成形术[20]。

2001 年 10 月至 2009 年 3 月，笔者所在研究所采用腔内 Delorme 手术连续治疗 167 例直肠肠套叠或者直肠前突患者，症状上表现直肠梗阻性排便困难，部分患者联合施行了肛提肌成形术。中位随访（3.0±1.5）年，排便急迫感从 22% 下降为 17.6%（P=0.754），里急后重感从 53.9% 下降为 17.1%（P＜0.001），82% 和 73.7% 的患者克利夫兰便秘

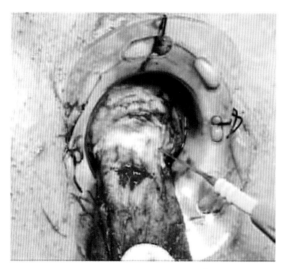

▲ 图 15-3　沿直肠肌层环形剥离黏膜

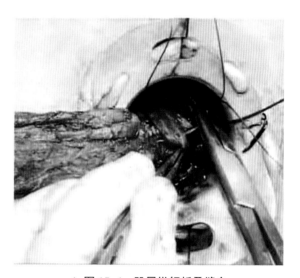

▲ 图 15-4　肌层纵行折叠缝合

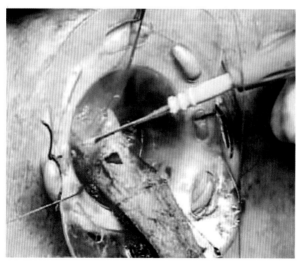

▲ 图 15-5　切除黏膜

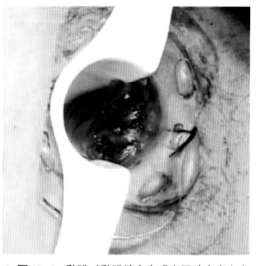

▲ 图 15-6　黏膜对黏膜缝合完成直肠腔内吻合术

评分（Cleveland Clinic Constipation Score，CCCS）和出口梗阻症状评分下降幅度超过 50%。失禁未获得改善者，其 CCCS 并没有加重，而术前合并大便失禁患者，其中 45.7% 控便功能恢复正常。手术前与手术后相比，便秘患者生命质量评价量表（Patient Assessment of Constipation Quality of Life，PAC-QoL）评分总分下降，焦虑／抑郁、生理和心理维度评分下降（$P < 0.001$），17 名患者（10.2%）出现术后并发症，包括肛裂（4.2%）、肛门疼痛（3%）、吻合口裂开合并狭窄（1.8%）及难辨梭菌性结肠炎（1.2%）[20]。复发率 5.4%，与之前发表的大的 Delorme 手术系列相似 [21, 22]，也与已经报道的 STARR 和 TRANSTARR 手术复发率相似 [23, 24]。腔内 Delorme 手术术后急迫感减少，尽管在统计学上没有显著性差异，但是与 STARR 手术报道的潜在并发症和急迫感的高发生率 [24-26] 相比，这个结局指标至关重要。因此，与其他章节讨论的其他手术方法相比，腔内 Delorme 手术是治疗由直肠肠套叠引起的直肠梗阻性排便困难的一种低廉、有效和安全的手术，无论是否合并直肠前突。

参 考 文 献

[1] Murad–Regadas S, Pinto RA, Wexner S S (2010) The abdominal approach to rectal prolapsed. In: Santoro GA, Wieczorek AP, Bartram CI (eds) Pelvic floor disorders. Springer Milan, pp 497–508

[2] Senapati A (2001) Rectal prolapse. In: Phillips RK (ed) Colorectal surgery. WB Saunders, London, pp 251–271

[3] Jacobs LK, Lin YJ, Orkin BA (1997) The best operation for rectal prolapsed. Surg Clin North Am 77:49–70

[4] Felt–Bersma RJ, Cuesta MA (2001) Rectal prolapsed, rectal intussusceptions, rectocele and solitary ulcer syndrome. Gastroenterol Clin North Am 30:199–222

[5] Roig JV, Buch E, Alòs R et al (1998) Anorectal function in patients with complete rectal prolapsed: differences between continent and incontinent individuals. Rev Esp Enferm Dig 90:794–805

[6] Ihre T (1972) Internal procidentia of the rectum – treatment and results. Scand J Gastroenterol 7:643–646

[7] Ihre T, Seligson U (1975) Intussusception of rectum – internal procidentia: treatment and results in 90 patients. Dis Colon Rectum 18:391–396

[8] Lechaux JP, Lechaux D, Perez M (1995) results of Delorme's procedure for rectal prolapsed. Advantages of a modified technique. Dis colon Rectum 38:301–307

[9] Trompetto M, Cornaglia S (2010) The perineal approach to rectal prolapsed. In: Santoro GA, Wieczorek AP, Bartram CI (eds) Pelvic floor disorders. Springer Milan, pp 509–514

[10] Nicholls RJ, Banerjee A (1997) rectal prolapsed and solitary ulcer syndrome. In: Nicholls RJ, Dozois RR (eds) Surgery of the colon and rectum. Churchill Livingstone, New York, pp. 709– 737

[11] Tsunoda A, Yasuda N, et al (2003) Delorme's procedure for rectal prolapse: clinica and physiological analaysis. Dis Colon Rectum 46:1260–1265

[12] Pascual Montero JA, Martinez Puente MC et al (2006) Complete rectal prolapse: clinical and functional outcome with Delorme's procedure. Rev Esp Enferm Dig 98: 837–843

[13] Lieberth M, Kondylis LA, Reilly JC, Kondylis PD (2009) The Delorme repair for full–thickness rectal prolapse: a retrospective review. Am J Surg 197:418–423

[14] Madiba TE, Baig MK, Wexner SD (2005 Jan) Surgical management of rectal prolapsed. Arch Surch 140:63–73

[15] Sanapati A, Nicholls RJ, Thompson JP, Phillips RK (1994) Results of Delorme's procedure for rectal prolapsed. Dis Colon Rectum 37:456–460

[16] Plusa SM, Charig JA, Balaji V et al (1995) Delorme's procedure for full–thickness rectal prolapsed. Br J Surg 82:1475–1478

[17] Watts AM, Thompson MR (2000) Evaluation of Delorme's procedure as a treatment for fullthickness rectal prolaspe. Br J Surg 87:218–222

[18] Sielezneff I, Malouf A, Cesari J et al (1999) Selection criteria for internal rectal prolapsed repair by Delorme's transrectal excision. Dis Colon Rectum 42:367–373

[19] Oliver GC, Vachon D, Eisenstat TE et al (1994) Delorme's procedure for complete rectal prolapsed in severely debilitated patients. An analysis of 41 cases. Dis Colon Rectum 37859:461–467

[20] Ganio E, Martina S, Novelli E et al (2012) Internal Delorme's procedure for rectal outlet obstruction. Colorectal Dis 15:144–150

[21] Monson JR, Jones NA, Vowden P, Brennan TG (1986) Delorme's operation: the first choice in complete rectal prolapsed? Ann R Coll Surg Engl 68:143–146

[22] Watts JD Rothenberger DA, Buls JG et al (1985) The management of procidentia. 30 years' experience. Dis Colon Rectum 28:96–102

[23] Goede AC, Glancy D, Carter H et al (2011) Medium-term results of stapled transanal rectal resection (STARR) for obstructed defecation and symptomatic rectal–anal intussusceptions. Colorectal Dis 13:1052–1057

[24] Boccasanta P, Venturi M, Rovairo G (2011) What is the benefit of a new stapler device in the surgical treatment of obstructed defecation? Three–years outcomes from a randomized controlled trial. Dis Colon Rectum 54:77–84

[25] Pescatori M, Gagliardi G (2008) Postoperative complications after procedure for prolapsed hemorrhoids (PPH) and stapled transanal rectal resection (STARR) procedures. Tech Colproctol 12:7–19

[26] Jayne DG, Schwandner O, Stuto A (2009) Stapled transanal rectal resection for obstructed defecation syndrome: one–year results of the European STARR Registry. Dis Colon Rectum 52:1205–1212

第 16 章 Altemeier 手术治疗直肠外脱垂

The Altemeier's Procedure for External Rectal Prolapse

Simona Giuratrabocchetta　Ivana Giannini　Maria Di Lena　Donato F. Altomare　**著**

孙松朋　**译**

一、概述

在 19 世纪和 20 世纪，提出了各种用于治疗直肠外脱垂的经会阴入路手术，尽管复发率高，但是仍然比经腹入路手术更受青睐。在近几十年，随着全身麻醉和围术期护理的完善，以及腹腔镜技术的广泛应用，使经腹手术的开展越来越普遍，经腹手术被认为具有较低的复发率及可能更好的功能改善。

然而，直肠脱垂经会阴手术并没有被完全放弃，它通常适用于年老体弱、风险较大的急性嵌顿的外脱垂患者[1] 及坏疽性直肠脱垂患者[2]。由于创伤小、住院时间短，在美国更倾向于采用经会阴手术，而不是经腹入路手术[3]。

经会阴直肠乙状结肠切除治疗全层直肠外脱垂，由 Altrmeier 在 1952 年首先提出[4]，手术包括经肛门直肠乙状结肠切除，然后手工或应用吻合器行结肠肛门吻合并联合肛提肌成形手术。Altrmeier 手术适用于外脱垂长度超过 5cm、因出血、黏液便及大便失禁严重影响生命质量的患者。

二、手术操作

围术期应使用抗生素和预防血栓形成，另外建议术前清洁肠道。麻醉可以采用硬膜外麻醉（硬膜外麻醉并发症较少，所以推荐采用），也有些外科医生采用全身麻醉或局部麻醉。患者截石位或折刀位，鉴于后者操作视野更好、更安全，故应首选折刀位。

使用 Lone-Star 自动牵开器可以使肛管和齿状线暴露得更加清晰，用 Babcock 钳将全层直肠脱垂牵出，在脱垂的黏膜上用电凝做标志线以辨识解剖位置，标志线应与肛门内括约肌足够远（距离肛门缘 5～6cm），如果拟行吻合器吻合，这样可以使吻合安全实施，避免损伤肛门内括约肌纤维。

用电凝环形切开，包括直肠的所有层次，完整游离腹膜外位直肠，在脏器边缘处闭合所有直肠系膜血管（电凝、超声或射频消融），这些血管进入直肠的后部。当腹膜外直肠被完整游离出来后，打开 Douglas 腔，探查腹腔，沿着乙状结肠壁继续游离，直至结肠能够从腹腔牵出且没有张力。

在切除结肠之前可以在后方先行肛提肌成形术，这种手术被认为能够降低复发率[5]。通过自动牵开器显露肛提肌，用 2 根或 3 根不可吸收线（2-0 Prolene）在后方间断折叠缝合，缝合完毕后在结肠与折叠的肌层之间应能使手指很容易通过。Douglas 窝或腹膜的重新关闭并非完全必要。

然后切开直肠前壁，并用可吸收缝线（3-0 Vicryl）缝合第一针从结肠穿过从肛管穿出，包括黏膜层和肌层，在其旁边重复上述操作，直至延长的结肠完全切除，直肠后壁被留到最后予以缝合。然后在每个缝线之间以同样的方式再至少并列缝合 2 针。缝线过密或者连续缝合可能会导致结肠肛管吻合口狭窄。

在吻合过程中，要注意防止 Douglas 腔被粪便污染。彻底止血，完成吻合，然后将结肠还纳回腹膜腔。

结肠肛管吻合术可以通过圆形吻合器完成（31mm、33mm 或 34mm）。在近端结肠壁用不可吸收线（2-0 Prolene）做荷包缝合，将吻合器头部置入荷包内。在肛门直肠部位沿着吻合器缝合另一个荷包，吻合器从肛门置入，收紧缝线并结扎，击发器械并退出。切除的标本应包含有约 1cm 长的结肠和肛门直肠组织。肛门内可以留置止血海绵。

手术后并非必须药物治疗。可以根据患者需求给予镇痛药，预防性抗生素建议应用 2～3d，术后 1～2d 可以恢复饮食[4]。

三、并发症

并发症总发生率为 0%～13%[6-9]，大多数为轻微并发症，文献报道罕见的严重并发症包括盆腔血肿、吻合口撕裂和狭窄、乙状结肠穿孔、直肠周围脓肿以及结肠肛管吻合口的绞窄性肠梗阻[10]。尽管在病例中纳入了年老体弱患者，死亡率仍然相对较低（0%～6%）[11-13]，这可能与手术创伤小、住院时间短及早期活动有关。

四、复发

Altemeier 手术的主要不足是复发率高，在不考虑技术细节和随访时间长短的情况下，医学文献报道了一个波动较大的复发率范围，为 0%～58%[14-19]。复发通常在手术后 2 年内发生，但是复发的定义尚不明确，在一些研究中将微小的黏膜脱出也认定为复发。绝大多数作者报道病例复发率为 10%～20%[12-13, 20]，少数作者[21, 22] 报道了更低的复发率（5%～6%），但是样本量太小（18 名和 41 名患者），随访时间太短（10 个月），无法产生有意义的结果。在其他大样本且随访时间更长的研究，在不考虑结肠切除长度和是否联合肛提肌成形术的情况下，所报道的复发率为 14%～18%[7, 23]。

作为减少复发的一种措施，联合行肛提肌成形技术被提出来。Chun 等[5] 通过一项非随机对照研究证实了它的疗效，该研究显示平均随访 28 个月，未联合肛提肌成形术者复发率 20.6%，联合采用肛提肌成形术者复发率 7.7%，两组在功能改善方面无显著差异。这些结论得到了 Habr-Gama 等[9] 的证实，他们报道无论是否施行了结肠肛管吻合术，术后 24 个月复发率为 7%。

切除的长度可能是和脱垂复发相关的另一个争论，但是尚没有研究能够证实这一观点。然而，如果保留的结肠还能自由活动或者盆膈结缔组织薄弱，那么这有可能会导致脱垂复发。

经会阴入路手术用于脱垂复发后的再次治疗是安全的，在推荐的治疗方法中，无论是 Altemeier 手术还是 Delorme 手术，都可以采用。然而，对于适合经腹手术的患者，有时可以考虑采用经腹直肠固定术。其他方法，如肛门后方修补、膨胀剂注射或骶神经刺激[18]，对于伴有大便失禁患者也常常是有益的。

五、功能的改善

手术后的功能恢复是非常重要的。然而，在绝大多数研究中都缺乏这方面的信息，只有近期的几篇文献报道了一个经过验证的生命质量问卷。

约 80% 接受 Altemeier 手术的患者表现有大便失禁，这种症状与直肠外脱垂密切相关[12, 15, 18, 23]。据报道，手术可以使 70%～100% 患者得到改善[5, 9, 17]。而另一方面，有些患者治疗后反而出现了新发的轻度大便失禁（稀便、固体便）。

导致大便失禁的原因，包括脱垂本身对肛门内括约肌的抑制或盆底交感神经的损伤。然而，已有研究表明阴部神经病变与失禁无关，因为即使是严重阴部神经病变的患者，其失禁也会在 Altemeier 手术后有所改善[24]。当前认为，由于切除了直肠壶腹，丧失了储备功能和顺应性，进而导致失禁加重。

六、与其他手术的比较

采用经腹入路或经会阴入路治疗全层直肠脱垂，哪种手术方法最好是一项长期的争论，最近的一项来自欧洲的多中心随机对照试验（Prosper 试验）对此进行了研究，近 300 名全层直肠脱垂患者被随机采用不同入路手术治疗（经腹与经会阴、直肠缝合固定与直肠切除、Delorme 与 Altemeier）。在这个试验中，尽管并非所有的患者都是随机接受治疗的，但就复发和生命质量而言，经腹组和经会阴组的结果在统计学上没有显著性差异[25]。

参 考 文 献

[1] Altemeier WA, Giuseffi J, Hoxworth P (1952) Treatment of extensive prolapse of the rectum in aged or debilitated patients. AMA Arch Surg 65:72–80

[2] Zuo ZG, Song HY, Xu C et al (2010) Application of

Altemeier procedure in the emergent management of acute incarcerated rectal prolapse. Zhonghua Wei Chang Wai Ke Za Zhi 13:427– 429

[3] Voulimeneas I, Antonopoulos C, Alifierakis E et al (2010) Perineal rectosigmoidectomy for gangrenous rectal prolapse. World J Gastroenterol 16:2689–2691

[4] Altomare DF, Rinaldi M (2008) Perineal approach to external rectal prolapse: The Altemeier Procedure. In: Altomare DF, Pucciani F (eds) Rectal prolapse, diagnosis and clinical management. Springer–Verlag Italia, Milan, pp 97–102

[5] Chun SW, Pikarsky AJ, You SY et al (2004) Perineal rectosigmoidectomy for rectal prolapse: role of levatorplasty. Tech Coloproctol 8:3–8

[6] Pescatori M, Zbar AP (2009) Tailored surgery for internal and external rectal prolapse: functional results of 268 patients operated upon by a single surgeon over a 21–year period. Colorectal Dis 11:410–419

[7] Altomare DF, Binda G, Ganio E et al (2009) Long–term outcome of Altemeier's procedure for rectal prolapse. Dis Colon Rectum 52:698–703

[8] Hammond K, Beck DE, Margolin DA et al (2007) Rectal prolapse: a 10–year experience. Ochsner J 7:24–32

[9] Habr–Gama A, Jacob CE, Jorge JM et al (2006) Rectal procidentia treatment by perineal rectosigmoidectomy combined with levator ani repair. Hepatogastroenterology 53:213–217

[10] Di Lena M, Angarano E, Giannini I et al (2013) Strangulated ileal trans–coloanal–anastomotic hernia: A complication of Altemeier's procedure previously never reported. World J Gastroenterol 19:776–777

[11] Finlay IG, Aitchison M (1991) Perineal excision of the rectum for prolapse in the elderly. Br J Surg 78:687–689

[12] Williams JG, Rothenberger DA, Madoff RD et al (1992) Treatment of rectal prolapse in the elderly by perineal rectosigmoidectomy. Dis Colon Rectum 35:830–834

[13] Kim DS, Tsang CB, Wong WD et al (1999) Complete rectal prolapse: evolution of management and results. Dis Colon Rectum 42:460–466

[14] Prasad ML, Pearl RK, Abcarian H et al (1986) Perineal proctectomy, posterior rectopexy, and postanal levator repair for the treatment of rectal prolapse. Dis Colon Rectum 29:547–552

[15] Porter NH (1971) Surgery for rectal prolapse. Br Med J 3:113

[16] Friedman R, Muggia–Sulam M, Freund HR (1983) Experience with the one–stage perineal repair of rectal prolapse. Dis Colon Rectum 26:789–791

[17] Zbar AP, Takashima S, Hasegawa T et al (2002) Perineal rectosigmoidectomy (Altemeier's procedure): a review of physiology, technique and outcome. Tech Coloproctol 6:109–116

[18] Marino F, Binda G, Ganio E (2007) Long–term outcome of Altemeier procedure for full thickness rectal prolapse. A survey of 6 colorectal units. Tech Coloproctol 11:172–173

[19] Cirocco WC (2010) The Altemeier procedure for rectal prolapse: an operation for all ages. Dis Colon Rectum 53:1618–1623

[20] Takesue Y, Yokoyama T, Murakami Y et al (1999) The effectiveness of perineal rectosigmoidectomy for the treatment of rectal prolapse in elderly and high–risk patients. Surg Today 29:290– 293

[21] Gopal KA, Amshel AL, Shonberg IL et al (1984) Rectal procidentia in elderly and debilitated patients. Experience with the Altemeier procedure. Dis Colon Rectum 27:376–381

[22] Ramanujam PS, Venkatesh KS (1988) Perineal excision of rectal prolapse with posterior levator ani repair in elderly high–risk patients. Dis Colon Rectum 31:704–706

[23] Ris F, Colin JF, Chilcott M et al (2012) Altemeier's procedure for rectal prolapse: analysis of long–term outcome in 60 patients. Colorectal Dis 14:1106–1111

[24] Steele SR, Goetz LH, Minami S et al (2006) Management of recurrent rectal prolapse: surgical approach influences outcome. Dis Colon Rectum 49:440–445

[25] Senapati A, Gray RG, Middleton LJ et al (2013) PROSPER: a randomised comparison of surgical treatments for rectal prolapse. Colorectal Dis. doi:10.1111/codi.12177

第 17 章　直肠内脱垂的快速手术方式

The Express Procedure for Internal Rectal Prolapse

Pasquale Giordano　Sophia Cashmane　**著**

唐龙观　王凤玫　吴桂珠　孙秀丽　**译**

一、概述

骨盆外直肠悬吊术（express procedure）是一种发展中的手术，旨在恢复直肠内脱垂的解剖位置，同时有望改善潜在的生理功能异常。该手术是经会阴方式完成，限制直肠移动度。在适当的情况下，可与直肠前突手术相结合。手术包括"提拉"直肠，以及利用商业化的持久性胶原生物材料（Permacol™，美国 Aldershot 组织科学实验室有限公司）加固直肠阴道壁。

二、患者的选择

该手术适用于严重直肠排空功能障碍的患者，这类患者的直肠造影检查通常显示直肠排空障碍的环形全层肠套叠影像。在考虑对患者进行手术治疗之前，所有患者必须尝试过一个最佳的保守治疗方案，以及在监督下完成排便再训练计划。如果合并直肠前突，只有在直径＞ 2cm，直肠造影检查时，排空后钡剂仍有残留的情况下才能予以修补治疗。

三、手术技术

手术当天磷酸盐灌肠排空直肠，麻醉方式采用全麻或局部麻醉均可，患者的体位采用改良截石位。术前导尿，麻醉诱导时给予头孢呋辛 750mg 和甲硝唑 500mg。直肠阴道平面注射 1 ∶ 300 000 肾上腺素盐水溶液后，在阴道直肠之间的会阴体中线处做一新月形切口。切口开始于肛门外括约肌前方水平并向头侧延伸至直肠阴道水平，在切开过程中注意避免损伤括约肌复合体、直肠或阴道。切口边缘放置一个星形肛门牵开器可以有利于术者进行组织分离。由于术中常发生阴道静脉丛出血形成血肿，所以要进行细致止血。沿着直肠阴道间隙平面剥离至阴道后穹窿，直至 Dennvillier 筋膜水平。向前方牵拉阴道后壁，暴露肛提肌内侧缘。从两侧耻骨直肠肌轻轻剥离直肠前壁，尽可能地向两侧剥离，这样才能使得直肠具有活动性。向侧方牵拉耻骨直肠肌外侧有助于直肠侧壁剥离术，这种分离方法可以暴露出远端直肠前外侧 12～15cm。在男性患者中，从前列腺后方可以进行相似的组织分离。贴近直肠壁进行分离至关重要，特别是在前列腺的下外侧，细致小心地组织分离可以减少损伤盆腔神经的风险。

经会阴解剖分离成功后，在耻骨结节的内侧和上方各做 2 个直径为 2cm 的皮肤切口，每侧各一个。用 J 针将 2-0 二氧杂环酮缝线缝至两侧耻骨的骨膜和肌腱附着处。缝线留有足够长并确保针头完好无损，剪断缝线。手术切口需要足够深确保可以进入耻骨后间隙。经阴道外侧会阴切口插入特制的隧道器，通过耻骨后间隙向上插入膀胱前方，在耻骨后面穿过耻骨上的切口（图 17-1A）。在引导隧道器向上穿刺过程中，尽可能地上下钝性分离至皮肤水平，以防止损伤膀胱和阴道。

隧道穿刺器的顶端用一个橄榄状的塑料，塑料上附着一个 T 形的 Permacol™ 条带（图 17-1B）。然后将该条带向下拉至会阴切口，横跨 2cm 宽，用 2-0 PDS 缝合到直肠前外侧壁上，下缘缝合至在括约肌复合体上缘上方 6～8cm 处（图 17-1C）。利用血管钳将 T 形带的垂直部分从耻骨上皮肤切口牵出，同样处理另一侧。T 形带放置好后，从耻骨上切口垂直牵拉带子，但不能过度牵拉直肠。固定后，将 T 形条带的近端部分用之前放置的 2-0 PDS™ 缝线缝合到耻骨骨膜上（图 17-1D）。如果同时存在直肠前突，可以同时使用 Permacol™ 修补。补片大小为 5cm×5cm，侧面有 2 个侧支。使用 2-0 PDS™ 缝线将补片间断缝合至直肠前壁（图 17-2）。侧翼走行于耻骨直肠肌后方，利用 J 形针和 2-0 PDS™ 缝线缝合至坐骨内侧面的骨膜上，与直肠前突同一水平。从阴道切口进行上述操作，主要原理是加强直肠阴道隔，同时限制能够引起直肠前突的直肠前壁膨出。

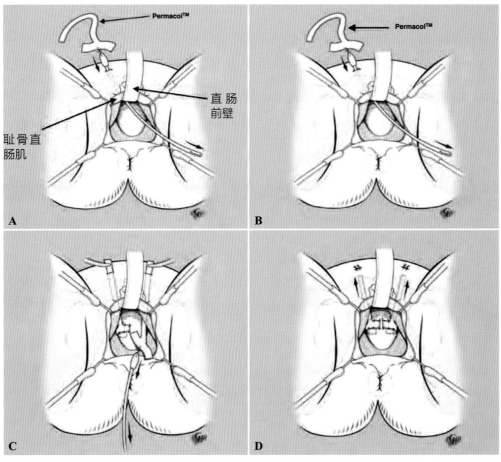

▲ 图 17-1 肠套叠快速手术

A. 特制穿刺器经会阴切口（阴道外侧）向上插入耻骨后方，穿过耻骨上皮肤切口，穿刺过程中需防止损伤膀胱；B. 隧道穿刺器的顶端用一个塑料橄榄代替，橄榄上附着一个 T 形的 Permacol™ 条带；C. 将 T 形带拉至会阴切口，定位，使该条的横向部分位于直肠前外侧壁上约 8cm 以上的括约肌复合体上缘。第二条也同样地放在另一侧；D. 轻轻牵拉 T 形带的尖端缝合至耻骨的骨膜上。经许可引自参考文献 [1]

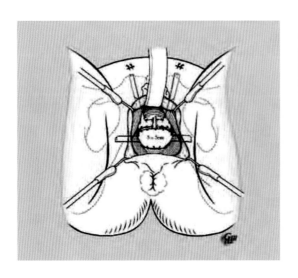

◀ 图 17-2 合并直肠脱垂修复术

Permacol™ 补片覆盖于直肠阴道隔缺损处上方，侧翼缝合至坐骨结节。经许可引自参考文献 [1]

四、结果

我们的初步经验包括 17 例患者[1]。13 例患者（均为女性）同时行直肠脱垂修补术。临床资料见表 17-1。平均随访时间为 12 个月（6~20 个月）。

表 17-1　直肠肠套叠患者的基本资料（*N*=17）

患者特征和症状	
年龄（岁）	47（20—67）
性别（男：女）	4：13
症状持续时间（个月）	36（5~400）
既往盆腔手术（*N*）	9（股薄肌再造肛门新括约肌 2 例，阴道悬吊术 4 例，子宫切除术 3 例）
分娩次数	3（0~5）
症　状	
排便不畅	16
排便费力	13
肛门直肠疼痛	8
肠脱垂	7
直肠出血	7
反复如厕	7
黏液便	6
大便失禁	5
尿失禁	5

对于年龄、产次和症状持续时间，采用中位数（范围）。每种症状的频率按照报告该症状的患者例数（共 17 例）表示

术中无严重并发症。1 例患者在手术时直肠前壁受伤并修复，随后在直肠阴道平面出现脓毒症，需要引流和造口。另外 2 例患者出现局部脓毒症，1 例需要手术引流。尽管有脓毒症，但没有 1 例患者需要清除植入网片。术后并发症还包括神经痛（*N*=3），所有病例在随访期间均得到缓解。没有患者报告性功能有任何变化，特别是没有 1 例女性报告性交困难。

6 个月复查时，所有患者均报告与脱垂和排空功能相关的症状明显改善。所有患者

的失禁没有比术前加重，生活质量也显著提高。肛门直肠生理学显示最大耐受容积和盆底下降显著减少，其他检测指标无变化。14 例患者术后进行了直肠造影检查，在这些患者中，有 10 例肠套叠通过手术得到改善。此外，在 14 例行术后直肠造影的患者中，有 11 例接受了直肠前突修复术，其中 8 例没有直肠前突的影像学表现。其余 3 例均表现为巨大直肠前突（8cm、8cm 和 6.5cm），术后直肠前突明显缩小（分别为 3cm、2.5cm 和 2.5cm）。

无论术后是否存在影像学改善，所有患者的功能恢复无明显差异。

五、讨论

直肠排空功能障碍的患者可能会出现各种症状，通常是非特异性的，对生活质量的影响不尽相同。排粪造影只能显示可能存在的形态异常。然而，在正常人身上也可以发现类似的形态学异常[2]，因此不能单独作为手术的指征。此外，正如我们的经验所证实的，外科手术后症状的改善并不一定与术后真实的直肠造影显示的解剖外观改善相关。然而，我们相信，在没有盆底协同失调的患者中，最佳的保守治疗方案对严重的症状无疗效时，直肠造影上显示的大体解剖异常可能是导致其症状的原因。尽管有这些局限性，这项新技术的基础是用一种比传统方法更有效、更微创的方法来矫正解剖异常。

直肠肠套叠通常发生在离肛管直肠交界 6～8cm 处[3, 4]。我们的目的是固定这个区域以防止肠套叠。经腹部到达这个区域，分离直肠至盆底是必需的，这种分离对盆腔自主神经有潜在危害，可能导致术后便秘[5]。此外，在腹侧直肠固定术中，直肠不完全游离可能导致固定不充分并引起不良的结果。通过会阴入路的快速手术可以相对容易地进入关键区域，而不会侵袭腹腔，并期望减少对骨盆神经的危害。在直肠前壁放置 Permacol™ 网片能够从直肠起始点起到预防作用，而且对整个盆底起到支撑作用，盆底下降得到明显缓解可以对此证明。另外，Permacol™ 网片贴附于直肠阴道隔，其侧面附着于坐骨，支撑直肠前壁，对于术后出现的直肠前突能够起到很好的治疗效果。

快速手术中需要在直肠阴道平面行分离术具有一定的风险性，分离过程中可能发生阴道或直肠穿孔。尽管利用网片能够修复这些缺陷，但人们仍然担心异物的存在会影响伤口愈合并引起网片暴露或侵蚀，就像直肠前突修复中的合成网一样（未发表的研究结果）。根据笔者的经验，即使当局部脓毒症发生时，植入物的暴露或侵蚀也从未发生过，植入网片也从来没有被移除过[1, 6]。

参 考 文 献

[1] Williams NS, Dvorkin LS, Giordano P et al (2005) EXternal Pelvic REctal SuSpension (Express procedure) for rectal intussusception, with and without rectocele repair. Br J Surg 92:598–604

[2] Pomerri F, Zuliani M, Mazza C et al (2001) Defecographic measurements of rectal intussusception and prolapse in patients and in asymptomatic subjects. Am J Roentgenol 176:641–645

[3] Brodén B, Snellman B (1968) Procidentia of the rectum studied with cineradiography. A contribution to the discussion of causative mechanism. Dis Colon Rectum 11:330–347

[4] Ihre T (1990) Intussusception of the rectum and the solitary ulcer syndrome. Ann Med 22:419– 423

[5] Huber FT, Stein H, Siewert JR (1995) Functional results after treatment of rectal prolapse with rectopexy and sigmoid resection. World J Surg 19:138–143

[6] Williams NS, Giordano P, Dvorkin LS et al (2005) External Pelvic Rectal Suspension (The Express Procedure) for Full–Thickness Rectal Prolapse: Evolution of a New Technique. Dis Colon Rectum 48:307–316

第 18 章　经会阴直肠前突矫正术

Transperineal Rectocele Correction

Giovanni Milito　Federica Cadeddu　Giorgio Lisi　著

唐龙观　王凤玫　吴桂珠　孙秀丽　译

一、概述

直肠前突是直肠经直肠阴道筋膜和阴道后壁形成突向阴道的疝。在有多次阴道分娩史的女性多见，其中 80% 的病例无症状[1]。有症状的直肠前突并不常见，通常绝经后女性症状比较明显，出现排便障碍和便秘（表 18-1）[2, 3]。

表 18-1　直肠脱垂相关症状

症　状	患病率（%）
排便不畅	75～100
手助排便	20～75
直肠疼痛	12～70
直肠出血	20～60
失禁	10～30

直肠前突按其位置可分为低位、中位、高位和（或）按尺寸分为小（＜ 2cm）、中（2～4cm）或大（＞ 4cm）。尺寸的测量是在直肠造影时，从肛管前壁向上画一条线，向前测量大小[4]。根据排粪造影也可分为 3 个临床阶段（表 18-2）。

当保守治疗失败时，应考虑手术。精确地形态功能评估及适应证的严格把握对于获得满意疗效至关重要[5]。

直肠前突修补术的目的是恢复阴道正常解剖结构以及维持膀胱、肠道和性功能的正常。

表 18-2　直肠脱垂分类

I	单发的经直肠阴道隔的指状直肠前突
II	大的、囊状、直肠阴道隔松弛、直肠前方黏膜脱垂、Douglas 腔深
III	直肠前突伴肠套叠和（或）直肠脱垂

经会阴修复筋膜缺损可恢复正常解剖并缓解临床症状。目前临床上已经应用各种合成和非合成的植入材料修复直肠前突，以提高解剖和功能恢复的效果。有症状的直肠前突会导致患者出现排便障碍和便秘，而通过手术修复可以缓解临床症状。

盆底重建手术得到进展的原因部分归功于应用新型植入材料，植入材料的应用能够加固和修复骨盆巨大的筋膜缺损，而最大限度地减少移植物相关的不良影响和术后并发症的发生[6]。

二、治疗前评估

虽然体格检查时可以发现直肠肛管套叠，但是在进行排粪造影检查时，更容易发现。对有症状的患者排粪造影是很有效的检查手段[7]。排粪造影对于记录由于排便障碍症状而引起的解剖变化是至关重要的。尤其是造影检查能够区分直肠肛管肠套叠和直肠黏膜内脱垂，并记录和量化直肠肠套叠程度。通过排粪造影还可以发现其他异常，如直肠前突、骨盆底减弱伴会阴下降、或者耻骨直肠肌在用力和排空过程中不能放松，这通常与盆腔会阴协同失调有关。如文献所示，直肠肛管肠套叠是引起排便障碍的主要原因。排粪造影不仅可以评估直肠，还可以评估直肠阴道间隙和阴道，根据检查结果判断是否存在相关的肠疝，或者中盆腔、前盆腔支撑组织障碍。

然而，值得注意的是，即使无症状的患者在检查过程中也会出现直肠壁暂时内陷的现象。在更复杂的病例中，因涉及多个脏器和组织功能，动态磁共振检查能够更好地了解盆腔器官和相关结构的关系。骨盆神经生理测试（肛门括约肌肌电图记录）和肛门直肠压力测定也很有用，尤其是在评估括约肌张力方面。肛门直肠压力测定是一项非常重要的检查手段，它可以检测出骨盆的协同失调，为决定进行盆腔康复治疗提供了基本的诊断标准。

三、治疗方案和禁忌证

直肠前突外科修复指征的特异性选择标准一直是争论的焦点。当直肠前突深度＞ 3cm 时，如果排粪造影时有明显的钡潴留，或者如果排便常常需要手指辅助排便以获得满意的排空，则建议手术修复[8, 9]。然而，多个研究表明直肠前突的大小或钡潴留的程度与直肠前突修复的症状或结果之间没有相关性[10, 11]。一些研究者[5, 6, 12]表明经典的直肠前突修复术后，功能没有恢复的主要原因有直肠套叠、直肠脱垂和肠疝。

因此，经会阴入路行直肠前突矫正术只能用于单纯的 I 型直肠前突，否则仅修复筋膜缺损就无法矫正直肠肠套叠或直肠脱垂，无法恢复正常解剖结构。

四、手术方式

解剖功能的异常可以独立于临床症状，因此行外科手术治疗时必须慎重考虑。大便软化剂、泻药、行为干预帮助一些患者，但往往不能提供满意的长期效果。然而，症状严重的患者可能是手术治疗的最佳人选。

直肠前突修补术的目的主要是恢复正常的阴道解剖结构、恢复或维持正常的膀胱和性功能。以前，结直肠外科医师采用传统的方法通过经肛黏膜切除和直肠前壁折叠修复直肠前突。妇科医师采用阴道入路，切除部分阴道后壁，同时行前部肛提肌成形术[13]。

这两种技术都有明显的缺点。经肛门修补术可以显著降低术后的静息压和收缩压，尽管将肛门回缩量降至最低[14]，与阴道后壁修补术相比，经肛门修补术导致肠疝复发率更高。反之，阴道后壁修补术可能导致性交困难和术后镇痛需求增加，且不能消除排便不尽感症状[15]。Richardson[16]认识到修复筋膜缺损比叠瓦式缝合阴道或直肠壁更为重要，他是第一个描述通过阴道后壁切口和间断缝合修复缺损边缘的人。因此，有人主张用网片加强经阴道修补术[12, 17, 18]。

（一）手术技巧

会阴横切口（图 18-1）。肛门外括约肌与阴道后壁之间的切口可以使用电刀，这样可以确保细致地止血。向上剥离至阴道顶点，暴露出直肠前突、直肠周围筋膜和提肌弓（图 18-2）。

分离直肠与阴道后壁间隙直至阴道顶端，会阴筋膜及提肌板的正中边缘。

以前，在特定部位修补后，用可吸收线在肛提肌腱弓处缝合 4～5 针，从阴道顶端附近开始，一直延伸到会阴体，并在该处放置阴道填塞物。现在使用这项技术时，并不需要点对点缝合及使用阴道填塞物[4-6, 19]。

生物网片放置在直肠阴道间隙，固定于缝合线上（图 18-3）。

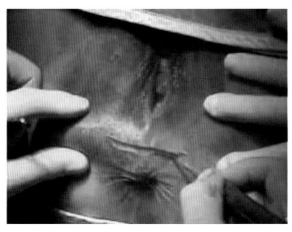

▲ 图 18-1　会阴横切口

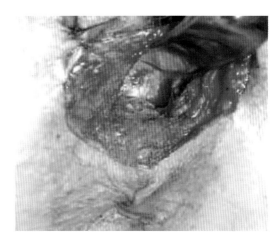

▲ 图 18-2　手术技巧示意图

直肠和阴道后壁之间的间隙向上分离至阴道顶点、会阴筋膜和提肌板的正中边缘

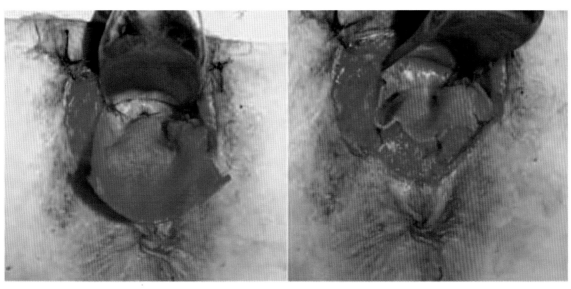

▲ 图 18-3　经会阴直肠膨出修补术

网片放置于直肠阴道间隙，用缝线间断缝合固定两侧肛提肌

使用相同类型的缝线，将植入物缝合到对侧的肛提肌腱弓上，然后闭合会阴切口（图 18-4 和图 18-5）。放置导尿管 24h。

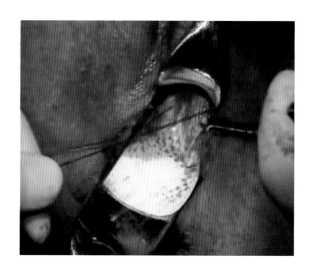

▲ 图 18-4　闭合会阴切口示意图
从阴道顶端开始一直到会阴体，在提肌板两侧分别缝合 4～5 根可吸收缝线

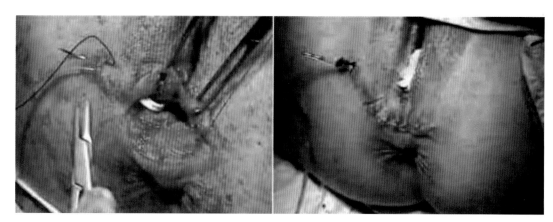

▲ 图 18-5　阴道填塞及放置尿管示意图
术后阴道填塞 24h，导尿管也要放置 24h

预防性使用抗生素和抗菌冲洗液可降低术后感染的风险。患者在手术开始时和术后 5d 静脉注射甲硝唑 500mg，每日 3 次[6]。

（二）评论

直肠前突手术的目的是恢复正常的解剖结构，恢复或维持正常的排便和性功能[13, 20]。

有 3 种不同的方法用于直肠前突修复：①经肛门途径，包括黏膜切除和直肠前壁折叠术；②经阴道途径，包括部分阴道后壁切除和前部肛提肌成形术；③经会阴入路，包括直肠前突的腔外前入路和直肠阴道间隙的生物网片植入术[6, 8, 21]。

经肛和经阴道修补术都显示出一些局限性，即经肛门修补术后静息和收缩压压力降低，经阴道修补术后性交困难和排便障碍持续存在[21]。经会阴入路使用生物网片加强直肠阴道隔显示出良好的治疗结果（表18-3）。

表 18-3　经会阴途径临床研究情况

作者（参考文献）	患者数量（N）	随访时间（个月）	治愈率（%）	并发症（%）
Kohli 等（2003）[18]	43	12	100	–
Leventoglu 等（2007）[22]	84	14	100	8.4
De Tayrac 等（2007）[23]	143	13	96.5	6.8
Smart 等（2007）[5]	10	–	91	7
Milito 等（2010）[6]	10	24	100	1（尿路感染）

虽然应用生物网片经会阴修补直肠前突的临床研究很少，但文献回顾表明，所有作者都报道了良好的结果。

五、总结

总之，由于避免使用直肠缝合，并保护直肠和阴道，因此使用生物网片经会阴直肠前突修复术似乎是一种有效和安全的方法，并且避免了与合成补片相关的并发症[24]。

会阴修补术具有很高的伤口感染率，以及形成慢性感染和瘘管形成的风险，使用生物网片似乎可以减少这些并发症的发生[19, 25]。

参 考 文 献

[1] Dietz HP, Steensma AB (2006) The role of childbirth in the aetiology of rectocele. BJOG 113:264–267

[2] Dietz HP, Lanzarone V (2005) Levator trauma after vaginal delivery. Obstet Gynecol 18:707– 712

[3] Ellis CN (2005) Treatment of obstructed defecation. Clin Colon Rectal Surg 18:85–95

[4] Jorge JM, Wexner SD (1993) Etiology and management of fecal incontinence. Dis Colon Rectum 36:77–97

[5] Smart NJ, Mercer–Jones MA (2007) Functional outcome

after transperineal rectocele repair with porcine dermal collagen implant. Dis Colon Rectum 50:1–6

[6] Milito G, Cadeddu F, Large M et al (2010) Transperineal rectocele repair with porcine dermal collagen implant. A two–years clinical experience. Pelviperineology 29:76–78

[7] Givel JC, Mortensen N, Roche B (eds) (2010) Anorectal and colonic diseases: a practical guide to their management. Springer, Berlin

[8] Murthy VK, Orkin BA, Smith LE, Glassman LM (1996)

Excellent outcome using selective criteria for rectocele repair. Dis Colon Rectum 39:374–378

[9] Karlborm U, Graf W, Nilsson S, Pahlman L (1996) Does surgical repair of a rectocele improve rectal emptyng? Dis Colon Rectum 39:1296–1302

[10] Haligan S, Bartram CI (1995) Is barium trapping in rectoceles significant? Dis Colon Rectum 38:764–768

[11] Dam J H van, Ginai AZ, Gosselink MJ et al (1997) Role of defecography in predicting clinical outcome of rectocele repair. Dis Colon Rectum 40:201–207

[12] D'Hoore A, Vanbeckevoort D, Penninckx F (2008) Clinical, physiological and radiological assessment of rectovaginal septum reinforcement with mesh for complex rectocele. Br J Surg 10:1264–1272

[13] Maher C, Baessler K, Glazener CM et al (2004) Surgical management of pelvic organ prolapse in women. Cochrane Database Syst Rev 4:CD00401414.

[14] Ho YH, Ang M, Nyam D et al (1997) Transanal approach to rectocele repair may compromise anal sphincter pressures. Dis Colon Rectum 41:354–358

[15] Kahn MA, Stanton S (1997) Posterio colporrhanphy: its effects on bowel and sexual function. Br J Obset Gynaecol 104:82–86

[16] Richardson AC (1993) The rectovaginal septum revisited: its relationship to rectocele and its importance in rectocele repair. Clin Obstet Gynecol 36:976–983

[17] Dell JR, O'Kelley KR (2005) Pelvisoft BioMesh augmentation of rectocele repair: the initial clinical experience in 35 patients. Int Urogynecol J Pelvic Floor Dysfunct 16:44–47

[18] Kohli N, Miklos J (2003) Dermal graft – augmented rectocele repair. Int Uregynecol Pelvic Floor Dysfunct 14:146–149

[19] Milito G, Cadeddu F, Grande M et al (2009) Advances in treatment of obstructed defecation: Biomesh transperineal repair. Dis Colon Rectum 52:2051

[20] Brandt LJ, Prather CM, Quigley EM et al (2005) Systematic review on the management of chronic constipation in North America. Am J Gastroenterol 1: S5–S21

[21] Pescatori M, Milito G, Fiorito M, Cadeddu F (2009) Complications and reinterventions after surgery for obstructed defecation. Int J Colorectal Dis 24:951–959

[22] Leventoglu S, Mentes BB, Akin M et al (2007) Transperineal rectocele repair with polyglycolic acid mesh: a case series. Dis Colon Rectum 50:2085–2092

[23] De Tayrac R, Devoldere G, Renaudie J et al (2007) Prolapse repair by vaginal route using a new protected low–weight polypropylene mesh: 1–year fuctional and anatomical outcome in a prospective multicenter study. Int Urogynecol J Pelvic Florr Dysfunct 18:251–256

[24] Hanson JM, Aspin B, Spalding LJ, Varma JS (2004) Transperineal repair of rectocele using porcine collagen. Colorectal Dis 6:36

[25] Altman D, Zatterstrom J, Mellgren A et al (2006) A three–year prospective assessment of rectocele repair using porcine xenograft. Obset Gynecol 107:59–65

第 19 章　应用网片的直肠固定术

Mesh Rectopexy (Ripstein, Orr–Loygue, Wells, and Frykman–Goldberg)

Aldo Infantino　Andrea Lauretta　**著**

肖斌梅　吴桂珠　孙秀丽　**译**

一、概述

通过手术治疗完全性直肠脱垂（complete rectal prolapse，CRP）已经成为共识。直肠内套叠（rectoanal intussusception，RAI），亦被称为内脱垂，通常被认为是一种需要治疗的临床状况。但是此状况也可以发生在健康的人身上[1]，并且对其影像学检查也存在着争议[2]。因此，对于有症状的直肠内套叠进行手术治疗仍然存在争议。治疗上首选直肠训练（如高纤维饮食、使用缓泻药、避免手指通便及盆底功能锻炼），对保守治疗失败的患者才考虑手术治疗。大便失禁（FI）及便秘综合征（ODS）会加重完全性直肠脱垂和直肠内套叠。30%～80% 完全性直肠脱垂患者合并有大便失禁[3]，在直肠内套叠的患者中，这个比例达到了约 44%[4]。大便失禁及便秘综合征通常表现为排便费力、排便不尽感、里急后重、排便频率增加、手助排便、使用灌肠和（或）直肠栓剂协助排便[5]。此外，直肠内套叠及完全性直肠脱垂常与盆腔器官脱垂相关[6]。许多主诉为盆腔单腔室脱垂的患者可能存在盆腔多腔室脱垂。多种不同程度的盆底缺陷可以相互影响并同时发生在一位患者上。如直肠膨出、直肠黏膜隐性脱垂或直肠全层脱垂通常与肠疝、子宫阴道膀胱脱垂相关[7]。因此一种特殊的病理生理学理论被提出[8]，即其主要机制不单单是机械性的，同时具有生物学因素。此理论在可通过以下情况得到验证，即心理治疗介入以及改善全胃肠道运动而非单纯大肠可得到更好的治疗效果[9-10]。总体来说，现阶段完全性直肠脱垂及直肠内套叠的管理及治疗远谈不上标准。手术治疗通常选择经腹或经会阴入路。经腹直肠固定术相比于经会阴手术创伤过大，不过腹腔镜的出现使得这一缺陷不复存在[11, 12]。经腹直肠固定术的主要优势在于可以降低复发率并且获得较好疗效。不同的经腹手术方式目的相同，均为直肠游离及直肠固定，但是不同手术方式在直肠游离的程度及直肠固定的方法上不尽相同。目前对于最佳的手术方案仍存在巨大的争议，包括是否使用网片将直肠固定于骶骨上、使用经腹正中入路（Ripstein）还是后路（Wells 或 Orr-Loygue）技术、直肠固定术是否同时切除乙状结肠、网片种类的选择（可吸收、不可吸收、生物学材料）等。

二、手术技巧

（一）Ripstein 手术

Ripstein 手术包括完全游离直肠并使用阔筋膜作为补先将直肠固定于骶骨陷凹上。目前人工合成网片已经取代了阔筋膜，并且可以通过腹腔镜手术完成。但是该手术技术并未取得巨大成功，因为此手术术后患者持续便秘的发生率远高于肠切除直肠固定术（57% vs. 17%，P=0.03），且约 12% 的患者术后出现新发便秘症状[13]。Schultz 等学者研究表明这种术后便秘在直肠内套叠的患者中更易发生[14]。其发生原因为术后肠道运输时间的增加[15]。Ripstein 技术已经被证实可以使脱垂达到很好的解剖学修复，并且可以改善控便，但是术后新发便秘发生率较高，笔者更倾向于使用其他手术技术[13]。

（二）Wells 手术

在 Wells 手术中，打开两侧直肠周围腹膜，切开直肠系膜直至肛提肌水平从而完全游离直肠，术中避免损伤骶前神经丛。将一块 4cm×6cm 大小的不可吸收网片固定于骶骨陷凹，将网片两侧翼固定于直肠侧壁[16]。腹腔镜手术技术也已经成功应用于该手术，且无重大术中及术后并发症。在一项 77 例患者的调查报道中，36% 的患者便秘情况得到改善。虽然 90% 的患者经过长期随访可以得到满意的手术效果，仍有 18% 的患者出现新发便秘[17]。对于行全子宫切除术后出现直肠及阴道脱垂的患者，有学者提出了一种新的手术改进方案，即 Wells 手术修复肠疝后同时使用吊带将阴道穹窿固定[18]。

（三）Orr-Loygue 手术

Orr 提出，游离直肠及周围器官后，通过将肌筋膜远端缝合于直肠侧壁，近端缝合于骶前筋膜，从而将直肠固定于骶骨岬部。Loygue 则改进了此技术[19]，使用不可吸收缝线 4～5 针将 3cm 宽的人工合成网片缝合固定于低位腹膜外直肠前外侧。为保障网片无张力，使用保留神经技术将网片缝合固定于骶骨陷凹，缝合间距 2～3cm。在笔者所在医院外科病房，为了减少直肠的游离程度并改善神经的保留情况，使用了改良的 Orr-Loygue 手术。为了减少直肠侧壁韧带的损伤，术中尽量减少直肠前壁及侧壁的游离。将裤子形状的聚丙烯网片缝合固定于骶骨陷凹并缝合于直肠前外侧壁，网片远端缝合固定于阴道顶端或阴道穹窿。这项改良的手术技术在超过 90 名患者中取得了较好的疗效，且 99 名患者术后仅有 2 名患者出现了便秘[20]。通过系统回顾，经腹正中直肠固定术对于完全性直肠脱垂及直肠内套叠的疗效是肯定的[21]。在 12 项涉及 728 名患者的非随机病例系列研究中，7 项研究使用了 Orr-Loygue 手术技术（经腹正中直肠固定术及盆底直肠后壁游离），而另外 5 项研究中未进行直肠后壁的游离。总体来说，大便失禁及便秘的加权平均改善率分别为 45% 及 24%，且总复发率低至 3.4%。术后新发便秘的加权平均发生率为 14.4%。因此作者总结认为避免直肠后壁游离可以有效地减少术后便秘的发生率[21]。即使在进行 Orr-Loygue 手术时选择性减少直肠后壁的游离程度，术后仍有新发便秘的存在，只是其程度相对于直肠固定术较轻。

（四）Frykman-Goldberg 手术

Frykman 和 Goldberg 尝试使用乙状结肠切除术治疗直肠脱垂以避免术后便秘的发生[22]。直肠固定加乙状结肠切除术（Frykman-Goldberg 技术）将直肠固定术与乙状结肠切除术相结合，缓解了术后便秘的发生，因此被广大术者喜爱[23]。对完全性直肠脱垂的患者进行该手术的结果是令人惊喜的，术后出口梗阻及大便失禁的改善率分别达到了 81% 和 72%。仅有 2 名患者出现了术后新发排便功能改变[24]。乙状结肠切除确实避免了术后便秘的发生，但是存在吻合口相关风险[25, 26]。相对于 Wells 手术，直肠固定加乙状结肠切除术在直肠功能恢复及术后复发率相似，但术后并发症发生率明显降低[27]。

三、讨论

由于缺少前瞻性随机研究，没有办法对治疗完全性直肠脱垂和直肠内套叠最佳手术方案作出权威结论。不幸的是，因为分类不同、对手术成功定义的不同及随访时间过短，很多研究都不具有可比性。对于完全直肠脱垂的权威治疗方案是手术，但是对于直肠内套叠的正确治疗手段仍需探讨。直肠内套叠难以治疗，而且治疗效果往往不佳。首选的治疗方案应为保守治疗，如饮食建议、生物反馈及盆底肌肉康复治疗可以改善肛门出口梗阻和大便失禁。即使在对直肠内套叠的患者采取严格的筛选标准，但仅有 2/3 的患者行直肠固定术后可以症状得到改善[28]。手术治疗直肠脱垂可以通过经腹入路或经会阴入路，但是推荐的手术入路仍有争议。经会阴入路术后并发症相对较低，更适用于耐受程度低的患者。然而，腹腔镜手术的应用使得最佳手术入路的争议再次被提出[29, 30]，因为腹腔镜手术创伤更小，而且在开放手术下的操作腹腔镜手术均可实现。实际上，腹腔镜手术远期发病率及死亡率更低，分别为 4%～9% 和 0%～3%[31]。这主要和腹腔镜术后疼痛少、术后镇痛要求低、伤口美观、术后恢复时间短，以及脱产休假时间短有关[26, 32, 33]。一些研究表明，腹腔镜手术优于开腹手术[34-36]。一项着重于经济方面的研究表明，腹腔镜直肠固定术相对于开放手术，除了更好地临床效果外，费用会更低[37]。因此，研究表明腹腔镜手术特别适用于年老耐受程度差的患者[38]。年龄不再是经腹直肠固定术的限制，并且研究证实 70 岁以上及 70 岁以下患者通过手术均可以得到类似的治疗效果[39]。笔者认为，当确定了选择经腹入路时，应该选择腹腔镜手术，即使目前的数据并未证实腹腔镜手术优于开放手术。腹部直肠固定术的主要缺点是术后便秘，主要由于切断直肠侧韧带和完全直肠游离所致的神经损伤[40, 41]。笔者团队推测 Orr-loygue 手术，尤其是在避免过度游离直肠时，可以减少这种术后功能性并发症，但是，目前仍未有发表的研究证实这个猜想。文献结果指出，Ripstein 手术在术后功能恢复方面效果相对不佳[42]。Orr-Loygue 手术由于游离的直肠前壁可以有效避免直肠狭窄，保留直肠活动性，相对于 Ripstein 手术来说更佳。Orr-Loygue 手术术后功能恢复相对于 Wells 手术更佳，但是也正如我们前面提到的，目前尚无发表文献证实。Portier 等指出，手术中减少解剖范围在术后复发率、便秘及大便失禁的改善情况上效果更佳[43]。73 名完全性直肠脱垂或直肠内套叠的患者接受了 Orr-

Loygue 直肠固定术，且术中避免过度解剖游离，术后复发率分别为 5.9% 和 0%；完全性直肠脱垂患者术后大便失禁和便秘的改善率分别为 58.1% 和 51.9%，而在直肠内套叠患者中，大便失禁和便秘的改善率分别为 70.6% 和 60%，且患者总体满意率高达 94.5%[43]。正如 D'Hoore 所述，越来越多的患者接受经腹直肠固定术，即使这并非本文主要阐释角度，仍应提出并强调[44]。术中保留直肠侧韧带，避免游离直肠后壁可以降低自主神经损伤率至接近于 0%。报道团队针对这项手术技术及改进方案在近期发表了文章阐释[45]，也许对术后便秘并发症的解决方案提供了确切的思路。最后，无论选择何种手术方案，为了避免术后严重并发症再行多次手术，术中同时修复会阴中腔室及后腔室缺陷仍然是必要的[46]。在同时合并生殖器官脱垂的患者中，行 Orr–Loygue 手术同时将子宫固定于骶骨岬被证实有效，且术后并发症发生率低，在 20 个月的随访过程中未出现复发患者[47]。在阴道顶端脱垂或肠疝的患者中，使用网片进行经腹阴道骶骨固定术的治愈率可达 90%[48]。对于合并有中腔室和后腔室缺陷的患者，更推荐使用经腹的直肠阴道固定术[44, 45]。

四、最后的考虑

总的来说，如果使用网片的骶骨直肠固定术被提出具有可行性，则改良的 Orr–Loygue 手术更应该被推荐，因为该手术创伤更小，且术后解剖复位、改善大便失禁和便秘综合征效果更佳。保留神经、减少直肠后壁的游离及解剖、保留直肠侧韧带完整性对于避免术后便秘至关重要。虽然没有确切的临床证据证明报道的手术方案相对于其他方案更佳，但是当外科手术医师选择经腹手术时，腹腔镜手术由于其术后恢复快、术后并发症发生率低且更为经济，似乎是个更佳的选择。证据表明同时合并任何中腔室缺陷都应在手术中同时治疗。

参 考 文 献

[1] Shorvon PJ, McHugh S, Diamant NE et al (1989) Defecography in normal volunteers: results and implications. Gut 30:1737–1749

[2] Mellgren A, Bremmer S, Johansson C et al (1994)

Defecography. Results of investigations in 2816 patients. Dis Colon Rectum 37:1133–1141

[3] Mellgren A, Schultz I, Johansson C, Dolk A (1997) Internal rectal intussusception seldom develops into total rectal prolapse. Dis Colon Rectum 40:817–820

[4] Wassef R, Rothenberger DA, Goldberg SN (1986) Rectal prolapse. Curr Probl Surg 23:397–451

[5] Keighley MR (1993) Rectal prolapse. In: Keighley MR, Williams NS (eds) Surgery of the anus, rectum and colon. WB Saunders, London, pp 675–719

[6] Lim M, Sagar PM, Gonsalves S et al (2007) Surgical management of pelvic organ prolapse in females: functional outcome of mesh sacrocolpopexy and rectopexy as a combined procedure. Dis Colon Rectum 50:1412–1421

[7] Thakar R, Stanton S (2002) Management of genital prolapse. BMJ 324:1258–1262

[8] Petros P (2003) Changes in bladder neck geometry and closure pressure after midurethral anchoring suggest a musculoelastic mechanism activates closure. Neurourol Urodyn 22:191–197

[9] Emmanuel AV, Mason HJ, Kamm MA (2001) Relationship between psychological state and level of activity of extrinsic gut innervation in patients with a functional gut disorder. Gut 49:209– 213

[10] Bassotti G, de Roberto G, Sediari L, Morelli A (2004) Colonic motility studies in severe chronic constipation: an organic approach to a functional problem. Tech Coloproctol 8:147–150

[11] Purkayastha S, Athanasiou T, Paraskevas P, Darzi A (2005) A comparison of open vs laparoscopic abdominal rectopexy for full–thickness rectal prolapse: a meta–analysis. Dis Colon Rectum 48:1930–1940

[12] Cadeddu F, Sileri P, Grande M et al (2012) Focus on abdominal rectopexy for full–thickness rectal prolapse: meta–analysis of literature. Tech Coloproctol 16:37–53

[13] Tjandra JJ, Fazio VW, Church JM et al (1993) Ripstein procedure is an effective treatment for rectal prolapse without constipation. Dis Colon Rectum 36:501–507

[14] Schultz I, Mellgren A, Dolk A et al (2000) Long–term results and functional outcome after Ripstein rectopexy. Dis Colon Rectum 43:35–43

[15] Schultz I, Mellgren A, Oberg M et al (1999) Whole gut transit is prolonged after Ripstein rectopexy. Eur J Surg 165:242–247

[16] Wells C (1959) New operation for rectal prolapse. Proc R Soc Med 52:602–603

[17] Dulucq JL, Wintringer P, Mahajna A (2007) Clinical and functional outcome of laparoscopic posterior rectopexy (Wells) for full–thickness rectal prolapse. A prospective study. Surg Endosc 21:2226–2230

[18] Barham K, Collopy BT (1993) Posthysterectomy rectal and vaginal prolapse, a commonly overlooked problem. Aust N Z J Obstet Gynaecol 33:300–303

[19] Loygue J, Nordlinger B, Cunci O et al (1984) Rectopexy to the promontory for the treatment of rectal prolapse. Dis Colon Rectum 27:356–359

[20] Infantino A, Bellomo R, Del Ciampo D (2007) Rectopexy with mesh: the Orr–Loygue technique. In: Altomare DF, Pucciani F (eds) Rectal prolapse diagnosis and clinical management. Springer, Berlin, pp 131–137

[21] Samaranayake CB, Luo C, Plank AW et al (2010). Systematic review on ventral rectopexy for rectal prolapse and intussusception. Colorectal Dis 12:504–512

[22] Frykman HM, Goldberg SM (1969) The surgical treatment of rectal procidentia. Surg Gynecol Obstet 129: 1225–1230

[23] Kim DS, Tsang CBS, Wong WD et al (1999) Complete rectal prolapse. Evolution of management and results. Dis. Colon Rectum 42: 460–469

[24] Lechaux JP, Atienza P, Goasguen N et al (2001). Prosthetic rectopexy to the pelvic floor and sigmoidectomy for rectal prolapse. Am J Surg 182:465–469

[25] Luukkonen P, Mikkonen U, Järvinen H (1992) Abdominal rectopexy with sigmoidectomy vs. rectopexy alone for rectal prolapse: a prospective, randomized study. Int J Colorectal Dis 7:219– 222

[26] McKee RF, Lauder JC, Poon FW et al (1992) A prospective randomized study of abdominal rectopexy with and without sigmoidectomy in rectal prolapse. Surg Gynecol Obstet 174:145–148

[27] Madbouly KM, Senagore AJ, Delaney CP et al (2003) Clinically based management of rectal prolapse. Surg Endosc 17:99–103

[28] Van Tets WF, Kuijpers JH (1995) Internal rectal intussusception – fact or fancy. Dis Colon Rectum 38:1080–1083

[29] Poe AC, deBrauw M, Felt–Bersma RJF, Cuesta MA (1996) Laparoscopic rectopexy for complete rectal prolapse: clinical outcome and anorectal function test. Surg Endosc 10:904–908

[30] Baker R, Senagore AJ, Luchtefeld MA (1995) Laparoscopic–assisted vs. open resection: rectopexy offers excellent results. Dis Colon Rectum 38:199–201

[31] Madiba TE, Baig MK, Wexner SD (2005) Surgical management of rectal prolapse. Arch Surg 140:63–73

[32] Kellokumpu IH, Vironen J, Scheinin T (2000) Laparoscopic repair of rectal prolapse: a prospective study evaluating surgical outcome and changes in symptoms and bowel function. Surg Endosc 14:634–640

[33] Auguste T, Dubreuil A, Bost R et al (2006) Technical and functional results after laparoscopic rectopexy to the promontory for complete rectal prolapse. Prospective study in 54 consecutive patients. Gastroenterol Clin Biol 30:659–663

[34] Demirbas S, Akin ML, Kalemoglu M et al (2005) Comparison of laparoscopic and open surgery for total rectal prolapse. Surg Today 35:446–445

[35] Lechaux D, Trebuchet G, Siproudhis L, Campion JP (2005) Laparoscopic rectopexy for fullthickness rectal prolapse: a single–institution retrospective study evaluating surgical outcome. Surg Endosc 19:514–518

[36] Rose J, Schneider C, Scheidbach H et al (2002) Laparoscopic treatment of rectal prolapse: experience gained in a prospective multicenter study. Langenbecks Arch Surg 387:130–137

[37] Salkeld G, Bagia M, Solomon M (2004) Economic impact

of laparoscopic versus open abdominal rectopexy. Br J Surg 91:1188–1191

[38] Reissman P, Agachan F, Wexner SD (1996) Outcome of laparoscopic colorectal surgery in older patients. Am Surg 62:1060–1063

[39] Kaiwa Y, Kurokawa Y, Namiki K et al (2004) Outcome of laparoscopic rectopexy for complete rectal prolapse in patients older than 70 years versus younger patients. Surg Today 34:742–746

[40] Speakman CTM, Madden MV, Nicholls RJ, Kamm MA (1991) Lateral ligament division during rectopexy causes constipation but prevents recurrence: results of a prospective randomized study. Br J Surg 78:1431–1433

[41] Scaglia M, Fasth S, Hallgren T et al (1994) Abdominal rectopexy for rectal prolapse. Influence of surgical technique on functional outcome. Dis Colon Rectum 37:805–813

[42] Schultz I, Mellgren A, Dolk A et al (2000) Long-term results and functional outcome after Ripstein rectopexy. Dis Colon Rectum 43:35–43

[43] Portier G, Iovino F, Lazorthes F (2006) Surgery for rectal prolapse: Orr–Loygue ventral rectopexy with limited dissection prevents postoperative–induced constipation without increasing recurrence. Dis Colon Rectum 49:1136–1140

[44] D'Hoore A, Cadoni R, Penninckx F (2004) Long-term outcome of laparoscopic ventral rectopexy for total rectal prolapse. Br J Surg 91:1500–1505

[45] Lauretta A, Bellomo RE, Galanti F et al (2012) Laparoscopic low ventral rectocolpopexy (LLVR) for rectal and rectogenital prolapse: surgical technique and functional results. Tech Coloproctol 16:477–483

[46] Nager CW, Kumar D, Kahn MA, Stanton SL (1997) Management of pelvic floor dysfunction. Lancet 350:1751

[47] Zhioua F, Ferchiou M, Pira JM et al (1993) Uterine fixation to the promontory and the Orr– Loygue operation in associated genital and rectal prolapse. Rev Fr Gynecol Obstet 88:277–281

[48] Fox SD, Stanton SL (2000) Vault prolapse and rectocele: assessment of repair using sacrocolpopexy with mesh interposition. Br J Obstet Gynecol 107:1371–1375

第 20 章 不用网片的直肠固定术

Rectopexy without Mesh

Steven D.Wexner Julie Ann M.Van Koughnett 著

肖斌梅 吴桂珠 孙秀丽 译

一、概述

缝合直肠固定术是一种最广泛应用于全层直肠脱垂的经腹手术。Cutait 被认为是第一个描述了缝合直肠固定术的人[1, 2]。该手术是一种安全的手术，发病率和死亡率都很低[2, 3]。其他腹部入路的手术与缝合直肠固定术有相似的治疗效果，这在某些文献中也有记载[3, 4]。文献报道中，缝合直肠固定术的术后复发率低于 10%，较经会阴的术式低[5, 6]。传统上，缝合直肠固定术及其他经腹术式，如网片直肠固定术均用于相对健康的患者。在年纪较大，或者耐受程度低的患者中，术者更倾向于选择经会阴术式，因为患者可以避免经历腹部伤口的恢复。这种理论近期被提出质疑。在对《美国外科医师国家手术质量改进协会》数据的一篇综述中，缝合直肠固定术及其他经腹术式对于高危患者，包括 80—90 岁的老人，以及美国麻醉协会评分高于 3 分的患者同样有效且安全[3]。技术因素对缝合固定术的成功率有所影响，例如，直肠游离程度、开放手术还是微创手术的选择，以及术中是否选择切除部分直肠等。

二、手术入路

缝合直肠固定术可以通过开放手术或微创手术入路。患者取改良膀胱截石位。对于开放手术，手术切口可选择下腹部正中切口或横切口。对于腹腔镜手术，则需要在腹部两侧打孔。术中首先识别乙状结肠及直肠，排垫多余肠管，在游离解剖过程中需识别并保护子宫。切开腹膜反折并解剖直肠区域。从直肠后壁的无血管区游离直肠，术中注意避免损伤下腹神经丛并尽量减少术中出血。直肠后壁游离深达盆底十分重要。一旦直肠后壁被完整游离，解剖直肠侧壁直达侧壁根部水平。直肠侧韧带可以选分离或不分离，关于直肠侧韧带的处理在本章节后续会讨论。然后用不可吸收缝线将直肠缝合固定于骶骨岬部。每侧缝合 1～3 针，将两侧直肠韧带缝合固定于骶前筋膜。在缝合时要注意不要穿透直肠全层。如果术中同时行肠道切除术，则缝合固定点需要距离吻合口至少数厘米距离，以避免吻合口成角。另外，脾曲、肠系膜下动静脉及直肠上动静脉需要保留。行肠切除吻合术后同时进行纤维肠镜检查，用于观察吻合口情况，并行漏气试验确保吻合良好。在确定了吻合口的完整性后，进行直肠固定术，术后再次行内镜检查及漏气试验以确保直肠管腔没有因为缝合而狭窄。虽然部分成角现象可能发生，但是如果出现了肠腔狭窄，则必须拆除一针或多针直肠固定术的缝线，并再次行内镜检查。

（一）微创手术

就像很多其他手术一样，腹腔镜手术的发展同样使得腹腔镜下治疗直肠脱垂的直肠固定术成为可能。多项前瞻性研究表明，腹腔镜手术的手术效果与开腹手术相当，且术后复发率及并发症发生率与开放手术相当[7-10]。一项最近的 Meta 分析表明，在疾病复发率、术后便秘和大便失禁的发生率上，腹腔镜手术与开放手术无统计学差异[5]。然而，以上所有的研究纳入的患者数较少。一项 Cochrane 研究表明，目前的文献均不能说明哪种直肠固定术更好，且目前没有高质量的随机对照试验研究相关论题[3]。但是很显然的，腹腔镜下直肠固定术是安全的，术后结局良好，对需要行直肠固定术的患者可以提供选择[11]。由于腹腔镜手术在结直肠手术领域的应用发展，越来越多的术者倾向于使用腹腔镜完成他们的直肠固定手术，无论是缝合法还是网片法，从而加快患者术后恢复。最近，机器人手术被应用于直肠固定术。一项纳入 6 名患者的小型研究表明，机器人辅助的直肠固定术是安全可靠的，术后并发症发生率低，且短期内没有复发[12]。早期的经验表明，机器人手术相对于腹腔镜手术更为昂贵，且手术时间更长[12, 13]。与腹腔镜手术相比，机器人手术的手术器械关节活动性高，更利于术者进行缝合。对于那些很少进行腹腔镜手术，并且缺乏腹腔镜下缝合经验的术者来说，这项特点可能很有帮助。我们仍需更多的长期数据来分析机器人辅助缝合直肠固定术的术后结局、经济效益及其可行性。

（二）肠切除直肠固定术（Frykman-Goldberg 手术）

对于某些患者，尤其是直肠脱垂合并便秘的患者，有时会在直肠固定术的基础上行肠切除术，这就是我们熟知的 Frykman-Goldberg 手术[14]。在进行直肠固定术的同时行乙状结肠切除术，可以更好地减少肠道冗余及乙状结肠扭曲，保证结肠肠管的笔直，且完整的直肠脾曲提供了一个额外的固定点。这些可能的优点并没有在文献中得到一致地证实，而在和传统直肠固定术对比时，该术式有着相似的复发率[15, 16]。对于严重便秘的患者，切除多余的肠管似乎可以减少术后便秘的发生。前瞻性研究表明，腹腔镜入路或开腹入路的直肠固定术对于便秘症状有着十分可观的改善，但是仅有一项研究对比了直肠固定术和直肠固定术联合肠切除手术[16-18]。通常来说，直肠固定术后乙状结肠明显冗余的患者，可能存在直肠固定术缝合点上方肠管扭转或扭曲，术后出现长期便秘，对这类患者来说，在行直肠固定术的同时行肠切除术是合适的。

（三）直肠侧韧带处理

在直肠固定术中对于直肠侧韧带的处理一直存在争议。大量关于腹腔镜和开放缝合直肠固定术的研究均涉及直肠侧韧带的处理[17, 19-24]。综合结果显示，保留直肠侧韧带有改善术后便秘和大便失禁发生的趋势[6]。这些发现可能是基于在切除直肠侧韧带过程中对神经的损伤而导致直肠去神经和便秘的假设。不进行直肠侧韧带的切除，术后脱垂复发率可能会稍高，但是在目前的文献中并没有足够的证据证实这个推测，且此术后复发率本身很低[3]。因此，保留远端直肠侧韧带，确保只有直肠前壁和后壁游离至肛提肌水平已经足够。这项措施可以避免一些术后并发症（如便秘），且不会提高直肠全层脱垂的复发率。

三、复发性直肠脱垂

缝合直肠固定术的总体手术效果非常好，目前被广泛关注的主要术后结局是术后直肠脱垂复发，其次是术后便秘和大便失禁。最近一项针对多种治疗直肠脱垂手术方案的随机对照研究证明，无论是直肠固定术、肠切除直肠固定术还是经会阴手术，其术后复发率的差异均无统计学意义[4]。但是这项研究的样本量并没有达到目标招募人数。最新的 Meta 分析表明，在纳入超过 10 名患者的研究中，行开放直肠固定术的患者远期复发率为 0%～9%，而腹腔镜手术的复发率为 0%～7%（没有统计学差异）[5]。多数大型研究证实，术后便秘及大便失禁症状被改善[5]。少量的研究发现，患者术后便秘情况并未得到有效改善，从而提出术前病史采集、术中同时进行肠切除以及保留直肠侧韧带的必要性[5, 6]。在直肠脱垂的患者中，括约肌复合体因长期占位效应而慢性扩张，因此在术后早期可能出现一过性的大便失禁。但是，远期研究表明，缝合直肠固定术几乎在所有的综合分析中对改善大便失禁均有很好的疗效[5, 6]。需要指出的是，所有的这些结果都应该在术前讨论时与患者讨论，以便患者做出合适的选择。

四、总结

总结来说，缝合直肠固定术对于全层直肠脱垂是一项非常有效且手术效果持久的手术，术后复发率低于 10%。同时它也是一项十分安全的手术，术后并发症及死亡率低于 1%。合适的手术技巧对于好的手术结局是至关重要的，手术原则包括完整游离直肠前后壁，保留直肠侧韧带，使用不可吸收线进行双侧多位点缝合固定及术中肠镜的使用。直肠侧韧带理应保留。腹腔镜手术及开放手术的手术效果类似，但腹腔镜术后恢复更快。机器人手术在理论上可以减轻缝合损伤，且对于某些术者来说更易操作。虽然乙状结肠切除术并非必需，但是结肠严重冗长，术前有严重便秘的患者可能从该术式中获益。除了治疗直肠脱垂本身，大部分患者在行缝合直肠固定术后便秘及大便失禁症状得到改善。对于可以耐受开放手术的全层直肠脱垂的患者，缝合直肠固定术是一个好的选择。治疗直肠脱垂的外科医师应熟悉肠切除和非切除技术。

参 考 文 献

[1] Cutait D (1959) Sacro–promontory fixation of the rectum for complete rectal prolapse. Proc R Soc Med 52:105

[2] Fang S, Cromwell JW, Wilkins KB et al (2012) Is the abdominal repair of rectal prolapse safer than perineal

repair in the highest risk patients? An NSQIP analysis. Dis Colon Rectum 55:1167–1172

[3] Tou S, Brown SR, Malik AI, Nelson RL (2008) Surgery for complete rectal prolapse in adults. Cochrane Database Syst Rev 4:CD001758

[4] Senapati A, Gray RG, Middleton LJ et al (2013) PROSPER: a randomized comparison of surgical treatments for rectal prolapse. Colorectal Dis. doi:10.1111/codi.12177

[5] Cadeddu F, Sileri P, Grande M et al (2012) Focus on abdominal rectopexy for full thickness rectal prolapse: meta–analysis of the literature. Tech Coloproctol 16:37–53

[6] Madiba T, Baig M, Wexner S (2005) Surgical management of rectal prolapse. Arch Surg 140:63–73

[7] Boccasanta P, Venturi M, Reitano MC et al (1999) Laparotomic versus laparoscopic rectopexy in complete rectal prolapse. Dig Surg 16:415–419

[8] Demirbas S, Akin ML, Kalemoglu M et al (2005) Comparison of laparoscopic and open surgery for rectal prolapse. Surg Today 35:446–452

[9] Kariv Y, Delaney CP, Casillas S et al (2006) Long–term outcome after laparoscopic and open surgery for rectal prolapse: a case–control study. Surg Endosc 20:35–42

[10] Solomon MJ, Young CJ, Evers AA, Roberts RA (2002) Randomized clinical trial of laparoscopic versus open abdominal rectopexy for rectal prolapse. Br J Surg 89:35–39

[11] Dulucq J, Wintringer P, Mahajna A (2007) Clinical and functional outcome of laparoscopic posterior rectopexy (Wells) for full–thickness rectal prolapse: a prospective study. Surg Endosc 21:2226–2230

[12] Munz Y, Moorthy K, Kudcharkar R et al (2004) Robotic assisted rectopexy. Am J Surg 187:88–92

[13] Heemskerk J, de Hoog DE, van Gemert WG et al (2007) Robot–assisted vs. conventional laparoscopic rectopexy for rectal prolapse: a comparative study on costs and time. Dis Colon Rectum 50:1825–1830

[14] Frykman HM, Goldberg SM (1969) The surgical treatment of rectal procidentia. Surg Gynecol Obstet 129:1225–1230

[15] Kim D, Tsang CB, Wong WD et al (1999) Complete rectal prolapse: evolution of management and results. Dis Colon Rectum 42:460–469

[16] Huber F, Stein H, Siewert J (1995) Functional results after treatment of rectal prolapse with rectopexy and sigmoid resection. World J Surg 19:138–143

[17] Stevenson A, Stitz R, Lumley J (1998) Laparoscopic assisted resection rectopexy for rectal prolapse: early and medium follow–up. Dis Colon Rectum 41:46–54

[18] Luukkonen P, Mikkonen U, Javinen H (1992) Abdominal rectopexy with sigmoidectomy versus rectopexy alone for rectal prolapse: a prospective, randomized study. Int J Colorectal Dis 7:219–222

[19] Xynos E, Chrysos E, Tsiaoussis J et al (1999) Resection rectopexy for rectal prolapse: the laparoscopic approach. Surg Endosc 13:862–864

[20] Heah SM, Hartley JE, Hurley J et al (2000) Laparoscopic suture rectopexy without resection is effective treatment for full thickness rectal prolapse. Dis Colon Rectum 43:638–643

[21] Benoist S, Taffinder N, Gould S et al (2001) Functional results two years after laparoscopic rectopexy. Am J Surg 182:168–173

[22] Khanna A, Misra M, Kumar K (1996) Simplified sutured sacral rectopexy for complete rectal prolapse in adults. Eur J Surg 162:143–146

[23] Briel J, Schouten W, Boerma M (1997) Long–term results of suture rectopexy in patients with decal incontinence associated with incomplete rectal prolapse. Dis Colon Rectum 40:1228–1232

[24] Kellokumpu H, Virozen J, Scheinin T (2000) Laparoscopic repair of rectal prolapse: a prospective study evaluating surgical outcome and changes in symptoms and bowel function. Surg Endosc 14:634–640

第 21 章　腹腔镜下直肠前壁网片悬吊术在直肠脱垂综合征中的应用：解剖重建与功能恢复

Laparoscopic Ventral Rectocolpopexy for Rectal Prolapse Syndromes: Restoration of Anatomy and Improvement of Function

Bart Van Geluwe　Albert Wolthuis　Andre D'Hoore　**著**

周　全　吴桂珠　孙秀丽　**译**

一、概述

直肠脱垂综合征包括外部直肠脱垂、内部肠套叠（或内部直肠脱垂）和直肠膨隆，仍然是结直肠手术医师面临的最困难的临床问题之一[1, 2]。这类疾病可能导致从便秘到因慢性括约肌损伤引起的大便失禁在内的一系列临床症状[2, 3]，严重影响着患者的生活质量。

目前已有多种外科手术用来治疗直肠脱垂综合征[4]，但迄今为止，虽然普遍认为相对于会阴或经肛门入路修补，经腹修补有较低的复发率和更好的功能恢复，但业界尚未确定何种术式可以作为治疗直肠综合征的标准术式[5, 6]，且各种直肠修补术后均存在诱发或加重便秘的这个常见不良反应的风险。经典开腹直肠固定术的固有步骤是全层分离直肠，但后外侧直肠乙状结肠广泛分离可能导致自主神经损伤从而出现术后直肠运动障碍和排泄障碍[7]。另外，经肛门部分直肠切除或缝合可能会引起或加剧便失禁[6, 8]。植入聚丙烯网片的腹腔镜下直肠前壁悬吊术（laparoscopic ventral rectocolpopexy，LVR）与开腹手术有相同的功能恢复效果，且可避免术后便秘和便失禁[9-12]。本章将重点介绍 LVR 手术的功能恢复、技术进展以及相关的优缺点和适应证。

二、LVR 手术

（一）患者术前准备和体位准备

所有患者术前均接受限制性的肠道准备（缓泻药灌肠），并准备单剂量广谱抗生素预防感染，在住院期间，对血栓高风险的患者继续使用低分子肝素预防血栓形成。术中患者安置在可调节的"沙包"内，以确保在腹腔镜手术过程中患者可以保持在倾斜的头低足高仰卧位（Trendelenburg）体位是一种双臂沿身体水平放置的改良平腿截石位，同时置入尿管。安装气腹后，在脐孔处置入一个 5mm 的穿刺鞘，并插入光源镜头。一般选用平面角度为 30° 的光源镜头，这种镜头有助于显露深层解剖结构。另外，插入 3 个辅助穿刺鞘，分别位于右侧髂窝（12mm）、右侧腹壁（5mm）和左下象限腹壁（5mm）。手术医师和助手（扶镜助手）都是站在患者的右侧。患者采取陡直的 Trendelenburg 体位后，所有小肠肠管都从骨盆中缩回腹腔，从而暴露了手术视野。为了更好地暴露术野，还可以使用缝线通过牵引圆韧带进行临时固定或牵拉子宫，使用超声刀或单级电钩进行解剖分离。

（二）打开腹膜和分离骶骨岬

为暴露手术视野，助手将中间部位的乙状结肠牵拉至左侧盆腔，此时在子宫的右侧可以看见穿行的输尿管。在骶骨岬的右侧打开腹膜充分解剖分离显露出椎骨韧带，确保在手术过程中放置网片的安全性和成功率。在骶骨岬分离过程中必须避免太接近边缘而导致左侧髂静脉损伤，同时还需要特别注意不要损伤右下腹神经和骨盆入口处的骶骨内侧血管。

腹膜切口以倒 J 形从骶骨岬沿右子宫骶韧带向后尾状延伸至 Douglas 腔的最低部位。

（三）打开直肠阴道间隙

打开 Denonvilliers 筋膜，上提 Douglas 腔最低部分后充分分离直肠阴道间隙内腹膜。在保留阴道后壁全层的纤维组织前提下，分离在直肠的前部筋膜尽量一直延伸到会阴体（横向白色纤维）。分离过程中为了避免损伤两侧和后方解剖组织，不进行直肠分离或外侧韧带横切。在此阶段，手术医师可以决定是否切除多余的 Douglas 腔腹膜组织，以确保能将网片缝合固定到直肠的浆肌层，但应注意不要穿透直肠，并进行充分止血。万一发生阴道穿孔，穿孔口小且没有污染，可以用可吸收的缝线对其进行修复并继续进行手术。如果直肠穿孔，则不能直接缝合。

（四）网片固定（直肠和骶骨岬）

将 Marlex 网片（美国巴德公司）修剪到约 3cm×17cm，这个大小的网片基本上可以适用于所有患者。在放置过程中，网片需要放置在需要充分修补的地方，从而才能保证足够的顶端悬吊（图 21-1）。用不可吸收的缝线将网片缝合到远端直肠的前面（美国强生公司）。缝线通过右下象限（12mm）穿刺口进入腹腔，将网片缝合至 Douglas 腔最深部位（在会阴体水平）。进一步将网片缝合固定在直肠的外侧浆膜层、分离后 Douglas 腔腹膜的近端和远端（图 21-2）。这样缝合后将防止较高的直肠肠套叠。虽然网片可以增强直肠阴道间隙，但应注意确保网片在直肠表面是平放的，以避免网片扭结引起的任何机械侵蚀。

应用内镜"吻合器"（德国爱惜康公司）将网片固定在骶骨岬上（图 21-3），并用爱惜康 2-0 线固定缝合加固。在固定网片时应尽量减少脱垂风险，同时需要保证直肠

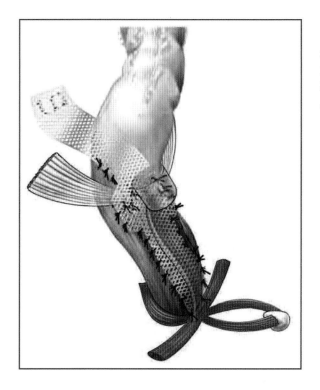

◀ **图 21-1　网片放置示意图**
在直肠腹侧位置上可以应用网片校正直肠直肠套叠和修补直肠阴道间隙缺损。同时可以通过上提 Douglas 腔腹膜组织关闭网片表面的腹膜

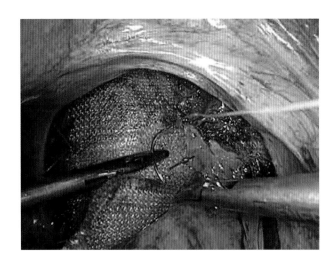

◀ 图 21-2　网片缝合示意图
将聚丙烯网片缝合到直肠的前方

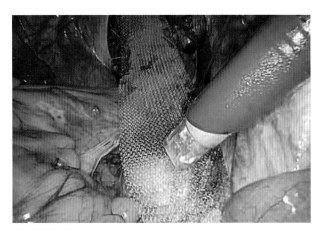

◀ 图 21-3　网片固定示意图
使用吻合器将网片近端固定在骶骨岬上

上没有张力，使直肠保留在骶尾部凹陷中。手术医师还应注意不要在骶骨岬和网片之间绞入乙状结肠。

（五）阴道和腹膜闭合

然后通过阴道检查识别和上提阴道后壁顶点（阴道穹窿），并将其缝合固定在同一条网片上，两侧多余网片缝合于骶骨韧带上。如果存在肠疝，则必须加强缝合封闭疝囊。尽量避免缝合线不应穿透阴道壁。操作过程中只有关闭直肠阴道间隙，并且悬吊中骨盆脏器，阴道穹窿脱垂或肠膨出才能纠正。

使用 V-Loc 90 可吸收材料的伤口缝合装置（美国科维登公司）提拉 Douglas 腔侧壁腹膜封闭的网片（并形成了新的 Douglas 腔）（图 21-4）。此操作很重要，可以避免术后发生小肠包裹和（或）侵蚀。

术后不需要放置腹腔引流，穿刺孔是按常规方式缝合，并且只有 12mm 穿刺孔口

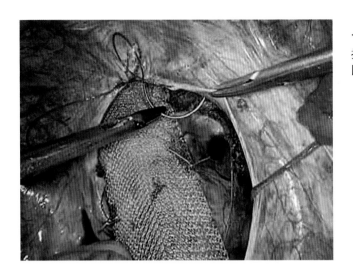

◀ 图 21-4　网片封闭示意图
提拉 Douglas 腔两侧腹膜的封闭
网片

需要单独关闭腹膜从而避免出现腹壁疝。

（六）会阴切开术（选择性）

将直肠阴道间隙分离到盆底水平可能很困难，但该操作对于治疗复杂的肛门上段的直肠膨出很重要。在这种特定情况下，手术医师可以决定用小的会阴切开术来辅助完成腹腔镜下解剖分离。该操作直接在阴道口背侧做切口打开会阴体。注意分离时需谨慎，避免阴道或直肠穿孔。会阴切开术后，该解剖结构结合腹腔镜解剖平面，将有助于将网片固定在直肠阴道间隙的最深处，接着恢复会阴体。在大多数直肠脱垂的患者中，可以不进行会阴切开术，仅在会阴体水平的腹腔镜解剖分离失败时才考虑应用。

（七）术后治疗

患者可以在手术当天恢复富含纤维的饮食。第 2 天拔出导尿管，开始下床活动。根据临床情况，患者可以在术后第 1 天出院。避免重体力活动 4～6 周。

三、LVR 手术治疗效果

1999 年 1 月到 2008 年 12 月，共有 405 例直肠脱垂综合征接受了 LVR 手术治疗。患者的平均年龄为 54.6 岁 [标准差（SD）=15.2 岁]，中位年龄为 55 岁（范围 16—88

岁）。大多数患者是女性（N=376，93%）。在这405例患者中，168例（41.5%）患者有盆底手术史，其中子宫切除术为最常见的手术，共计有154例患者（39%）（表21-1）。有27例患者（6.8%）治疗后出现直肠脱垂复发。

表21-1　168例接受腹腔镜腹侧直肠修补术的直肠脱垂综合征患者的既往盆底手术史构成

手　术	例数（构成比%）
全子宫切除术	154（39.1）
膀胱修补术	36（9.1）
直肠修补术	19（4.8）
直肠黏膜切除肠壁肌层折叠缝合术（Delorme术）、会阴直肠乙状结肠切除术（Altemeier术）	8（2.0）
剖宫产术	15（3.8）
肛门括约肌修复术	4（1.0）
妇科手术	4（1.0）
结肠切除术	3（0.8）
肾脏移植术	1（0.3）
前列腺切除术	1（0.3）
合计	168（41.5）

大部分患者为直肠内脱垂（45.9%，N=186）。其他指征为全直肠脱垂（43%，N=174）和孤立性直肠脱出和（或）肠膨出（11.1%，N= 45）。95例（23.5%）复杂的肛门上段直肠膨大患者，在腹腔镜下直肠阴道间隙分离过程借助了小的会阴切开术辅助治疗[13]。

从患者医疗信息数据库中提取术中情况、中转开腹手术、术后并发症及术后复发情况，其中术后并发症根据Clavien-Dindo进行分级[14, 15]。平均随访时间为25.3个月（SD= ±30个月，范围6～143个月）。采用广泛应用的评估问卷评估肛门直肠和性功能障碍的症状对生活质量的影响。

数据表示为均值和SD，中位数和范围。非参数配对数据采用Wilcoxon秩和检验，配对和未配对的独立样本数据采用t检验进行统计学分析。检验水准设置为$P < 0.05$。

（一）中转开腹

8 例患者（2%）术中转换为开腹手术，其中 5 例患者是由于腹腔内的致密粘连、3 例患者术中发生了左侧静脉的急性出血需要紧急转剖腹手术以止血。所有中转开腹的患者均全部完成开腹的腹侧直肠修补术，术中没有出现其他并发症，也没有输血。

（二）围术期并发症

所有患者均没有发生围术期死亡，74 例患者（18%）出现围术期并发症，但在大多数患者并发症中较轻微（Ⅰ级和Ⅱ级并发症），其中尿路感染 23 例（5.9%）、切口浅表裂开 18 例（4.6%）、需要保守治疗肠梗阻 12 例（3.1%），以及术后血肿或出血 9 例（2.3%）（表 21–2）。6 例（1.5%）患者在术后 30d 内出现Ⅲ级并发症需要接受全麻下再次手术（表 21–3）。

表 21–2　Ⅰ级和Ⅱ级并发症

并发症	例数（%）
尿路感染	23（5.9）
浅表伤口裂开	18（4.6）
术后肠梗阻	12（3.1）
血肿 / 出血	9（2.3）
心脏问题	6（1.3）
发热	3（0.8）
疼痛	4（1.0）
总计	74（18）

表 21–3　Ⅲ级并发症

并发症	例数（发生时间）
需要引流的会阴血肿	1（第 1 天）
大网膜出血	1（第 1 天）
肠穿孔	1（第 2 天）
需要进行麻醉下检查	1（第 3 天）

（续表）

并发症	例数（发生时间）
粘连	1（第11天）
肠管嵌顿	1（第28天）
合计	6（1.5%）

10例（2.5%）患者在随访期间发生了性交困难。6例（1.5%）患者腹壁右下象穿刺孔出现长时间疼痛（6周）。5例（1.3%）患者出现不同程度的网状侵蚀，这些患者均属于Ⅲ级直肠膨出，且术中同时行了会阴切开联合手术。另外，还有5例患者（1.3%）出现穿刺孔疝。所有患者均没有出现盆腔脓肿、网状感染、腰椎间盘炎、败血症等严重并发症。

（三）住院时间

总体而言，平均住院天数为4.5d（SD=2.1d，中位数4d，范围2～21d）。且随着时间的推移，住院时间逐渐减少。最后手术的50例患者的中位住院天数为3.2d，明显短于前50例手术患者的5.1d中位住院时间（P=0.03）。

（四）复发

174例直肠全层脱垂的患者接受LVR手术后，有8例（4.6%）出现临床复发。在这8例患者中，只有4例患者接受了进一步的会阴手术：脱垂黏膜折叠后修补术。LVR后直肠内脱垂的复发率较低（0.5%），但在随访期间需要进一步的会阴再次手术率高（4.3%）（表21-4）。4例患者在进行再次腹腔镜检查时，发现骶骨固定网片失效（表21-5）。其中1例患者可见直肠固定部位裂开，而另1例患者在网片固定时完全纠正脱垂从而导致持续性脱垂。

表21-4　随访期间腹腔镜下直肠前壁补片悬吊术后复发和需要进一步行会阴修补手术的患者信息

	直肠脱垂的百分比（%）	直肠内脱垂的百分比（%）
复发	8/174（4.6）	1/185（0.5）
需要行会阴修补手术	4/174（2.3）	8/185（4.3）

表 21-5　腹腔镜下直肠前壁补片悬吊术后复发和再次手术情况

复发类型	复发时间（个月）	失效部位	再次手术
全层脱垂	6	骶骨岬	腹腔镜下直肠切除术
全层脱垂	6	骶骨岬	腹腔镜下再次固定术
全层脱垂	13	未完全纠正	会阴直肠乙状结肠切除术
直肠内脱垂	36	直肠固定部位	腹腔镜下再次固定术
全层脱垂	36	骶骨岬	腹腔镜下再次固定术
全层脱垂	72	骶骨岬	腹腔镜下再次固定术

（五）主观疗效

LVR 手术治疗后随访，有 85.6% 患者直肠脱垂症状明显改善。阻塞性排便的症状在 71.1% 的患者中完全消失，而只有 10 例患者（2.3%）出现新发便秘，84.5% 的患者大便失禁得到改善。

在 LVR 手术前，120 例直肠内黏膜脱垂患者存在排便阻塞，术后 71 例患者（59.2%）治愈，术后便秘的发生率仅为 3%；106 例患者（88.9%）的粪便失禁症状有所改善。在最后的随访中，有 70.4% 的直肠内黏膜脱垂患者报告接受 LVR 手术后功能症状得到改善，症状改善明显低于总直肠脱垂患者（$P < 0.05$）。

四、讨论

直肠脱垂综合征的手术治疗，包括直肠全层脱垂，直肠内黏膜脱垂（或内部脱垂）和直肠膨出，仍然是肠道手术中最具争议的领域[1, 2]。在该领域存在着不同观点，以及大量的文献中描述了许多不同的手术治疗方法[4]。LVR 原本就是为了实现直肠脱垂手术的 3 个主要目标而设计的，即以可靠、安全和可重现的方式恢复解剖结构，改善肛门直肠功能（大便失禁和排便受阻），避免功能性后遗症，即便秘、大小便失禁等 3 个方面[9, 10]。尽管本研究中约 40% 的患者曾有盆底手术史，但很少的患者在 LVR 过程中需要中转开腹。手术从分离骶骨岬腹膜开始，注意保留右下胃神经，特别是要保护骨盆入口处的左侧髂静脉。上文中 3 例左髂静脉损伤导致急性出血的患者，均进行了紧急剖腹修补手术。直肠阴道间隙的解剖分离应非常细致，以避免导致直肠、阴道及其他部位的穿孔。分离过程中很难完全分离到骨盆底，这个步骤对治疗、低位、肛门下直肠膨出特别重要。如果确实分离困难，可以通过小的会阴切开术辅助完成深部直肠阴道间隙的分离。长期随访发现有 5 例网片侵蚀，全部发生在阴道内，未观察到网状感染或直肠侵蚀。所有发现网片侵蚀的这些患者都是Ⅲ级肛门上直肠膨出，且手术过程中联合应用了会阴手术。因此，目前认为在直肠前表面放置聚丙烯网是安全的。

本章发现 LVR 手术存在 4.6% 的复发率，这也与先前报道的经典网片直肠修补手术的复发率一致[16]。术后再次腹腔镜检查发现 4 例患者的骶骨岬网片固定失败。因此，网片充分锚固于骶骨岬是必不可少的步骤，这似乎是手术的跟腱，承力的部位。

LVR 手术治疗直肠脱垂后，最终随访时有 85% 的患者发生了显著改善。阻塞性排便的症状在 71% 的患者中完全消除，而仅在 2.3% 的患者中引起便秘。大便失禁在 85% 的患者中得到了改善。尽管直肠内黏膜脱垂总体症状改善较直肠全层脱垂降低了 15%，尤其是阻塞性排便的患者，但 LVR 手术也还是呈现较好的临床疗效。值得注意的是，手术医师需要明确功能因素也可能在排便障碍中起作用。因此，对于准备接受 LVR 手术的直肠黏膜内脱垂的患者，应在手术前评估患者潜在的功能问题。此外，肠道的机械障碍和功能障碍可能并存。存在功能性问题可能可以解释为什么解剖重建不会或仅部分改善患者的某些功能。因此，显然 LVR 手术可能可以使部分直肠黏膜内脱垂的患者获益，面对的挑战在于术前如何确定这些获益的患者。

总之，本章节回顾分析了近 10 年内直肠脱垂综合征患者接受 LVR 手术的早期和晚期结局。结果表明，LVC 伴或不伴有会阴切开术均是安全的，且并发症发生率低，功能预后好。直肠内黏膜脱垂患者是 LVR 手术的选择适应证，但应进一步优化选择患者的方法。

声明

作者感谢 Christian Bogaerts 和 Brussels 先生提供了本章图片。

参 考 文 献

[1] Festen S, van Geloven AA, D'Hoore A et al (2011) Controversy in the treatment of symptomatic internal rectal prolapse: suspension or resection? Surg Endosc 25:2000–2003

[2] Jones OM, Cunningham C, Lindsey I (2011) The assessment and management of rectal prolapse, rectal intussusception, rectocoele, and enterocoele in adults. BMJ 342:325–329

[3] Wijfels N, Jones O, Cunnigham C et al (2013) What are the symptoms of internal rectal prolapse? Colorectal Dis 15:368–373

[4] Madoff RD, Mellgren A (1999) One hundred years of rectal prolapse surgery. Dis Colon Rectum 42:441–450

[5] Tou S, Brown SR, Malik AI, Nelson RL (2008) Surgery for complete rectal prolapse in adults. Cochrane Database Syst Rev 4:CD001758

[6] Madiba TE, Baig MK, Wexner SD (2005) Surgical management of rectal prolapse. Arch Surg 140:63–73

[7] Orrom WJ, Bartolo DC, Miller R et al (1991) Rectopexy is an ineffective treatment for obstructed defaecation. Dis Colon Rectum 34:414–416

[8] Penninckx F, D'Hoore A, Sohier S, Kerremans R (1997) Abdominal resection rectopexy versus Delorme's procedure for rectal prolapse: a predictable outcome. Int J Colorectal Dis 12:49–50

[9] D'Hoore A, Penninckx F (2006) Laparoscopic ventral recto(colpo)pexy for rectal prolapse: surgical technique and outcome in 109 patients. Surg Endosc 20:1919–1923

[10] D'Hoore A, Cadoni R, Penninckx F (2004) Long–term outcome of laparoscopic ventral rectopexy for total rectal prolapse. Br J Surg 91:1500–1505

[11] Portier G, Iovino F, Lazorthes F (2006) Surgery for rectal prolapsed: Orr–Loygue ventral rectopexy with limited dissection prevents postoperative–induced constipation without increasing recurrence. Dis Colon Rectum 49:1136–1140

[12] Boons P, Collinson R, Cunningham C, Lindsey I (2010) Laparoscopic ventral rectopexy for external rectal prolapse improve constipation and avoids de novo constipation. Colorectal Dis 12:526–532

[13] D'Hoore A, Vanbeckevoort D, Penninckx F (2008) Clinical, physiological and radiological assessment of rectovaginal septum reinforcement with mesh for complex rectocele. Br J Surg 95:1264–1272

[14] Clavien PA, Barkun J, de Oliveira ML et al (2009) The Clavien–Dindo classification of surgical complications: five–year experience. Ann Surg 250:187–196

[15] Dindo D, Demartines N, Clavien PA (2004) Classification of surgical complications: a new proposal with evaluation in a cohort of 6336 patients and results of a survey. Ann Surg 240:205–213

[16] Faucheron JL, Voirin D, Riboud R et al (2012) Laparoscopic anterior rectopexy to the promontory for full–thickness rectal prolapse in 175 consecutive patients: short– and long–term follow– up. Dis Colon Rectum 55:660–665

第 22 章 盆腔器官脱垂悬吊术

Pelvic Organ Prolapse Suspension

Antonio Longo   Brigitta Boller   Francesco Crafa   Federico Perrone   著

杜贵强   吴桂珠   译

一、背景

由结肠直肠科医师来提出一种纠正生殖器脱垂的新的手术方式似乎很奇怪，因此有必要将这一手术的背景介绍一下（这里仅限于介绍相关性最强的数据）。1999—2001年，笔者在维也纳欧洲结肠和盆腔疾病中心检查了约 1000 名受排便障碍影响的女性。

笔者发现了一些有趣的数据，可以解释该手术与患有生殖器脱垂或因生殖器脱垂既往已接受手术治疗患者的关系。在既往进行过生殖器脱垂手术的 322 名患者中，306 例（95%）有排便障碍症状，Longo 排便阻塞综合征（obstructed defecation syndrome，Longo ODS）评分平均为 9.5（范围 4～36 分）。39 例（12%）有大便失禁（fecal incontinence，FI），平均韦克斯纳失禁评分（Wexner incontinence score）为 4 分（范围 1～16 分）[1]。只有 12 名患者（3.7%）在手术前进行了排便造影。对文献的回顾性研究表明，只有 25% 的研究在报告生殖器脱垂矫正后的结果中，引述了手术对梗阻性排便和（或）大便失禁的影响（包括任何方式）。此外，很少有研究在术前和术后使用 ODS 或 FI 评分。这表明，泌尿生殖系统专家对直肠和排便障碍没有足够的关注，而结肠直肠学家可能没有深入研究泌尿生殖系统脱垂与直肠脱垂之间的关系。615 名不同程度的女性生殖器脱垂者在笔者所在中心进行了针对 ODS 或活动性 FI 的检查，动态骨盆造影显示，在所有的病例中，生殖器脱垂与直肠内外脱垂和（或）直肠膨出之间存在关联。

为了确定这种联系是固定存在的，还是只存在于有排便障碍症状的女性，笔者与妇科医师合作，选择 25 名生殖器脱垂的女性进行动态骨盆造影。根据 HWS Baden–

Walker 分类，脱垂在 2～4 度，这些女性没有表现出排便障碍或活动性 FI 的症状。在所有 25 名女性（100%）中，笔者发现直肠内脱垂与直肠膨出有关。在这些患者中，动态骨盆造影显示直肠因子宫和膀胱的外部压迫而排空。笔者认为这一观察结果可以解释部分患者即使存在较严重的直肠内脱垂或直肠膨出，但并不存在排便障碍的现象。

2000—2001 年，妇科医师对上述 25 名女性患者，以及另外 23 名具有类似临床特征的女性患者进行了传统的泌尿生殖系统脱垂手术；同时由一名结肠外科医师进行直肠内脱垂和（或）直肠膨出（包括 ODS）的术前和术后评估。29 名女性患者接受了经阴道全子宫切除术，其中部分联合阴道前壁成形术（10 名患者）、使用网片的前后阴道成形术（6 名患者）、后阴道成形术（8 名患者，其中 5 名使用网片）。27 名女性患者在术后 3～6 个月进行动态骨盆造影检查，结果显示所有病例均有直肠脱垂。接受了阴道后壁成形术的患者术后直肠膨出明显减少，但直肠脱垂程度较高。最重要的发现是 11/29（37.9%）的患者出现了新的 ODS，Longo ODS 评分为 4.8（范围 3～22 分）。21 名患者接受腹腔镜阴道骶骨固定术。在这一组中，任何一名女性的直肠脱垂都没有得到完全纠正，但有 10 名患者的直肠脱垂和直肠前突得到了改善。然而，有 10 名患者（47.6%）发展为 ODS，Longo ODS 评分为 4.2（范围 2～32 分）。所有 ODS 的患者术后动态骨盆造影显示，直肠要在多次的强力收缩的尝试后开始排空，但排空不完全。即使是那些术前报告可以正常排空的患者术后也需要更多的尝试来排空直肠。

这些观察使笔者得出结论：子宫阴道脱垂应被认为是一种"完全性"的盆腔脱垂，因为它总是包括膀胱膨出和直肠脱垂，这可能导致 ODS，也可能无症状；传统手术不能同时纠正直肠脱垂，并且可以导致新的 ODS 发生。

从泌尿生殖系统脱垂的相关文献中可以看出，约 30% 接受过泌尿生殖系统脱垂手术的女性需要进一步的手术治疗[2]。因此，我们可以得出结论，传统的盆腔器官脱垂手术仍有很大的改进空间。

笔者提出了一些解剖功能学假设，来解释为什么可以观察到直肠脱垂而没有生殖器脱垂，但相反，生殖器脱垂总是会涉及直肠脱垂。事实上，直肠只有两种类型的韧带。外侧韧带仅支撑直肠的下 1/3。直肠的上 2/3 段则依靠骶后韧带维持在正常的位置。骶后韧带由薄的结缔组织纤维组成，韧带有一定角度的倾斜，从而允许直肠做一定的离散运动，如松弛和缩短；直肠顶部是盆腔内脏腹膜（Douglas 腔），其底层结缔组织弹性纤维覆盖直肠并向顶部牵拉；在女性中，直肠与阴道壁在后穹窿处的结缔组织纤维相连，这也允许两个器官之间可以有一定活动范围。这种直肠中上段不稳定的韧带结构意味着后盆腔腹膜和阴道的下降不可避免地下拉中上段直肠，往往导致直肠襻的形成，进而发生直肠扩张。因此，所有涉及 Douglas 腔的阴道脱垂，总是诱发直肠脱垂。相反，由于子宫和阴道具有非常强的韧带结构，原发性直肠脱垂不一定导致生殖器脱垂。

维也纳欧洲结肠和盆腔疾病中心的另一项重要的临床观察是，因子宫良性或恶性疾病行子宫切除术的患者尿失禁、ODS 和 FI 的发生率和严重程度低于因生殖器脱垂行子宫切除术患者。笔者认为，这种发病率的差异可归因于脱垂本身引起的盆腔解剖的重大变化和传统的生殖器脱垂矫正手术。阴道骶骨固定术不能纠正直肠脱垂，并可导致 Douglas 腔部分闭塞。同时从阴道到骶骨的网片形成的桥，使 Douglas 腔变得僵硬。此外，此术式会导致一个巨大的前盆腔间隙的形成，使膀胱可以异常扩张，导致排尿障碍。Douglas 腔的部分闭塞和由此产生的弹性缺失有可能导致直肠的排便收缩活动无效。笔者认为，这可能是新发 ODS 及现有 ODS 恶化的原因。

由于术中需要将阴道穹窿附着固定，阴式子宫全切除术会导致一些问题。如将阴道穹窿悬吊于骶棘韧带，位置太低和太偏后，正如笔者经常注意到的，这经常导致尿压力性尿失禁和 ODS。如将阴道穹窿悬于子宫骶韧带，会导致 Douglas 腔封闭，导致排便时的腹腔压力无效化。此外，在直肠阴道隔中放置的网片会导致直肠前壁的弹性降低，使直肠排空困难，同时网片会压迫直肠导致直肠肛门套叠。肛提肌成形术往往会抑制直肠功能，因而进一步导致排便困难。

最后，基于对 5000 多名患者的骨盆动力学分析，笔者提出了以下概念，子宫和阔韧带具有重要的解剖 - 生理作用，因为它们将骨盆分成两个隔间，即前部和后部。在腹肌收缩过程中，屈曲的子宫压迫膀胱促进排尿，而小肠滑到子宫后方的 Douglas 袋窝，压迫乙状结肠直肠，促进排便。而子宫切除术改变了骨盆结构，使其成为一个独特的空间，导致膀胱异常扩张及泌尿系统功能紊乱。而且，笔者经常观察到巨大的膀胱压迫乙状结肠。同样的，乙状结肠也可以向前移动，干扰膀胱充盈和正常排空。

不应忽视的是，子宫切除术几乎总是对女性造成心理创伤，而且其在生殖器脱垂手术中造成并发症的风险是最大的。笔者认为没有必要切除子宫，因为在 90% 的病例中，即使子宫发生脱垂，子宫也是不存在病变的。

由于这些原因，笔者决定尝试改进盆腔器官脱垂的手术。目标是同时纠正所有盆腔器官的脱垂，并解决相关症状。笔者着手寻求最符合解剖学原则并且微创的手术方式的可能。为了有助于理解该手术的解剖学和生理学的合理性基础，笔者将解释一些概念。子宫阴道脱垂是指子宫颈部和子宫体向下移位，逐渐占据阴道腔，并倾向于向外倾斜。这个过程从阴道穹窿和宫颈的内向倾斜开始。随后，阴道失去其两侧与骨盆内侧脆弱的"锚定"并内陷，此时，阴道倾向于向外移动，并拖动直肠和膀胱。这最终导致整体的盆腔脱垂，即使 3 个盆腔室的脱垂可能程度不同。在子宫脱垂发生的早期，膀胱、直肠或肠壁膨出的发生可能会导致阴道壁的受压，进而使阴道壁变得脆弱或营养不良。然而，直肠、膀胱或肠膨出也可能在生殖器脱垂之前就存在，并已造成营养不良性的阴道损伤。阴道营养不良损伤在生殖器脱垂的晚期是非常常见的，尤其是如果合并直肠膨出的情况下。

需要强调的是，阴道壁的损伤一般是继发性而不是原发性的，因此仅仅矫正或加强阴道壁而不纠正导致营养改变的病理因素，即直肠和（或）膀胱膨出，在笔者看来并不是一种合理的方法。

应该注意的是，直肠和膀胱膨出可以单独发生而不伴随阴道脱垂。目前尚不清楚，排便过程中，膨出的直肠向阴道后壁施加的压力是否是生殖器脱垂的原因，同样，膀胱膨出对阴道前壁的影响也并不完全清楚。膨出的膀胱和直肠肯定会发生滑动，导致阴道前壁和（或）后壁延长，只有当 Mackenrodt 韧带（即主韧带）抵抗滑动时，子宫颈才会保持在原来的位置。营养性的阴道损伤通常是不存在的或轻微的，此外，笔者的临床观察表明，如果机械性损害停止，营养不良的变化是部分可逆的。

笔者根据解剖和病理观察结果构建了 POPS（盆腔器官脱垂悬吊术）的设想，描述如下。如果 Mackenrodt 韧带完整，阴道穹窿脱垂是不可能发生的。换句话说，笔者发现 Mackenrodt 韧带的拉长或断裂是子宫脱垂发生的必要条件，其他变化如子宫骶韧带、圆形韧带、耻骨韧带等的延长，是由下垂的子宫对它们的牵引所致。

笔者的结论是，重建阴道穹窿到 Mackenrodt 韧带的"锚定点"必须是盆腔器官脱垂手术的第一个目标。而其他辅助手术对恢复解剖，特别是纠正排尿排便和性功能障碍可能是有用或必要的。特别是，可以在这项基本技术中增加圆韧带的缩短重塑手术，以防止子宫后屈。为了实现直肠脱垂和直肠前突的最佳矫正，还可以进行经肛门直肠切除术（STARR）。

二、概述

　　盆底疾病是女性保健中日益严重的问题。盆腔器官脱垂是女性发病的主要原因，影响到 30%～40% 的经产女性，其发病率随年龄[1, 3]而增加。在美国，多达 24% 的女性患有盆底疾病，这一比例在 50 岁[4]以上的女性中可高达 50%。有症状的盆腔器官脱垂可对一般健康相关生活质量（quality of life，QoL）产生重要影响，它可影响身体活动和睡眠，并引起疼痛、情绪反应、社交孤立和精力缺乏[5]。

　　盆腔器官脱垂障碍也与 QoL 的严重障碍有关，子宫阴道脱垂的严重程度增加与总体脱垂生活质量（prolapse QoL，P-QoL）评分不良之间存在显著的相关性。盆底疾病对健康相关 QoL 的影响类似于卒中、癌症、糖尿病和痴呆[6]等其他慢性和使身体衰弱的医学状况。一般女性在 79 岁前接受至少一次脱垂和尿失禁手术的风险可高达 18%。这些疾病复发的再手术率接近 30%[7]。在未来 30 年中，预计对女性盆腔器官疾病的医疗服务需求将以同一人口增长率的 2 倍增长，在未来 40 年[8]，尿失禁和盆腔器官脱垂的外科手术数量将大幅增加。

　　盆腔器官脱垂的高患病率会导致较高的社会经济成本，并明显影响这些患者的生活质量。在 20 世纪，有数百种外科手术被报道用于治疗盆腔器官脱垂，这些手术主要涉及单盆腔腔室的脱垂，这些治疗方式对照研究得出一定的结论，强调需要继续寻找理想的外科治疗手术。理想的治疗方法应该纠正直肠脱垂和（或）直肠肠套叠和衍生症状，包括 FI 及 ODS[2]。此外，治疗应解决中、前盆腔可能同时存在的脱垂。手术矫正脱垂对症状改善的影响仍不清楚。一些研究表明，便秘程度[9]有所改善，而另一些研究则显示症状恶化或出现大量新的便秘[10]。此外，术前临床 - 仪器评估很少包括直肠的解剖功能检查，从而忽略了直肠是对骨盆动力学有很大影响的盆腔器官之一的事实，因为它每天都受到机械性牵拉劳损。如果 ODS 持续存在或在接受盆腔器官脱垂手术的患者中发生，往往会导致剧烈盆腹腔的压力，这意味着所有盆腔器官和支撑结构每天都会受到机械压力。不排除这可能是常规手术后复发率高的主要原因。基于这些原因，笔者认为，纠正 ODS 是避免复发和改善 QoL 的先决条件。传统上，腹部入路优于会阴入路，因为其具有较低的远期复发率并能更好地纠正失禁症状[3]。然而，当使用后直肠固定术治疗直肠脱垂时，虽然大便失禁得到改善，但相关的便秘症状往往在手术后[2, 3]加重。偶尔，继发于直肠侧方侧韧带动员和分离的直肠去神经化会导致新发性便秘。同时行结肠切除术能有效地克服这一问题，但有发生吻合口漏或吻合口狭窄的风险。此外，最近有研究认为乙状结肠的一个关键作用是作为一个粪便池，在某种意义上，它有助于维持肠道对粪便的管制能力[4]。

基于这些假设，笔者开发了一种称为 POPS（盆腔器官脱垂悬吊术）的手术。长期以来，笔者在这一手术方面积累了丰富的经验。在本章中，我们将描述这一手术，以及统计数据的初步结果。

三、外科腹腔镜技术

所有患者手术当天给予灌肠。手术中抗生素（2g 头孢菌素）预防感染。所有病例使用全麻。患者取截石位，两臂靠近身体，大腿适度伸展，并向上弯曲。在适当的准备和铺巾后，尿道置入导尿管，肛门植入圆形肛门扩张器（CAD）装置，并缝合 4 针固定。通过安装在 Klemmer 夹子上的纱布评估直肠脱垂的程度。手术站位：主刀医师位于患者右侧，手术第一助手位于患者左侧，第二助手位于患者两腿间。采用脐下开放技术建立气腹，并置入 30° 腹腔镜。在腹腔镜下，将一个 10mm 的套管针插入脐水平横线右侧点，并在左侧对称插入一个 5mm 套管针。手术包括以下步骤：①探查腹腔，然后将患者移至头低脚高位置（30°）；②将一个阴道阀上推至前穹窿，以充分暴露盆腔腹膜；③用 30cm×30cm 的普理灵网片（爱惜康）制备 V 形条（长 25cm，宽 2cm）；④网片通过 10mm 套管针置入腹腔，在阴道前穹窿顶端切开腹膜 2cm，然后用普理灵 0 号线固定网片至在阴道前穹窿上，如果患者做了子宫切除术，则将网片固定至阴道顶点；⑤在右侧髂前上棘后上方 2cm 处做 2cm 的皮肤切口。切开外斜肌腱膜，剪刀分离腹内斜肌和腹横肌纤维，达到腹膜下。通过此切口将钳子置入腹腔［笔者以前使用过长的 Klemmer 钳，但笔者现在更喜欢 Cuschieri 钳，其远端弯曲，直径 5mm，长度 43cm；Karl Storz Endoscopy（UK）Ltd，Slough，UK］，透过透明的腹膜观察钳子的尖端；⑥在腹腔镜下，通过推进钳子，创建一个腹膜下隧道，以到达阴道前穹窿。隧道经过结肠腹膜反折上方 2cm 处，腹股沟内孔插入圆韧带点的下方 2～3cm 处到达阴道前穹窿，然后将夹子的尖端从先前做的腹膜切口中拉出，并通过腹膜下隧道牵拉出 V 网的一侧臂；重复同样的步骤，将网片的另一侧臂拉出；在阴道外侧穹窿上再用普理灵0号线缝2针将网片固定。通过对称牵引的两侧网片臂实现盆腔器官的悬吊（图22-1）；手术的第二助手需要通过判断阴道穹窿位置协助主刀医师调整阴道穹窿悬于理想水平，既能够完全纠正阴道脱垂，又能避免阴道壁过度紧张。这种调整要在释放腹腔 CO_2 后进行；在切口上方，将另外一5cm的带状网片在肌肉与筋膜间穿隧道，用2-0针缝合固定。皮内缝合闭合皮肤。

在子宫切除的患者中，每一侧（右和左）各使用2个单独的网片，将其缝合在同侧的阴道壁，并保持在会阴以下，从而避免由于阴道的开放和残端顶部网片的侵蚀而导致网片污染的可能。

如果阴道下垂是以后壁为主，则网片固定在阴道后穹窿，可以使用举宫器，因为它可以适当地暴露阴道后穹窿和 Douglas 腔。

严重膀胱膨出，阴道前壁延长和营养不良的患者，打开膀胱与阴道之间的间隙，置入一个宽5cm，长10cm的 V 形网片并缝合，使之固定在膀胱阴道间隙。在这个术式的基础上再加入圆韧带的折叠塑形术，以避免子宫后倾。

任何乙状结肠直肠肠套叠都可以通过固定乙状结肠的远端至网片左支来纠正。

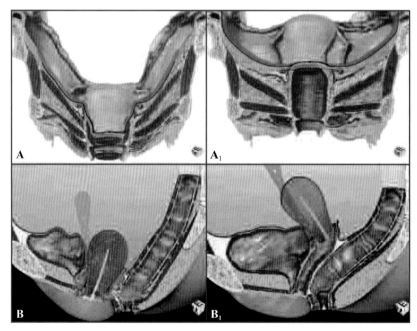

▲ 图 22-1　骨盆器官脱垂悬吊术的前侧（A）和后侧（B）视图
一个 V 形网片固定在阴道前侧穹窿（A 和 B）。通过上方的外侧皮肤切口，将腹部外侧腹膜下隧道的条带末端拉出。两条带对称牵引减少生殖器脱垂和直肠脱垂（A_1+B_1）

在手术结束时，通过 CAD 对直肠脱垂进行评估。如果仍存在直肠肛门脱垂和（或）膨出，则行 STARR 手术。

开腹手术入路的适应证是：既往的 Wertheim 子宫切除术史，或者开腹的复杂盆腔手术史；计划对纤维瘤病患者进行子宫切除；需要置入网片来加固阴道前壁并行阴道成形术。

开腹手术技术使用与腹腔镜入路相同的步骤，通过使用传统的开腹手术切口（下腹横切口或脐耻骨切口）获得骨盆的通路。

患者术后 2～3d 出院。

四、初步结果

2001 年 9 月到 2010 年 12 月，笔者共纳入 486 例有症状的盆腔器官脱垂的女性患者。最常见的手术并发症是伤口感染和术后直肠出血（24 例 /226 例），这些并发症与 STARR 手术有关。一位患者因乙状结肠在固定点反折而发生急性术后肠梗阻。一位患者因网片牵拉覆盖的腹膜引起尿道弯曲而出现左肾绞痛，并伴有输尿管扩张，给予膀胱留置导尿管 30d 后好转。对解剖型 STARR 开裂进行保守治疗。手术并发症总发生率为 14.3%。患者平均在术后 2.7d 出院（范围 2～16d）。平均导尿时间为 30h，尿潴留发生率为 3.1%。

在这一研究的 486 例患者中，482 例在术后 1 个月接受了随访，426 例在术后 3 个月接受了随访（其中 404 例复查了盆腔动态造影），390 例在术后 6 个月接受随访，304 例在术后 1 年接受随访，242 例在术后 3 年接受随访，144 例在术后 5 年接受随访。术后 1 个月报告的主要并发症是急迫性排便（7.2%），所有患者在 3 个月内都得到了解决。术后平均疼痛程度轻微。无新发性交困难病例报告，所有 26 名术前有性交困难的患者术后均有治愈或明显好转。

临床评估方面，解剖学和盆腔器官脱垂程度上改善的结果令人满意。特别是，在所有（100%）的患者中，子宫脱垂得到了很好地纠正。然而，在 29 名（5.97%）患者中仍有 I 级的膀胱膨出，在 19 例（3.9%）患者中仍有 I 级的阴道后壁脱垂。骨盆造影证实了手术在解剖恢复上的良好效果：在 31.2% 的患者中，观察到仍有一定程度的直肠膨出；

在 3.9% 患者中，存在残留的 I 级阴道后壁脱垂；在 18 例患者中，检测到残留的直肠肛门内套叠，其中 10 例同时有残留的直肠前突，然后针对其 ODS 的症状进行 STARR 治疗。

23.76% 患者的 Douglas 腔深度得到了较好保留，但矛盾的是，其术后 ODS 的平均评分为 1.4 分，而同组的患者整体的评分至少为 3.03 分。事实上，以阴道穹窿深度为参照测量的 Douglas 腔的深度往往会略大于正常。笔者发现在 93.5% 的患者中，测量 Douglas 腔到耻骨尾线的距离是正常的。会阴下降有明显改善，特别是在接受 STARR 手术的患者中。

6 例（1.23%）患者术后阴道脱垂复发，其中 5 例患者曾行子宫切除术。所有复发发生在术后 6 个月内，笔者发现其共同的原因是阴道网片脱离。4 例患者接受了二次手术，以恢复阴道穹窿和网片之间的缝合，术中使用普理灵 0 号缝线连续缝合。

在术后 6 个月以后的随访中，笔者没有发现任何复发病例。通过阴道镜检查发现 1 例患者中度的网片侵蚀，笔者通过去除暴露的部分网片的方法进行了处理。

术前和术后（6 个月）有症状的患者数量和百分比初步反映了该技术对排尿障碍的疗效。"泌尿生殖系统窘迫列表"评分目前正在进行统计分析。结果表明这些疾病患者的比例术后已明显下降。70.98% 的患者出现 ODS 症状，但值得注意的是，这些患者中，32% 的患者已被诊断为肠易激综合征，9.6% 的患者患有慢传输型便秘或结肠冗长。Longo ODS 评分从平均 14.55 分下降到平均 3.03 分。52 例排便或排气失禁患者中，18 例有直肠外脱垂及明显的肛门括约肌张力下降，其张力平均为 12.5（范围 0～25），24 例有直肠肛门内套叠。经肛门超声检查排除了肛门括约肌连续性损伤的存在，即使在 22 例直肠壁较薄的患者中也是如此。在 52 例患者中，25 例患者在手术后症状立即完全纠正，18 例直肠外脱垂患者在手术后 1 年表现出病情改善，12 例患者被转至生物反馈治疗。几乎所有 FI 患者的症状都得到了改善。因此，在所有病例中，活动性 FI 或括约肌张力降低都是继发于直肠脱垂。在功能方面，结果提示治疗对患者的 QoL 有非常有利的影响，他们能够恢复正常的活动，在不适、焦虑和抑郁方面都有改善。

五、结论

我们知道，在妇科泌尿科看来，上述的手术会引发一些讨论和提问，并受到许多质疑。因此，笔者希望收集随访时间足够长和更多患者的数据，来支持笔者的主张。

根据笔者从实施 POPS 手术的同事那里得到的结果和反馈，可以证实，在符合手术指征时，与 STARR 一起施行的 POPS 比文献中报道的传统技术，包括经阴道手术和阴道骶骨悬吊手术取得了更好的临床效果。笔者认为，与生殖器脱垂有关的直肠脱垂和直肠膨出的纠正是这个手术的基础。事实上，文献报道的高便秘率，包括未纠正和新出现的便秘，可能是由于未能纠正直肠脱垂所致。当然，与某些常规手术（包括阴道骶骨固定术和子宫骶韧带折叠重塑）有关的 Douglas 腔的闭塞，会导致 ODS 的恶化。此外，Douglas 腔的切除往往导致腹膜袋僵硬，并对生理排便产生不利影响。

接受盆腔器官脱垂常规手术治疗的患者的高 ODS 百分比可能是其复发率高的原因。事实上，ODS 患者必须承受更多的盆腹腔压力才能成功排便，这给盆腔造成了更多的机械压力。当 Douglas 腔被闭塞时，应力主要集中在中、前盆腔。因此，它可能是部分或全部复发的原因。

笔者重申，直肠膨出当然主要是一种直肠的原发疾病，扩张是由于直肠远端肌肉隧道的变薄或消失所致，阴道后壁的脱垂及相关解剖和结构改变必须被认为是继发性改变。因此，在直肠和阴道之间应用网片，在恢复阴道外观的同时，并不能解决 ODS 的病因和症状，而是增加了性交困难和并发症的发生率。此外，如果直肠膨出继续对网片施加压力，可能导致阴道脱垂复发和网片的侵蚀。由于这些原因，STARR 除了纠正直肠膨出外，还通过切除突出的直肠壁和恢复肌肉连续性来改善 ODS。

通过拉伸和缝合阴道后穹窿到腹膜下的 POPS 网片可以纠正任何过度的阴道后壁膨出。保留子宫并使其保持在自然位置，对手术疗效、功能恢复及患者心理都会带来显著益处。事实上，此术式避免了所有与手术切除子宫有关的并发症，子宫继续将骨盆分成 2 个腔室，并调节排便和排尿的压力，同时防止膀胱过度扩张。笔者发现子宫切除术对女性来说是一种严重的心理创伤，会影响她们的性生活。

总之，鉴于以上结果，笔者认为提出的治疗方式用于治疗保留有较好营养状态的阴道壁延长的效果是非常好的。这一建议必须视为结直肠科医师对妇科医师的贡献，以便更好地理解直肠在盆底手术中的作用。笔者强调，生殖器官也是膀胱和直肠的解剖支持结构。因此，生殖器脱垂不可避免地会导致这些器官严重的解剖和功能改变。显然，妇科医师仍然是盆腔器官脱垂转诊的专家，但笔者已经表明，必须有更多的多学科合作。

参 考 文 献

[1] Agachan F, Chen T, Pfeifer J et al (1996) A constipation scoring system to simplify evaluation and management of constipated patients. Dis Colon Rectum 39:681–385

[2] Olsen AL, Smith VJ, Bergstrom JO et al (1997) Epidemiology of surgically managed pelvic organ prolapse and urinary incontinence. Obstet Gynec 89:501–506

[3] Samuelsson EC, Victor FT, Tibblin G, Svardsudd KF (1999) Signs of genital prolapse in a Swedish population of women 20 to 59 yers of age and possible related factors. Am J Obstet Gynecol 180:299–305

[4] Nyygard I, Barber MD, Burgio KL et al (2008) Prevalence of symptomatic pelvic floor disorders in US women. JAMA 300:1311–1316

[5] Fritel X, Varnoux N, Zins N et al (2009) Symptomatic pelvic organ prolapse at midlife, quality of life, and risk factors. Obstet Gynecol 113:609–616

[6] Sung VW, Washinghton B, Raker CA (2010) Cost of ambulatory care related to female pelvic floor disorders in the United States. Am J Obstet Gynecol 202:483.e1–4

[7] Olsen AL, Smith VJ, Bergstrom JO et al (1997) Epidemiology of surgically managed pelvic organ prolapse and urinary incontinence. Obstet Gynecol 89:501–506

[8] Wu JM, Kawasaki A, Hundley AF et al (2010) Predicting the number of women who will undergo incontinence and prolapsed surgery, 2010 to 2050. Department of Obstetrics and Gynecology, Duke University School of Medicine, Durham, NC

[9] Maher CF, Qatawneh AM, Dwyer PL et al (2004) Abdominal sacral colpopexy or vaginal sacrospinous colpopexy for vaginal vault prolapse: a prospective randomized study. Am J Obstet Gynecol 190:20–26

[10] Geomini PM, Brolmann HA, van Binsbergen NJ, Mol BW (2001) Vaginal vault suspension by abdominal sacral colpopexy for prolapse: a follow up study of 40 patients. Eur J Obstet Gynecol Reprod Biol 94:234–238

第六篇

特殊症状
Special Subjects

第 23 章　手术并发症的预防和处理

Complications of Surgery: Prevention and Management

Gabriele Naldini　Claudia Menconi　**著**

周星楠　吴纯华　刘　娟　吴桂珠　**译**

一、概述

文献中关于盆底疾病手术并发症的报道很多，但很少提及可能的原因，以及如何避免和处理并发症，因此，讨论并发症的预防和处理尤其具有挑战性。

文献通常报道这些并发症的最终结果（造瘘术、Hartmann 手术等），但这并不能帮助外科医师在遇到问题时选择正确的治疗策略。

因盆底疾病是良性疾病，同时盆底手术具有潜在的严重并发症，一些外科医师对适应证的把握非常严格。

了解盆底功能病理学知识的人都知道便秘或失禁的问题对患者身心健康的影响可以是毁灭性的，它们严重影响患者生活质量。

我们必须向患者提供手术治愈率的准确信息，并详细描述术后可能出现的问题。

笔者认为，结直肠外科和盆底外科医师应该非常熟悉这类手术，并能通过手术减轻患者的不适。

在下面讨论的每个主题中，将从手术技巧和适应证的角度，对手术当中患者的处理、手术及术后可能产生的不良后遗症方面讨论并发症的预防措施。

二、大便失禁

（一）括约肌成形术

括约肌成形术最可怕的并发症是伤口感染[1]，因为它可以引起缝合后的肌肉裂开，导致功能障碍[2]，并可能导致直肠阴道瘘[3]。造瘘并不能改善手术效果，并增加了与造口本身相关的患病率[4]。通常建议在出现并发症后或试图再次修复括约肌时选择造瘘术[4,5]。

术中护理应包括：①直接切开瘢痕部位的肌肉，但不要将其完全切除，而是将肌肉一起缝进去使缝合口具有更好的稳定性；②避免过度游离残端肌肉，以减少去血管或去神经的可能性。

如果肛门超声和术中发现括约肌不完整，应将括约肌对合以降低并发症的发生率和严重程度。

虽没有文献证据支持，但在大多数术后排便功能障碍的患者中都存在缝合部分或完全裂开[6]。少数几篇研究表明肛管内超声检查与括约肌成形术开裂及不良结局相关[7]。

（二）骶神经调节

目前中、重度大便失禁的治疗，骶神经调节（sacral neuromodulation，SNM）是首选的外科治疗方法，是排在药物治疗和康复治疗后的首选手术方式，它微创、适应证广、效果好，优于其他手术方法。

笔者认为文献中需要更清楚地界定两个方面。第一个是术语"括约肌缺损"，这个词太过宽泛，已经导致上至 180° 的缺损都被纳入 SNM 的治疗。事实上，如果肛管 180° 都存在解剖上的缺损，很难从 SNM 治疗中获益。

第二个方面是决定是否进行永久性植入的结果判断标准。SNM 的成功标准被认为是在一天 50% 的时间中，大便失禁的改善超过 50%。笔者认为，这一判断标准并不能表明生活质量的真正改善。

电极植入技术简单，但可能存在潜在的问题。文献报道并发症发生率为 21.6%～22%，33% 的患者需要手术修补[8,9]。植入后最重要的问题是植入区疼痛、感染和电极移位。

为了防止手术并发症，以下几点至关重要：①这是一个放置异物的手术，尽管手术视野可能需要暴露肛门以显示运动和感觉反应，但仍需要最大限度地保持无菌；

②所有手术步骤均在X线片引导下进行，以减少定位误差；③在整个操作过程务必非常小心，尤其是对瘦的患者，因为即使手术中通过X线片确认电极位置正确，部分锚定尖及其保护层仍可能会位于骶骨筋膜外，皮下电极成角，可能导致移位、断裂或疼痛（图23-1）；④为避免电极断裂，应密切注意电极的角度，特别是在电极尖锚定的地方。因为在这个区域，由于电极的角度关系，电极有断裂的可能性（图23-2）。

SNM并发症的处理方法如下：①如果电极区域有感染，建议拆除电极，避免出现重大问题；②如有疼痛，评估停止刺激后疼痛是否持续，重新编程刺激后疼痛是否消失；③当出现电极断裂时，表现为失效、阻抗增加，必须更换电极，可使用同样的孔重复操作。

与大家通常认为的相反，移除无效或破裂的电极是非常关键的步骤。有文献描述了一位出血性并发症的患者，这位患者先后进出手术室2次，经历了骶骨孔处包扎、输

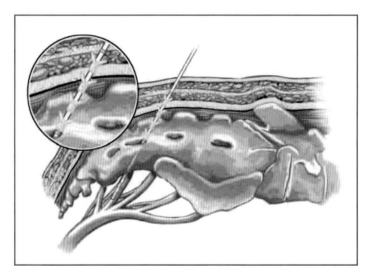

▲ 图 23-1　四极电极在第三骶孔的位置及其周围解剖结构

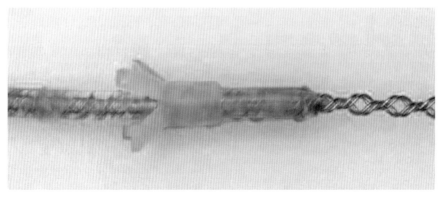

▲ 图 23-2　植入尖端的导线在取出过程中断裂

血，住院时间长达 32d [10]。有许多关于电极破裂并残留在骶孔区域的报道。手术失败后患者体内留有异物是一个严重的问题。由于有金属异物这些患者不能进行盆腹部 MRI。在这种情况下，建议扩大手术入路区域，试图识别电极的远端残端，以便将其切除。没有文献指出可以采用神经外科手术方法去除残留的电极。

（三）填充剂、动力性股薄肌成形术和人工括约肌

一些研究显示应用填充剂的并发症很低甚至没有并发症发生 [11, 12]。但也有报道称一些病例使用膨化剂后出现异物肉芽肿 [13]。局部并发症的一个危险因素是以前手术留下的瘢痕，如肛瘘或会阴脓肿，即使是亚临床的。点刺激股薄肌成形术（dynamic graciloplasty，DGP）的患病率高达 69% [14]，约 22% 的患者需要进行再次手术，包括移除电极和植入脉冲发生器。在使用人工肠管括约肌（artificial bowel sphincter，ABS）时，因溃疡、脓毒症或无效而摘除该装置的概率为 37% [15]～46% [16]。

考虑到这些因素，笔者认为 DGP 或 ABS 仅适用于除了永久性造瘘外无其他手术选择的患者。

三、排便梗阻

（一）经肛吻合器直肠切除术

经肛吻合器直肠切除术（STARR）是近年来广受关注的技术，它在机制方面具有革命性的突破，同时也获得商业支持。学术界对 STARR 的热烈讨论增加了人们对这一手术的认识。不幸的是，在结直肠专业领域中，一些结直肠医师只看到它的优点而忽略了并发症，而另一些医师则只看到并发症。外科医师应该既能够欣赏技术带来的益处，又能想出降低并发症的办法。下面我们将讨论 STARR 的并发症。

1. 肛门疼痛

为了防止肛门疼痛，术前有肛门或会阴疼痛症状的患者不应该进行该手术。疼痛并不是直肠膨出或脱垂的典型症状，因此为疼痛来源不明的患者进行盆底手术是危险的，因为手术可能会加重疼痛。

如果患者术后 3～4 周仍然有明显的疼痛，尤其是疼痛位于缝合部位，且手术前没

有疼痛的情况下，其原因很可能是吻合钉或止血缝线涉及肌肉组织，即使是肌肉的浅表也可能引起疼痛。应该记住，缝合的正确水平通常是在耻骨直肠肌的高度，如果缝合涉及下层肌肉或缝合下有过度纤维化，它可以会把直肠固定到盆底。如果发生这种情况，典型的临床表现是持续性疼痛，排便时加重。外科医师必须能够识别患者问题的原因是否是手术本身，且必须努力解决它。

如果发生疼痛是缝线引起，笔者的处理会十分积极，通过再手术和去除大部分缝线，特别是缝合处最痛的部位，此处通常对应活动性差的深层组织。

使用可吸收缝线缝合来再次缝合恢复黏膜的连续性，根据笔者的经验（18 个尚未发表的病例），应用该方法可使 75% 以上的患者完全解除疼痛。如果手术后 2 个月或更久再处理，疼痛缓解比例将降低到 48% 以下。确保疼痛不会变成慢性疼痛是很重要的。在临床实践中，笔者还没有发现像其他作者所描述的那样，仅摘除部分吻合钉就可明显缓解疼痛[17]。

在手术后的最初几周，如果标准的止痛药物治疗不能缓解患者的肛门疼痛，使用普加巴林或加巴喷丁等神经调节药物可能会有所帮助。咨询专门从事疼痛治疗的麻醉医师也可能有帮助。笔者经验[18]与其他作者不同[9]，应用 SNM 治疗 STARR 手术疼痛，只有少数患者可获得较好效果。笔者认为因手术后疼痛需要植入永久性 SNM 提示手术失败。

2. 肛门狭窄

为了防止肛门狭窄，应避免缝合线过低或过高。过高的缝合线容易造成狭窄，造成沙漏状直肠，这种狭窄妨碍排便动力学。在实践中，缝合水平应该总是刚好高于痔组织的顶端。

笔者使用了市场上所有类型的吻合器来进行 STARR，发现使用包括 CCS-30 在内的各种吻合器都有可能出现肛门狭窄。狭窄的诱因可能是术前存在直肠炎或术后出现腹泻伴里急后重。吻合器类型可能是另一个需要考虑的因素，对纯钛和钛合金制成的吻合器进行比较，发现大部分的炎症反应由合金引起[19]。

由于肛管狭窄是一种机械狭窄，它非常僵硬，肛门扩张器或内镜气压扩张无效。

治疗肛管狭窄，笔者建议再次手术，尽可能多地去除缝合线。术后结合肛门机械扩张和肛用美沙拉嗪，以维持肛管直径。

3. 直肠旁血肿

这是一种非常危险的情况，因为它也可能导致进一步的并发症，如吻合口裂开、延迟出血或会阴脓肿，这些情况都会造成患者严重不适。

直肠旁血肿的预防措施包括正确选择和使用吻合器。由于吻合器是全层吻合，它总是会包含大量的直肠系膜，因此必须使用具有正确容量的吻合器。虽然没有文献报道并发症[20]，但笔者认为使用 0.75～1.5mm 范围的加强型吻合器进行全层直肠切除术是极其危险和错误的。问题不在于腔内组织，而在于腔外组织。此外，还应仔细观察吻合器闭合动作的连续性和速度，不稳定地闭合（两步闭合）可能会导致刀片在完全闭合前损伤组织，这可能导致缝合不完整。

目前尚无直肠旁血肿治疗的文献报道。笔者对这类并发症的处理方法来自多年的经验和与结肠直肠科同事的讨论，他们相信并鼓励吻合器技术，同时继续努力克服可能出现的并发症。识别出血流动力学不稳定的患者非常重要[21]。

4. 稳定血肿

对于稳定血肿，应使用广谱抗生素、全肠外营养和自发引流治疗，常在术后第 3、4 天缝合线有小的裂开，血肿腔逐渐缩小。如果腹痛或肠管不通等症状持续至术后 3～4d，则需要经肛门进行一个小的经吻合口开孔，以允许自发性引流。不要过早排出血肿，也不要清创或用消毒液冲洗血肿腔。血肿通常非常大，一直延伸到直肠腹膜，并经常产生炎症反应，表现为腹腔出现游离液体。排空血肿腔可能使直肠腔接触腹膜，从而造成细菌污染。血肿和直肠周围脂肪中存在气体，主要是由于空气从直肠进入裂口，而不是气体性坏疽，后者症状会更严重。笔者的建议是在直肠内放置一根软性引流管，让气体自行排出。

5. 进行性血肿

遇到进行性血肿，如果可能的话，通过输血和血浆来稳定并等待。根据笔者的经验，急诊手术后出现的腹膜后血肿大多可自行消退。对血流动力学不稳定的患者，建议使用血管造影进行栓塞（图 23-3）。对于女性来说，使用开腹纱布填充阴道可能是有用的，压迫到直肠中 Sangstaken–Blakemore 探针相关部位。剖腹探查术一般留到无计可施的时候再选择，因为如果血肿很大，术中能将血肿切除并可以准确止血是不可能的，而且术中很可能转为大手术，如 Hartmann 切除术。

6. 直肠阴道瘘

直肠阴道瘘是一个技术错误，如果可能的话应该避免。

为了防止直肠阴道瘘的发生，在手术开始时必须在阴道内放置支撑器，以便支撑

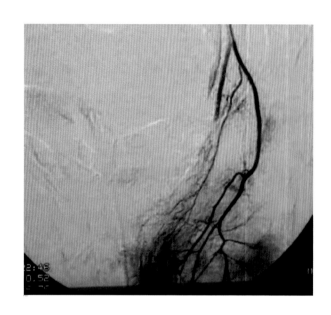

◀ 图 23-3　一例血流动力学不稳定的盆腔 - 直肠周围血肿的血管造影栓塞术

起宫颈、阴道穹窿和可能存在的小肠疝。阴道支撑器可牵拉起直肠和直肠阴道隔，使笔者更清楚地暴露，并且可以通过直肠指诊很容易地检查它。

笔者认为，考虑到阴道壁的坚固性，直肠阴道瘘不太可能继发于血肿引流，这个部位的血肿更容易通过直肠吻合口排出，而不是进入阴道。

直肠阴道瘘的治疗并不像文献报道的那样简单。准备重建通常会导致一个很大的缺口，因为在直肠修复的区域所有的吻合钉必须拆除。STARR 手术至少距直肠 5～10cm 切除。因此，STARR 术后要使直肠充分活动是非常困难的。在使用 CCS-30（Transtar）的大型切除术中，有将 Douglas 腔一起缝合的风险。因此，在分离吻合口的过程中，有可能进入腹膜，出现细菌污染的问题。

7. 直肠坏死或会阴脓毒症

在直肠坏死或会阴脓毒症的病例中，可如文献所述，积极行造瘘术或采用 Hartmann 切除术，目的是避免患者的临床状态恶化，甚至死亡[22]。

当术中出现裂开打开直肠时，必须在术中完全修复，无须造瘘。外科医师必须能够进行人工经肛门吻合术。如果在使用 CCS-30 的过程中发生这种情况，尤其难以纠正，因为切除面积更大，而且缝合线的交叉也会更多。缝合线相交处的切向力量增加了缝合线的张力。在使用 CCS-30 吻合器时，吻合口撕裂可能很难解决。

8. 大便急迫和大便失禁

这是笔者在 STARR 围术期面临的主要问题。这个潜在的风险应该向患者清楚地解释，并签署一份详细的知情同意书。奇怪的是，文献报道显示术前大便失禁在 STARR

手术后有所改善。笔者认为对大便失禁患者使用 STARR 是非常危险的，尤其是在活动性失禁患者中，因为术后 1 年随访几乎全都会加重。

在文献中，STARR 术后的患者中有 25.3%[23]～34%[24] 发生大便急迫，但在文献中关于大便急迫的定义不够统一。大便急迫应该指在某些刺激下有便急迫感，但患者能够推迟排便直到适当的时间和地点，如果情况并非如此，则应将患者视为失禁。

目前唯一的压力计数据[24, 25] 显示大便失禁与依从性低有关。根据笔者的经验，这些患者可以从盆底康复治疗中获益，特别是排便康复治疗或 SNM[26]。

（二）内部 Delorme 手术

这项手术是 STARR 的替代技术，技术难度更高。术中很难保持肌肉层的完整性，有进入直肠周围脂肪的风险，因此有感染的可能。由于折叠超过 8cm 直肠黏膜似乎过多，所以很难决定切除和折叠多少直肠黏膜。

出血和狭窄是可能的并发症。在文献中，并发症的发生率为 0%～34%[27]。狭窄在直肠柱状折叠的直肠黏膜水平形成，治疗包括切除大的纤维环，然后做吻合术来恢复弹性。这项手术后排便困难和急迫性大便失禁并发症发生率与 STARR 相似，唯一的区别是，内部 Delorme 手术术后肛管延长，因此潜在问题较少，尤其是被动性大便失禁（G.Naldini 和 C.Menconi 未发表的数据）。

（三）腹腔镜腹侧补片直肠固定术

近年来，腹腔镜腹侧补片直肠固定术（laparoscopic ventral mesh rectopexy，LVMR）已成为首选的直肠固定术方法。在文献中，关于直肠固定术的功能评价存在争议。一些作者将外脱垂患者、直肠膨出和直肠套叠患者进行比较，将便秘改善 50%[28] 作为功能好转的阳性指标[29-32]。因为便秘是直肠套叠的重要的表现，即使不是唯一但一定是最重要的，这一点毋庸置疑。最近，一篇非常有趣的文献报道了如何在三级转诊中心处理 LVMR 并发症[33]。

使用电钩进行分离。如果需要重置网片，建议使用涂有聚四氟乙烯的轻质聚丙烯网片，如果网片脱落，最好用 Protacks 将一个新的网片锚定在骶岬，然后将其缝合到先前放置的网片的地方。在直肠有病变的情况下，如果病变很小，可以缝合，或者使用有限的 LVMR 进行直肠前切除术，并在吻合口上方使用生物网片。对于直肠阴道瘘，可以腹腔镜下切除网片，如果瘘口位置过高，可以经腹手术修复，如果位置低，可以经阴道修复。所有其他的侵蚀都应该通过腹腔镜移除网片，通过修复缺损和重新放置生物网片来治疗。

LVMR 失败的原因可能是没有进行直肠旁侧分离，骨盆边缘网片没有固定。脱垂复发，其原因是网片从骶岬脱离，或者网片的位置不正确，网片缝合在了骶骨顶部而不是骶岬（在大多数情况下，只发现使用了 2 个钉）。

网片引起的并发症可能有由于网片附着在骶骨中部而不是骶岬而导致直肠狭窄；网片侵蚀直肠或阴道，可通过移除网片、修复和重新放置生物网片进行治疗；盆腔疼痛是由于对植入物的过度炎症反应，可以通过重新放置有聚四氟乙烯涂层的聚丙烯网片来治疗，效果良好。

有趣的是，2008 年英国国家卫生和临床技术优化研究所（National Institute for Health and Care Excellence，NICE）的评论[34] 指出，与生物补片相比，合成网片的侵蚀率要高得多。但同时，手术失败率也远高于生物补片（23% vs. 9%）。笔者建议使用腹腔镜手术移除网片，而不是经会阴手术，因为后者在技术上很困难。

仍然有一些问题在文献中没有答案：①如果便秘是永久性的或不断恶化，没有找到任何技术性的问题，有什么可以做的吗？②对育龄女性，LVMR 对怀孕有什么影响吗？③在直肠癌的病例中（尤其是前壁直肠癌），在盆腔上方直肠和阴道之间放置一个假体会有问题吗？

四、结论

并发症的治疗一直是非常困难的，它们常常转变为患者的慢性疾病。最好的办法是通过准确的诊断、精准的手术和设备选择来预防并发症。笔者再次强调选择最佳器械的重要性，并需要深入了解器械的特性。对器械的了解不足可能是出现问题和并发症的原因。

笔者建议只有在明确能够解决并发症的情况下才进行手术。很遗憾，笔者不得不强调这一事实，即文献对笔者治疗并发症几乎没有帮助，文献似乎表明，无论你做什么手术都能产生良好的效果，但这绝对不是事实。

参 考 文 献

[1] Glasgow SC, Lowry AC (2012) Long term outcome of anal sphincter repair for fecal incontinence: a systematic review. Dis Colon Rectum 55:482–490

[2] Oom DMJ (2010) Anterior sphincteroplasty for fecal incontinence: is the outcome compromised in patients with associated pelvic floor injury? Dis Colon Rectum 53:150–155

[3] Briel MD, De Boer LM (1998) Clinical outcome external anal sphincter of anterior overlapping anal sphincter repair with internal imbrications. Dis Colon Rectum 41:209–214

[4] Hasegawa H (2000) Randomized trial of fecal diversion for sphincter repair. Dis Colon Rectum 43:961–964

[5] Yoshioko K, Keighley MR (1989) Sphincter repair for fecal incontinence. Dis Colon Rectum 32:39–42

[6] Rosenberg J, Kehlet H (1999) Early discharge after external anal sphincter repair. Dis Colon Rectum 42:457–459

[7] Ratto C, Litta F, Parello A et al (2010) Sacral nerve stimulation in fecal incontinence a valid approach to two sphincter lesions when compared to sphincter repair. Dis Colon Rectum 53:264– 272

[8] Matzel K, Kamm M, Stösser M et al (2004) Sacral spinal nerve stimulation for faecal incontinence: multicentre study. Lancet 363:1270–1276

[9] Hetzer FH, Bieler A, Hahnloser D et al (2006) Outcome and cost analysis of sacral nerve stimulation for faecal incontinence. Br J Surg 93:1411–1417

[10] Faucheron JL, Herault ML (2012) Life threatening haemorrhage after electrode removal: a severe complication following sacral neurostimulation procedures for the treatment of faecal incontinence. Colorectal Dis 14:e133

[11] Watson NF, Koshy A, Sagar PM (2012) Anal bulking agents for faecal incontinence. Colorectal Dis 3:29–33

[12] Ratto C (2011) Novel bulking agent for fecal incontinence. Br J Surg 98:1644–1652

[13] Van Wunnik B, Driessen A, Baeten C (2012) Local foreign body giant cell reaction after silicone injection for faecal incontinence in humans: two case reports. Coloproctol Tech 16:395– 397

[14] Geerdes BP, Heineman E, J Konsten et al (1996) Dynamic graciloplasty. Complications and management. Dis Colon Rectum 39:912–917

[15] Parker SC, Spencer MP, Madoff RD (2003) Artificial bowel sphincter: long–term experience at a single institution. Dis Colon Rectum 46:722–729

[16] Wong WD, Congilosi S, Spencer M et al (2002) The safety and efficacy of the artificial bowel sphincter for fecal incontinence: results from a multicenter cohort study. Dis Colon Rectum 45:1139–1153

[17] Petersen S, Jongen J, Schwenk W (2011) Agraffectomy after low rectal stapling procedure for hemorrhoids and rectocele. Tech Coloproctol 15:259–264

[18] Martellucci J, Naldini G, Carriero A (2012) Sacral nerve stimulation in the treatment of chronic pelvic pain. Int J Colorectal Dis 27:921–926

[19] Gentilli S, Portigliotti L, Aronici M et al (2012) Ultrastructural analysis of different–made staplers' staples. Minerva Chir 67:439–444

[20] Renzi A, Brillantino A, Di Sarno G et al (2011) PPH–01 versus PPH–03 to perform STARR for the treatment of hemorrhoids associated with large internal rectal prolapse: a prospective multicenter randomized trial. Surg Innov 18:241–247

[21] Naldini G (2011) Serious unconventional complications of surgery with stapler for haemorrhoidal prolapse and obstructed defaecation because of rectocoele and rectal intussusception. Colorectal Dis 13:323–327

[22] Stolfi VM, Micossi C, Siler P et al (2009) Retroperitoneal sepsis with mediastinal and subcutaneous emphysema complicating stapler transanal rectal resection (STARR). Tech Coloproctol 13:69–71

[23] Schwandner O, Furst A (2010) Assessing the safety, effectiveness, and quality of life after the STARR procedure for obstructed defecation: results of the German STARR registry. Langenbecks Arch Surg 395:505–513

[24] Boccasanta P, Venturi M, Roviaro GC (2011) What is the benefit of a new stapler device in the surgical treatment of obstructed defecation? Three year outcomes from a randomized controlled trial. Dis Colon Rectum 54:77–84

[25] Naldini G, Cerullo G, Menconi C et al (2011) Rescted specimen evaluation, anorectal manometry, endoanal ultrasonogrphy nd clinical follow–up after STARR procedures. Worl J Gastroenterol 17:2411–2416

[26] Martellucci J, Naldini G, Del Popolo G, Carriero A (2012) Sacral nerve modulation in the treatment of chronic pain after pelvic surgery. Colorectal Dis 14:502–507

[27] Lechaux JP, Lechaux D, Perez M (1995) Results of Delorme's procedure for rectal prolapse. Advantages of a modified technique. Dis Colon Rectum 38:301–307

[28] Samaranayake CB, Luo C, Plank AW et al (2010) Systematic review on ventral rectopexy for rectal prolapse and intussusception. Colorectal Dis 12:504–514

[29] Douard R, Frileux P, Brunel M et al (2003) Functional results after the Orr–Loygue transabdominal rectopexy for complete rectal prolapse. Dis Colon Rectum 46:1089–1896

[30] Marceau C, Parc Y, Debroux E et al (2005) Complete rectal prolapse in young patients: psychiatric disease a risk factor of poor outcome Colorectal Dis 7:360–365

[31] Sileri P, Franceschilli L, de Luca E et al (2012) Laparoscopic ventral rectopexy for internal rectal prolapse using biological mesh: postoperative and short–term functional results. J Gastrointest Surg 16:622–628

[32] Boons P, Collinson R, Cunningham C, Lindsey I (2010) Laparoscopic ventral rectopexy for external rectal prolapse improve constipation and avoids de novo constipation. Colorectal Dis 12:526–532

[33] Hamoudi–Badrek A, Greenslade GL, Dixon A (2013) How to deal with complications after laparoscopic ventral mesh rectopexy (LVMR): lessons learnt from a tertiary referral center. doi:10.1111/codi.12164

[34] Jia X, Glazener C, Mowatt G et al (2008) Systematic review of the efficacy and safety of using mesh in surgery for uterine or vaginal vault prolapse. NICE Guideline IPG 267. www.nice.org.uk

第 24 章 复发性直肠脱垂的手术治疗
Surgical Treatment of Recurrent Rectal Prolapse

Mia D. DeBarros　Steven D. Wexner　Scott R. Steele　**著**

周星楠　刘　娟　吴桂珠　**译**

一、背景

直肠脱垂是指直肠壁全层突出肛门。直肠全层脱垂令患者十分痛苦，发生在两个高峰，3 岁之前男性和女性的发生率相同，在 50 岁之后，主要发生在女性，后者占诊断为直肠全层脱垂的成人的 80%～90%[1, 2]。这种情况的严重程度各不相同，患者表现为直肠脱出，站立或停止排便时脱出可还纳，或者脱出持续存在（图 24-1）。治疗取决于疾病的严重程度，从药物治疗和生活方式的改变到手术修复。手术的目的是控制脱垂，尽可能恢复控便能力，防止便秘和排便功能受损[3]。这些目标通常是通过将直肠恢复到盆腔的正常位置，并将直肠固定在骶前筋膜来实现的。外科手术可大致分为经会阴入路或经腹部入路，经腹部入路可以是开腹或腹腔镜方式。不幸的是，虽然有超过 130 种不同的外科手术用于手术修复该疾病，但是对于哪种手术是最有益的还

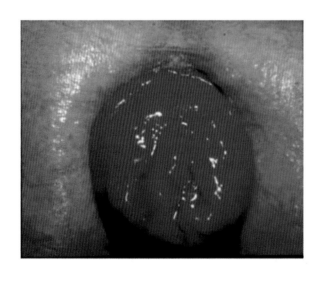

◀ **图 24-1　直肠全层脱垂**
图片由 Justin A Maykel 提供

没有达成共识。

尽管修复的选择有很多种，但其中一些手术的复发率可高达 47%[4, 5]。复发可分为早期复发（可能是手术时的技术问题所致）或远期复发（通常由于病情本身、患者特征或慢性加腹压等习惯导致脱垂）。导致复发的高危因素包括与直肠固定术或直肠乙状结肠切除术相关的技术错误，包括缝线位置不当、不能活动、切除不充分，未能解决伴随的盆底缺陷，潜在的精神疾病、男性、高龄和较高的身体质量指数（表 24-1）[6]。复发性直肠脱垂修补术在术前评估和手术处理方面，与初次修复相似，但有一些小的注意事项。直肠脱垂最开始采用的最常见的术式是采用缝线或网片的直肠固定术（前路或后路），乙状结肠切除加直肠固定术，经会阴直肠乙状结肠切除术（Altemeier 术）和经会阴入路（Delorme 术）。由于本书其他章节对每种手术的细节进行了深入讨论，本章将重点介绍遇到复发患者必须考虑的重点。

表 24-1 复发性直肠脱垂的易感因素及解剖学相关因素

• 慢性便秘	• Douglas 腔过深
• 神经系统 / 感染性疾病	• 肛门张力下降
• 性别	• 肛提肌分离
• 产次	• 骶骨固定丧失
• 直肠乙状结肠冗长	• 技术失误

二、术前评估和患者选择

当接诊复发性直肠脱垂的患者时，首先要确定是否需要手术。根据复发性脱垂的程度和症状，对于黏膜脱垂，经过观察或单纯结扎可获得良好的效果[7]。与任何疾病过程一样，所有评估都应该从全面的病史和体格检查开始，将患者的全部临床状况考虑进去。在询问病史时应特别关注与复发相关的症状（便秘或大便失禁），因为它可以指导术前检查，以及关于术后肠道功能的术前咨询。这一注意事项与非复发性脱垂相似，同时也应关注复发的时间点和初次手术后排便功能的变化。例如，如果便秘在手术修复后恶化，可能导致患者排便更加用力，并最终导致复发。此外，这种症状可能提示便秘相关检查的必要，包括肠道传输功能检查和排粪造影，这些辅助检查在初次评估时可能并不需要。体格检查应侧重于发现直肠脱垂和伴随的盆底缺损，盆底缺陷可能是导致复发的原因，也可能是新发的，需要在修复直肠脱垂时加以处理。坏死性或缺血性脱垂，与原有修复手术相似，肉眼可以很容易辨别，通常需要急诊手术切除（图 24-2）。认真评估括约肌功能对曾有过大便失禁的脱垂复发患者尤为重要。对于某些患者，可能需要采用超声来评估潜在的缺陷，这些缺陷可以通过手术改善。进一步来讲，根据失禁的严重程度和潜在的神经功能，对某些患者来说，粪便转流可能是更好的选择，而不是脱垂修复术。

对于风险高或有异常症状的患者，笔者建议在外科手术前进行内镜检查，以排除肿瘤。内镜检查也有助于排除铅管样或孤立性直肠溃疡，曾经做过肠切除手术的患者肠吻合口狭窄等情况，并确定可能需要切除的吻合口水平，尤其是对于有开腹直肠切除固定术史的患者，本次考虑经会阴手术的患者。辅助性检查应根据患者的主要症状进行先后排序，如肛门压力测定、肌电图、阴部神经运动潜伏期测试、排粪造影或肠道传输时间检查。此外，这些检查对于那些可能伴随有盆底异常的患者可能有益，如膀胱膨出、肠疝或阴道穹窿脱垂，这些盆底异常的情况可能很难体格检查发现。表 24-2 列出了全面评估应该包括的部分。最后，回顾先前的手术记录是至关重要的，这可以确定可能对手术产生根本影响的关键细节，如网片的使用和类型、分离范围、先前的手术切除范围以及先前手术医师遇到的任何技术困难。

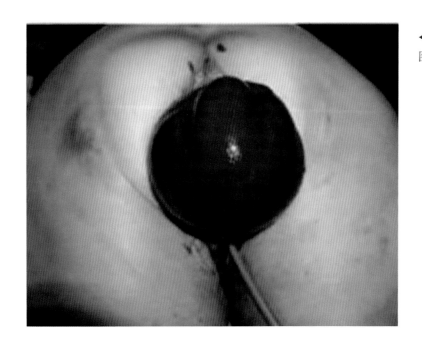

◀ 图 24-2 直肠脱垂嵌顿
图片由 Isaac Felemovicious 提供

表 24-2　复发性直肠脱垂的术前评估

病史	**辅助检查**
• 盆腔压力 • 里急后重 • 便不尽感 • 便秘 • 大便失禁	• 大便失禁 　– 压力测定 　– 阴部神经潜伏期 　– 排粪造影 　– 直肠腔内超声 • 便秘
体格检查	– 压力测定
• 肛周视诊 • 直肠指检 • 括约肌张力和肛提肌评估 • Valsalva 动作 • 鉴别直肠前突、膀胱膨出、子宫脱垂	– 排粪造影 　– 肠道传输时间 　– 甲状腺 / 甲状旁腺功能检查

三、哪种手术入路对处理复发性脱垂更好

目前，文献中很少有专门关于复发性直肠脱垂治疗的报道，仅有 6 项研究，均为回顾性研究，直接研究复发性直肠脱垂的治疗（表 24-3）[8-13]。早期的研究是由小的队列组成的。Hool 报道了 30 年来 24 名复发性直肠脱垂患者，一期修复术后复发时间在 2 年内，大多数患者采用腹部入路（72% 应用 Ripsten 网片修补）治疗。随访 7 年，该组总复发率为 17%。作者指出，大多数最初的复发是由于技术错误，其中网片无效是最常见的原因 [9]。此外，术前肠道功能的改变，尤其是大便失禁，很少在复发修复手术后发生改变，这是复发患者再次手术前一个重要咨询信息。Fengler 等报道了 10 年时间

表 24-3　复发性直肠脱垂：文献报道

研究 [参考文献]	患者数量	入　路	复发率（%）
Hool 等（1997）[9]	24	腹部＞会阴	17
Fengler 等（1997）[8]	14	会阴＞腹部	0
Pikarsky 等（2000）[10]	27	腹部和会阴	15
Watts 和 Thompson（2000）[12]	17	会阴	未知
Steele 等（2006）[11]	78	会阴＞腹部	37、15
Ding 等（2012）[13]	23	会阴	39

14 例复发性直肠脱垂患者，复发的平均时间比 Hool 的研究稍长，为 14 个月。这些患者的手术包括经会阴或经腹部入路，随访时间为 50 个月。研究结束时，只有 1 例死亡，其余患者没有复发[8]。总的来说，并发症包括 1 例发生在两个吻合口之间的黏膜脱落，3 例术前大便失禁患者术后症状无缓解。Pikarsky 将 27 例复发性脱垂患者与同等数量的非复发性脱垂修补术相匹配，采用经腹部和会阴联合入路，平均随访 24 个月，复发组和非复发组的总复发率相似（15% vs. 11%）[10]。

为了确定在进行复发性脱垂修补术时是否有更好的手术策略，Steele 及其同事分析14 年间的 685 名患者组成的队列，找到 78 名复发患者，这些患者分别采用经会阴入路（N=51）或经腹部入路（N=27）行手术修复。总的来说，29% 的患者出现了第二次复发，经会阴入路组的二次复发率更高（37% vs. 15%，P= 0.03）。作者指出，初次修复后的复发时间平均为 33 个月，这比以前的研究要长得多。此外，第二次复发的时间平均为9 个月。该研究的作者总结说，当患者的身体状况允许时，经腹部入路应用于复发性脱垂修复，因为二次复发率较低[11]。就并发症发生率而言，经会阴入路和经腹部入路术后严重和轻微并发症发生率相似。

对于不能耐受开腹手术的复发患者，经会阴直肠乙状结肠切除术仍然是一个有效的选择。尽管与经腹部入路相比，它的功能结局较差，复发率较高，但它的术后病率更低，住院时间更短，术后疼痛更少。Ding 及其最近发表一项回顾性研究，评估了 23例二次经会阴直肠乙状体切除术的安全性和有效性，病例对照组为 113 例在 9 年内接受一期修复的患者。作者指出虽然术后并发症发生率相似（17.4% vs. 16.8%），但二次修复组的复发率要高得多（39.1% vs. 17.7%，P= 0.007），且二次修复组复发间隔时间更短（16.0 个月 vs. 21.5 个月）。作者的结论是，这种方法对于无法耐受开腹手术的患者来说是安全和可行的，然而，复发率要比一期修复组高得多[13]。

虽然文献中对直肠脱垂复发修补术的最佳方法还没有达成共识，但文献表明，技术性错误通常但并非总是初次复发的原因，复发修补术后复发时间比一期修复短，对于二次复发脱垂的患者来说，开腹修补术的复发率较经会阴入路修补低。虽然经会阴入路有明显较高的复发率，但对于并发症多不能耐受开腹修补术的患者来说，仍然是一种可行的选择。最后，经腹部修补术可以通过腹腔镜手术或传统的开腹手术完成，目前对复发性疾病采用微创手术的方式只有病例报道[14]。

虽然数据可能不够多，为了确定复发患者的理想治疗方法，必须考虑评估结果。无论是并发症发生率、死亡率、功能结果、花费还是随后的复发率，对于每个指标，各种手术选择之间都有很好的平衡。例如，在复发性脱垂病例中，Delorme手术通常有高复发率（＞50%），但术后病率通常＜10%，且无须担心吻合口。因此，牺牲一个方面的益处可能会在另一个方面有所改善，应在患者个体的背景下加以考虑。

四、要点与难点

手术治疗复发病例时有一些技术要点要考虑。如前所述，在术前评估应确定是否存在盆底障碍，并在修复手术中一并处理，否则可能会导致复发。即使这些问题没有得到解决，也可以在术前咨询时与患者讨论这些问题，特别是如果未来出现症状，可能需要再次手术治疗的问题。先前手术记录的价值怎么强调都不为过，这使得外科医师能够确定修复类型、是否使用了假体材料、是否存在盆底病变、是否同时修复以及以何种方式修复。在尝试进行腹腔镜手术进行复发病例的修复时，意外发现网片紧紧粘连在骶骨上，这可能会需要紧急转为开腹或初次术中出血过多。

从纯技术的角度来看，在以下几方面存在精细的平衡，试图游离或切除更多的肠管，试图实现降低复发率的目标，以及切除过多肠管导致吻合口并发症增加。相反，留下更多的肠管可以确保充分血供或无张力吻合，但通常会导致较高的复发率。某些其他技术因素也会影响复发率。在 Altemeier 手术中，无法进入腹膜腔与较高的复发率相关[15]。在经腹部入路修补时，应注意保留直肠上动脉，以维持吻合口的充足血液供应。此外，广泛的远端侧方游离可能降低复发率，但可能加重或导致便秘[16]。通过切除先前的吻合口可以进一步减少缺血并发症，尤其是本次经会阴直肠乙状结肠切除术，而既往行经会阴直肠乙状结肠切除术或经腹直肠切除固定术的患者，不这样做可能导致局部肠道缺血，从而导致黏膜剥脱、吻合口瘘或狭窄。经验是一种资源，咨询或转诊给经验丰富的中心不应被视为失败，反而是好的决策。

最后，总复发率的关键因素仍然是距离手术的时间。一项综述对 643 名经腹脱垂修补术患者进行分析，平均随访 43 个月。1 年、5 年和 10 年复发率分别为 1%、6.6% 和 28.9%。作者指出，手术技术、直肠固定术的方式或经腹入路的方式（开腹或腹腔镜）

对复发无影响，但随访时间长短有影响[17]。此外，尽管好的手术技术可以使复发性脱垂修补手术成功（与开腹修补术相似），但后续功能可能无法改善，甚至可能恶化。因此，对于术后的期望，应给予患者非常谨慎的建议，特别是成功的修复虽可以解除脱垂，但便秘或大便失禁的症状可能仍然存在，并且随着时间的推移，复发率也会增加，因此持续的术后随访应予重视。

五、总结

综上所述，尽管缺乏大规模试验和一级证据，但在治疗复发性直肠脱垂时，仍有一些结论可以从现有的报道经验中得出。第一，复发性脱垂最常见于初次术后1~3年，随着随访时间的延长，复发率可能会增加；第二，需要对这些患者进行全面的检查，包括辅助检查，以确定导致复发的因素。需要在后续修复手术之前或同时解决的因素，这些因素包括严重便秘或大便失禁，以及伴随的盆底疾病。对初次手术和任何先前手术的手术记录进行详细回顾极为重要，可以确定可能需要术中评估的因素，以及不应重复做的手术。首先，对于患者术后复发性脱垂的相关症状应做全面咨询，无论手术入路如何，预计复发率较高，术后需长期随访。其次，技术方面，如切除先前的吻合口，以及在切除多余肠管和确保吻合口无张力之间保持平衡，有助于减少术后并发症或复发的发生率。最后，即使是在复发后再修复，开腹手术有较低的复发率。如果患者身体状况允许，应尝试这种入路。如果开腹手术无法实行，那么经会阴入路仍然是安全可行的，尽管其代价是复发率较高和术后功能结局稍差。

参 考 文 献

[1] Wassef R, Rothenberger DA, Goldberg SM (1986) Rectal prolapse. Curr Probl Surg 23:397– 451

[2] Madiba TE, Baig MK, Wexner SD (2005) Surgical management of rectal prolapse. Arch Surg 140:63–73

[3] Felt–Bersma RJ, Cuesta MA (2001) Rectal prolapse, rectal intussusception, rectocele, solitary rectal ulcer syndrome. Gastroenterol Clin North Am 30:199–222

[4] Steele SR, Goldberg JE (2009) Rectal Prolapse. In: Cohn SM (ed) Acute care surgery and trauma: evidenced–based

practice. Informa Healthcare, London, pp 356–367

[5] DiGiuro G, Ignjatovic D, Brogger J et al (2006) How accurate are published recurrence rates after rectal prolapse surgery? A meta–analysis of individual patient data. Am J Surg 191:773– 778

[6] Steele SR, Madoff RD (2012) Nonresectional and resectional rectopexy. In: Fleshman J, Wexner S (eds) Master techniques in surgery. Colon and rectal surgery: abdominal operations. Lippincott Williams and Wilkins,

Philadelphia, pp 513–526

[7] Kleinubing H Jr, Pinho MS, Ferreira LC (2006) Longitudinal multiple rubber band ligation: an alternative method to treat mucosal prolapse of the anterior rectal wall. Dis Colon Rectum 49:876–878

[8] Fengler SA, Pearl RK, Prasad ML et al (1997) Management of recurrent rectal prolapse. Dis Colon Rectum 40:832–834

[9] Hool GR, Hull TL, Fazio VW (1997) Surgical treatment of recurrent complete rectal prolapse: a thirty–year experience. Dis Colon Rectum 40:270–272

[10] Pikarsky AJ, Joo JS, Wexner SD et al (2000) Recurrent rectal prolapse: what is the next good option? Dis Colon Rectum 43:1273–1276

[11] Steele SR, Goetz LH, Minami S et al (2006) Management of recurrent rectal prolapse: surgical approach influences outcome. Dis Colon Rectum 49:440–445

[12] Watts AM, Thompson MR (2000) Evaluation of Delorme's procedure as a treatment for fullthickness rectal prolapse. Br J Surg 87:218–222

[13] Ding JH, Canedo J, Lee SH et al (2012) Perineal rectosigmoidectomy for primary and recurrent rectal prolapse: are the results comparable the second time? Dis Colon Rectum 55:666– 670

[14] Tsugawa K, Sue K, Koyanagi N et al (2002) Laparoscopic rectopexy for recurrent rectal prolapse: a safe and simple procedure without a mesh prosthesis. Hepatogastroenterology 49:1549–1551

[15] Cirocco WC (2010) The Altemeier procedure for rectal prolapse: an operation for all ages. Dis Colon Rectum 53:1618–1623

[16] Speakman CT, Madden MV, Nicholls RJ, Kamm MA (1991) Lateral ligament division during rectopexy causes constipation but prevents recurrence: results of a prospective randomized study. Br J Surg 78:1431–1433

[17] Raftopoulos Y, Senagore AJ, Di Giuro G et al (2005) Recurrence rates after abdominal surgery for complete rectal prolapse: a multicenter pooled analysis of 643 individual patient data. Dis Colon Rectum. 48:1200–1206

第 25 章　中盆腔器官脱垂的处理策略

Management of Concomitant Middle Compartment Disorders

Neil J. Smart　William M. Chambers　Patricia Boorman　著

周星楠　李雨葳　刘　娟　吴桂珠　译

一、概述

按照传统"垂直"分区观点，将盆底分为前、中、后 3 个腔室。中腔室脱垂（包括子宫、阴道和阴道穹窿）是妇科医师面对的最常见的脱垂类型。由于对盆底整体性认知的缺乏，医师过分严格地根据脱垂部位区分盆底功能障碍疾病的解剖，并进行片面的评估和管理，往往造成诊疗的不当，从而给患者造成损害。先进、整合的观念认为盆底作为一个统一的整体，其评估需要跨学科的团队协作，从而能更加全面细致[1]。只有这样才能达到患者优化管理的目的，从而避免由于无法准确识别盆底相邻器官功能障碍而造成反复就诊和（或）手术干预。

盆底中多个器官功能障碍是非常常见的。尽管已有大量文献报道，但是临床医师对于此类疾病的认知仅是皮毛，直到过去 10 年中盆底功能障碍疾病重新得到重视。特别是佛罗里达州的 Cleveland 医疗中心发表了原创论文，通过对大便失禁组、直肠脱垂组和对照组 3 组人群进行调查研究[2]，极大地提高了结直肠外科学界对该类疾病的认识。该研究的结论与其他"正常"人群中展开的相似研究一致，对照组中尿失禁和女性生殖器官脱垂的发生率分别为 30% 和 12.5%。此前曾因大便失禁而接受手术治疗者中，有 53% 存在尿失禁，而此前因直肠脱垂而接受过外科手术的人群中，有 65% 出现尿失禁。与对照组相比，研究组中出现生殖器官脱垂的发生率更高，在大便失禁患者中占 18%，直肠脱垂患者中占 34%。

这些新的研究进展加深我们对于盆腔功能障碍性疾病基础知识的认知，促进治疗手段进步，从而提高了诊断多腔室盆腔器官脱垂性疾病的准确性。事实上，随着对疾病的自然进展过程深入的了解，在初诊时，即使仅发现单腔室器官脱垂，但可以预见多腔室器官脱垂的必然性，从而增加了实施预防性手术措施的可能性。如果要同时进行多腔室脱垂修复手术，最主要的争论在于分次手术或同时手术。妇科泌尿科作为一门亚专科的发展，往往前盆腔脱垂伴随中盆腔脱垂，通常是由同一名外科医师处理。困难在于后盆腔脱垂伴有中盆腔脱垂时，传统上通常需要结直肠外科医师和妇科医师共同完成手术。随着盆底外科手术的发展，目前普遍认为首选方案是同时纠正两个腔室脱垂，同时进行多种修复手术的预后并不比分次进行修复手术差，而且仅进行一次修复手术就减少了术后恢复时间，并且在理论上减少了手术并发症的发生率。从术式考虑上也倾向于同时进行手术，如通过骶骨岬的直肠固定术和阴道固定术。

中盆腔功能障碍中最常见的病变类型是阴道顶部脱垂和子宫脱垂，常与后盆腔功能障碍并存（图 25-1）。根据后盆腔脱垂的手术方法不同，治疗策略各有不同，但无论采取何种手术方法，手术目的都是恢复正常的解剖结构和盆腔器官的功能。

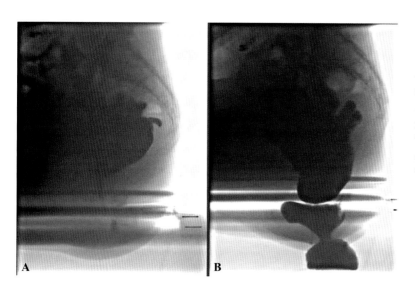

◀ 图 25-1　排粪造影技术显示休息时（A）和排泄时（B）
休息时肛门直肠角、盆底支撑结构和肛管长度均正常（A）。咳嗽时可见轻度直肠前突，随着排泄进行，直肠前突加重以致无法全部排空粪便，并可见阴道穹窿脱垂和肠膨出，可见肠道下降至肛管的 4cm 以内（B）

二、中盆腔器官脱垂的病因

盆底三腔室出现功能障碍的病因高度一致，即为分娩损伤，尤其是多次分娩、产程延长和工具助产。中盆腔脱垂是由于阴道穹窿或子宫失去宫骶韧带和主韧带的支撑或韧带薄弱造成的。尤其是子宫切除术后，阴道穹窿脱垂的风险显著增加[3]。除分娩因素外，盆腔器官脱垂常与家族史、遗传因素、肥胖和吸烟有关[4]，最近有研究表明，结缔组织和细胞外基质的代谢也发挥了重要的作用[5-7]。除上述提及的病因外，年龄增长也是发病的危险因素，尤其是在绝经后雌激素缺乏，可能是导致该疾病发生的主要原因之一。5年以上的激素替代治疗（hormone replacement therapy，HRT）对于绝经后女性可能起保护作用[8]，可延缓盆底功能障碍的发展，但自绝经时即开始实施HRT，能否预防这种脱垂，目前仍尚未明确。

三、流行病学

盆腔器官脱垂的发病率及患病率难以准确计算，但保守估计，女性一生中罹患盆腔器官脱垂疾病的概率可达1/3[9]，对于多次分娩的女性甚至达50%。据预测，女性一生中需要接受任一类型的盆腔器官脱垂手术的概率为11.1%，再手术率甚至高达29%[10]。如此高的手术率，可能是由于过去对于盆底多腔室功能障碍的认识和评估不足所导致，这个数字是否能够代表现医疗实践的现状尚不确定。

四、分类

国际尿控协会制定了一种用于阴道脱垂的评分系统，称为盆腔器官脱垂定量分期法（pelvic organ prolapse quantification，POP-Q），该系统利用阴道前壁、阴道顶端、阴道后壁的特定指示点与处女膜的距离[11]，来定义脱垂的程度。通过测量，分期系统按照测量值，分为0～4度，其中，0度代表没有脱出，4度代表完全外翻。在临床实践和报道中均采用此标准化评分系统，有助于对患者进行准确分度，从而采取不同的治疗策略。

五、保守治疗

生殖器官脱垂最为保守的治疗方法是使用子宫托。子宫托的样式和尺寸多种多样，需要多次尝试方才可能选出最合适的类型。它适用于高龄、合并多种疾病的患者，这类患者后盆腔脱垂也常选择子宫托来治疗。子宫托也可用于不愿手术或者盆底重建术后的患者，以防止复发。子宫托安全性较高，可以长期使用，但对倾向于外科手术治疗的年轻患者而言，可能较为麻烦。

六、经阴道和闭孔手术入路

一般来说，生殖器官脱垂尤其是阴道脱垂的手术入路包括经阴道、经腹（开腹、腹腔镜或机器人手术）和经闭孔入路。对于性生活不活跃的绝经后女性，以及合并后盆腔脱垂选择经会阴手术入路的患者，常选择经阴道入路处理阴道穹窿脱垂，如骶尾悬吊术、骶棘韧带固定术和骶韧带悬吊术来。骶棘韧带固定术早在 20 世纪 80 年代第一次被提出[12]，并已成为备受青睐的阴式手术方法，通过不可吸收缝线将阴道顶端固定在骶棘韧带上。手术中分离阴道后壁同时修复直肠脱垂，但该方法的局限性是术后存在一定的膀胱膨出发生率[13]。目前，许多文献报道了经阴道放置网片治疗阴道穹窿脱垂。美国食品药品管理局（Food and Drug Administration，FDA）最近发布了有关经阴道植入网片的警示声明，无论是生物网片或合成网片，其应用均引发了热议[14]。实际上，FDA 得出结论："该技术带来的严重不良事件并非罕见，而且经阴道植入网片修补盆腔器官脱垂，并不能比传统的非网片修复手段更为有效"。这个观点仍然存在争议，一些学者直接提出反对，认为目前已有高质量的证据支持网片的使用，并且具有良好的风险受益比[15]。封闭性手术，如阴道切除术或阴道封闭术，常用于没有性生活的老年女性，术后患者的满意率高[16]。与经阴道入路类似，经闭孔入路常应用于需要经会阴手术治疗后盆腔脱垂的患者。鉴于西方社会人口老龄化严重，采用经闭孔入路治疗阴道穹窿脱垂和子宫脱垂可能会更加普遍[17]。

七、经腹入路手术：开腹和微创手术

最早是在 20 世纪 60 年代提出经腹手术治疗阴道脱垂及子宫脱垂[18, 19]，在腹膜后水平，将人工合成或生物植入替代物放置在阴道穹窿和骶骨岬之间。当选择经腹途径治疗后盆腔脱垂时，同时修复阴道脱垂和子宫脱垂经腹途径是最佳选择。对于子宫脱垂的患者，无论手术入路是经阴道还是经腹，是否保留并悬吊子宫和切除子宫仍然存有争议，目前研究尚未达成共识[20]。据报道，开腹阴道骶骨固定术与经阴骶棘韧带固定术相比，在纠正脱垂、预防复发方面具有更好的效果，且术后出现压力性尿失禁和性交困难等后遗症更少。腹腔镜下阴道-骶骨固定术与开腹相比，疗效相似，还能减少出血量、缩短住院时间[21]。腹腔镜脱垂修复手术已经开展了20余年，逐渐成为许多欧洲妇科医师的首选。由于固定错位和网片侵蚀[23]而导致的 L_5/S_1 椎间盘炎并发症[22]，目前已经得到很好的认识，并开展了适当的预防管理措施[24-26]。而哪种网片类型最适合这种手术存在着争议，详见第27章。随着腹腔镜技术广泛地应用，其他微创手术如单孔腹腔镜手术也有少数报道[27]，但是缺乏长期随访。

达·芬奇机器人自1999年进入市场以来，机器人阴道骶骨固定术在全美迅速开展，但仅有较少的证据支持其使用。在过去的5年中，许多单中心病例分析和回顾性队列研究表明，其治疗效果与腹腔镜下阴道骶骨固定术相似，但只有两项研究报道了长期结局[28,29]。目前只有一项小型随机对照研究（来自Cleveland医疗中心），作者得出的结论是："与传统的腹腔镜手术相比，机器人辅助的阴道骶骨固定术手术时间更长、疼痛程度更重和成本更高"[30]。一项多中心名为ACCESS的临床试验，对比传统腹腔镜和机器人辅助腹腔镜脱垂修复手术，研究结论还未报道[31]，该试验可能无法为临床医师提供他们一直在寻找的答案。因为该试验的主要结局指标是手术费用，而不是针对患者的结局指标，如复发率、并发症发生率和严重的术后疼痛等。

八、同步方法

由于器官脱垂的多腔室已经得到广泛认同，因此，经腹手术同时治疗中盆腔和后盆腔脱垂也变得越来越普遍。约15年前就出现了小样本量单中心的开腹手术病例分析，随访时间较短，主要发表在妇产科学的文献。Cundiff等[32]第一次报道了19名因阴道脱垂、会阴松弛、直肠膨出或肠疝而接受骶骨阴道会阴固定术的患者，均得到了良好的临床效果和影像学结果。这种手术是分离直肠阴道间隙，放置并缝合网片到会阴体，沿阴道达骶骨。Marinkovic 和 Stanton[33] 对 3 名三腔室脱垂的患者采用了类似的开腹手术，并增加了前路网片以治疗膀胱膨出。据报道，经过 39 个月的中位随访时间，客观评估的临床预后和患者满意度均较好。在结直肠外科领域文献中，Lim 等学者报道了 29 名患者接受开腹骶骨阴道直肠固定术修补后的预后情况，平均随访时间为 26 个月，术中使用了 Y 形网片悬吊阴道顶部，另一端固定到已经发生移位的直肠上[34]，术后发现总体盆底功能障碍评分已经得到显著改善。

在妇科医师率先开展开腹途径治疗中盆腔伴随后盆腔脱垂的数十余年后，结直肠外科开始接受这个观点，同时也迎来了腹腔镜的发展。腹腔镜治疗直肠脱垂的手术方法最早在 20 世纪 90 年代提出，随后许多研究表明，与开腹手术相比，腹腔镜手术好处更多，特别是在减少围术期并发症、缩短住院时间方面。腹腔镜治疗多腔室脱垂的初步报道与开腹手术类似，Sagar 等[35] 报道了 10 名接受腹腔镜下骶骨阴道直肠固定术的患者，其功能改善程度与开腹手术一致[34]。但是，该手术需要向后移动直肠，可能会加重便秘。D'Hoore 等[36] 在关于腹腔镜下腹侧直肠固定术的文献中，提倡将直肠向前方移动，可以避免术后出现比原发疾病更严重的并发症。之后，他们提出了腹腔镜下腹侧直肠网片固定术的一些改良方案，包括将网片固定在阴道后壁或前壁[37]，或者同时进行阴道后壁修补术[38]，作为处理多腔室器官脱垂的方法。大多数学者报道了其在预防脱垂复发方面具有良好的效果，但是网片相关并发症及其处理仍然让人担忧[39]。已在老年患者中得到了证实，这种微创手术可以降低手术并发症和复发率[40]。

九、总结

中盆腔器官脱垂的治疗方法，应根据患者的个人情况实施个体化方案，并应结合后盆腔脱垂情况合理选择手术入路。老年患者或并发症多的患者，选择保守治疗或封闭手术更为有利。可以耐受手术的患者最好的手术方法是经腹入路，通过骶骨岬悬吊，同时纠正多盆腔脏器脱垂。腹腔镜技术与开腹手术具有相同的复发率，但术后患病率更低。

参 考 文 献

[1] Davila GW, Ghoniem GM (2003) Pelvic floor dysfunction: the importance of a multidisciplinary approach. Clin Colon Rectal Surg 16:3–4

[2] Gonzalez–Argente FX, Jain A, Nogueras JJ (2001) Prevalence and severity of urinary incontinence and pelvic genital prolapse in females with anal incontinence or rectal prolapse. Dis Colon Rectum 44:920–926

[3] Barrington JW, Edwards G (2000) Posthysterectomy vault prolapse. Int Urogynecol J Pelvic Floor Dysfunct 11:241–245

[4] Bortolini MA, Drutz HP, Lovatsis D, Alarab M (2010) Vaginal delivery and pelvic floor dysfunction: current evidence and implications for future research. Int Urogynecol J 21:1025–1030

[5] Chen B, Yeh J (2011) Alterations in connective tissue metabolism in stress incontinence and prolapse. J Urol 186:1768–1772

[6] Sridharan I, Ma Y, Kim T et al (2012) Structural and mechanical profiles of native collagen fibers in vaginal wall connective tissues. Biomaterials 33:1520–1527

[7] Connell KA (2011) Elastogenesis in the vaginal wall and pelvic–organ prolapse. N Engl J Med 364:2356–2358

[8] Moalli PA, Jones Ivy S, Meyn LA, Zyczynski HM (2003) Risk factors associated with pelvic floor disorders in women undergoing surgical repair. Obstet Gynecol 101:869–874

[9] Bump RC, Norton PA (1998) Epidemiology and natural history of pelvic floor dysfunction. Obstet Gynecol Clin North Am 25:723–746

[10] Olsen AL, Smith VJ, Bergstrom JO et al (1997) Epidemiology of surgically managed pelvic organ prolapse and urinary incontinence. Obstet Gynecol 89:501–506

[11] Bump RC, Mattiasson A, Bø K et al (1996) The standardization of terminology of female pelvic organ prolapse and pelvic floor dysfunction. Am J Obstet Gynecol 175:10–17

[12] Miyazaki FS (1987) Miya Hook ligature carrier for sacrospinous ligament suspension. Obstet Gynecol 70:286–288

[13] Holley RL, Varner RE, Gleason BP et al (1995) Recurrent pelvic support defects after sacrospinous ligament fixation for vaginal vault prolapse. J Am Coll Surg 180:444–448

[14] FDA (2011) Urogynecologic surgical mesh: update on the safety and effectiveness of transvaginal placement for pelvic organ prolapse. http://www.fda.gov/downloads/medicaldevices/ safety/alertsandnotices/UCM262760.pdf. Accessed 7 May 2013

[15] Lucente V, Murphy M, Saiz C (2012) Vaginal prolapse repair: suture repair versus mesh augmentation: a urogynecology perspective. Urol Clin North Am 39:325–333

[16] Abbasy S, Kenton K (2010) Obliterative procedures for pelvic organ prolapse. Clin Obstet Gynecol 53:86–98

[17] Uzoma A, Farag KA (2009) Vaginal vault prolapse. Obstet Gynecol Int. doi:10.1155/ 2009/275621

[18] Falk HC (1961) Uterine prolapse and prolapse of the vaginal vault treated by sacrocolpopexy. Obstet Gynecol 18:113–115

[19] Lane FE (1962) Repair of posthysterectomy vaginal vault prolapse. Obstet Gynecol 20:72– 77

[20] Maher C, Feiner B, Baessler K, Glazener CMA (2010) Surgical management of pelvic organ prolapse in women. Cochrane Database Syst 4:CD004014

[21] Freeman RM, Pantazis K, Thomson A (2013) A randomised controlled trial of abdominal versus laparoscopic sacrocolpopexy for the treatment of post–hysterectomy vaginal vault prolapse: LAS study. Int Urogynecol J 24:377–384

[22] Kapoor B, Toms A, Hooper P et al (2002) Infective lumbar discitis following laparascopic sacrocolpopexy. J R Coll Surg Edinb 47:709–710

[23] Jia X, Glazener C, Mowatt G et al (2010) Systematic review of the efficacy and safety of using mesh in surgery for uterine or vaginal vault prolapse. Int Urogynecol J 21:1413–1431

[24] Good MM, Abele TA, Balgobin S et al (2013) Preventing L5–S1 discitis associated with sacrocolpopexy. Obstet Gyneco 121:285–290

[25] Tan–Kim J, Menefee SA, Luber KM et al (2011) Prevalence and risk factors for mesh erosion after laparoscopic–assisted sacrocolpopexy. Int Urogynecol J 22:205–212

[26] Choi JM, Nguyen V, Khavari R et al (2012) Complex rectovaginal fistulas after pelvic organ prolapse repair with synthetic mesh: a multidisciplinary approach to evaluation and management. Female Pelvic Med Reconstr Surg 18:366–371

[27] Tome AL, Tobias–Machado M, Correa WF (2011) Laparoendoscopic single–site (LESS) sacrocolpopexy: feasibility and efficacy of knotless procedure performed with conventional instruments. Int Urogynecol J 22:885–887

[28] Geller EJ, Parnell BA, Dunivan GC (2012) Robotic vs. abdominal sacrocolpopexy: 44–month pelvic floor outcomes. Urology 79:532–536

[29] Germain A, Thibault F, Galifet M et al (2013) Long–term outcomes after totally robotic sacrocolpopexy for treatment of pelvic organ prolapse. Surg Endosc 27:525–529

[30] Paraiso MF, Jelovsek JE, Frick A et al (2011) Laparoscopic compared with robotic sacrocolpopexy for vaginal prolapse: a randomized controlled trial. Obstet Gynecol 118:1005–1013

[31] Mueller ER, Kenton K, Tarnay C et al (2012) Abdominal Colpopexy: Comparison of Endoscopic Surgical Strategies (ACCESS). Contemp Clin Trials 33:1011–1018

[32] Cundiff GW, Harris RL, Coates K et al 1997) Abdominal sacral colpoperineopexy: a new approach for correction

of posterior compartment defects and perineal descent associated with vaginal vault prolapse. Am J Obstet Gyneco 177:1345–1353

[33] Marinkovic SP, Stanton SL (2003) Triple compartment prolapse: sacrocolpopexy with anterior and posterior mesh extensions. BJOG 110:323–326

[34] Lim M, Sagar PM, Gonsalves S et al (2007) Surgical management of pelvic organ prolapse in females: functional outcome of mesh sacrocolpopexy and rectopexy as a combined procedure. Dis Colon Rectum 50:1412–1421

[35] Sagar PM, Thekkinkattil DK, Heath RM et al (2008) Feasibility and functional outcome of laparoscopic sacrocolporectopexy for combined vaginal and rectal prolapse. Dis Colon Rectum 51:1414–1420

[36] D'Hoore A, Cadoni R, Penninckx F (2004) Long–term outcome of laparoscopic ventral rectopexy for total rectal prolapse. Br J Surg 91:1500–1505

[37] Slawik S, Soulsby R, Carter H et al (2008) Laparoscopic ventral rectopexy, posterior colporrhaphy and vaginal sacrocolpopexy for the treatment of recto–genital prolapse and mechanical outlet obstruction. Colorectal Dis 10:138–143

[38] van der Hagen SJ, van Gemert WG, Soeters PB (2012) Transvaginal posterior colporrhaphy combined with laparoscopic ventral mesh rectopexy for isolated grade III rectocele: a prospective study of 27 patients. Colorectal Dis 14:1398–1402

[39] Hamoudi–Badrek A, Greenslade G, Dixon A (2013) How to deal with complications after laparoscopic ventral mesh rectopexy (LVMR): lessons learnt from a tertiary referral center. Colorectal Dis 15:707–712

[40] Wijffels N, Cunningham C, Dixon A (2011) Laparoscopic ventral rectopexy for external rectal prolapse is safe and effective in the elderly. Does this make perineal procedures obsolete? Colorectal Dis 13:561–566

第 26 章　盆底功能障碍性疾病的治疗：泌尿外科角度

Management of Concomitant Pelvic Disorders: The Urologic Perspective

Giulio Del Popolo　Stefania Musco　Vincenzo Li Marzi　著

周星楠　刘　娟　吴桂珠　译

一、概述

盆底综合了多种复杂功能，可从 3 个方面进行评估，即泌尿外科、妇科和结直肠外科。由于盆腔器官处于动态拉伸结构中，随着时间的推移盆底容易变弱，因此女性的盆底由于这个解剖特点有损伤的风险。盆底损伤的高危因素很多，包括内在的和外在的。内在因素可致使胶原生成减少，进而导致弹性纤维支持功能恶化。外在因素（如便秘、咳嗽和体力劳动）会引起腹压的增加。妊娠和分娩是女性生命中的两个关键时刻，也是引起盆底损伤的关键因素。分娩损伤可能导致肌肉和神经病变，以及由于拉伸造成的损伤。绝经期的激素变化会带来进一步的改变。盆底损伤后的症状有排尿功能障碍、尿失禁、尿潴留、妇科疾病（如性交困难、阴道脱垂）和结直肠功能障碍（如便秘、大便失禁）。盆底过度活跃常与排尿困难、便秘、性交困难和慢性盆腔疼痛有关。盆底张力降低与压力性尿失禁和（或）大便失禁、阴道脱垂和性功能障碍有关。女性最常见的泌尿系统症状是由括约肌功能障碍引起的压力性尿失禁（stress urinary Incontinence，SUI），表现为在用力活动中出现不自主的漏尿。如果这种情况不治疗，它会随着时间发展为混合性尿失禁（mixed urinary incontinence，MUI）。混合性尿失禁是压力性尿失禁与急迫性尿失禁（urinary urge incontinence，UUI）的结合。急迫性尿失禁是由逼尿肌过度活动引起的膀胱充盈功能异常引起的。膀胱过度活动综合征（overactive bladder，OAB）的临床定义包括有干性 OAB，主要表现为尿急和尿频、湿性 OAB 尿急时伴有尿失禁。对于盆腔器官脱垂（pelvic organs prolapse，POP），所有的症状和功能障碍都必须在手术前确诊，因为这些功能障碍并不总是与 POP 相关，有可能通过保守治疗或微创方法治愈。对患者术后疗效进行有效地咨询也是必要的。泌尿外科的方法提供骶骨区域的临床评估。除了 POP 的存在，就敏感性和肌肉收缩活动而言，神经支配的完整性也值得研究。评估包括特殊病史和一般病史、体格检查、神经泌尿学检查和使用仪器（如肾脏超声和尿动力学）的检查。一线治疗是保守治疗，包括会阴康复治疗和药物治疗。如果这些治疗无效，则应考虑经皮胫骨神经刺激（percutaneous tibial neurostimulation，PTNS）和骶神经调节。近期多了一种选择，即逼尿肌或膀胱壁黏膜下层注射肉毒毒素（botulinum toxin，BoNT-A），这项治疗已被纳入了尿失禁治疗方法的国际共识，但其效果仍有待进一步研究。

二、保守治疗

保守治疗是非复杂的女性下尿路症状的一线治疗，包括生活方式干预、物理治疗和药物治疗。

（一）行为训练

生活方式改变是有益的，特别是在疾病的早期阶段，这些通常结合康复计划，包括膀胱训练和盆底肌肉训练（pelvic floor muscle training，PFMT）。行为改变包括减轻体重，保持规律的排便习惯，戒烟，调整每天的液体摄入量，减少或停止饮酒、咖啡和（或）茶等[1, 2]。

计划性排尿的方案主要是根据尿路症状来调整。膀胱再训练包括逐渐延长排尿间隔，以改善 OAB 症状，如尿频、尿急和 UUI。定时排尿是指白天每次排尿有一个固定的时间间隔（每 3～4h），通常在 SUI 或排尿功能障碍（如膀胱排空不全）的情况下推荐使用此方案，以防止漏尿或尿潴留[3]。

（二）物理治疗

盆底康复治疗是轻度或中度尿失禁的一线治疗[3, 4]。盆底肌治疗的基本原理是改善

215

和控制会阴部横纹肌，通过腹部会阴反射以维持控尿。此外，耻骨尾骨肌的主动收缩为尿道括约肌的功能提供了辅助作用。因此，盆底肌治疗不仅可以被推荐用于压力性尿失禁，也可以作为辅助治疗混合性尿失禁和急迫性尿失禁的手段。

盆底肌治疗常与生物反馈和功能性电刺激（functional electrical stimulation，FES）[5]相结合。生物反馈通常在康复计划的第一阶段，使患者感受到盆底肌肉，并能够消除协同作用或纠正功能障碍，如会阴不协调收缩。

通过刺激阴部神经，FES 提供两种不同的作用，即通过被动收缩增加盆底肌肉的养分和逼尿肌收缩的反射抑制作用（骨盆 – 阴部反射），但 FES 不应用于尿潴留患者。

最近出现的另一种电刺激是经皮胫神经刺激（percutaneous tibial nerve stimulation，PTNS）[6]，它是在内踝上方几厘米处插入针灸针，同时在同条腿的跟骨内侧放置表面电极。电极针与外部脉冲发生器连接，脉冲发生器传递一个可调节的电脉冲，通过胫神经传递到骶神经丛。这种治疗被认为是最微创的神经调节形式，已被证明对 OAB 综合征是有效和安全的。此外，PTNS 可作为慢性盆腔疼痛或非梗阻性尿潴留的一种选择，可与其他保守疗法同时使用[7]。

（三）药物治疗

1. 膀胱过度活动综合征和急迫性尿失禁

目前，毒蕈碱受体拮抗药是药物治疗 OAB 和 UUI 的首选药物。这些药物的作用机制基于逼尿肌收缩主要是通过毒蕈碱受体介导，特别是 M_2 和 M_3 亚型。几种毒蕈碱受体拮抗药的介绍见表 26-1。这些药物都证实对 OAB 有效，但与其他的治疗方法相比，没有一种是最理想的治疗方法。目前还不清楚应该选择哪些药物作为一线、二线和三线治疗。每种药物的机制和剂量都各不相同，在选择治疗方案时应考虑这些因素[8-10]。在治疗老年患者时应尤其谨慎，为避免引起老年患者认知功能损害，应减少药物剂量[11]。闭角型青光眼是抗毒蕈碱药物的主要禁忌证。

最近，美国食品药品管理局（FDA）批准了一种新药治疗 OAB。米拉贝隆是 β_3 肾上腺素能受体激动药，与抗毒蕈碱药物机制不同，它是这类具有不同作用机制的新治疗方法中的第一种药物。米拉贝隆通过激活 β_3 受体在贮尿期放松逼尿肌，但对排尿期无负面影响[12]。最近索拉贝隆的 II 期临床试验完成，这是一种高选择性、高亲和力的 β_3 受体激动药，用于治疗 OAB 和肠易激综合征，已证实它通过脂肪细胞释放生长抑素产生内脏镇痛作用。Ⅱ期临床试验研究表明索拉贝隆的耐受性与安慰剂相似。Ⅲ期临床试验仍在进行中[13, 14]。

表 26-1　毒蕈碱受体拮抗药的处方和剂量

药　　物	剂　　量	频　　率
托特罗定	1～2mg	每天 3 次
托德罗定 LA	2～4mg	每天 1 次
奥昔布宁	2.5～5mg	每天 2 次或每天 3 次
奥昔布宁 XL	5～15mg	每天 1 次
奥昔布宁透皮贴剂	3.9mg/dl	1 周 2 次
奥昔布宁凝胶（10%）	1ml	每天 1 次
曲司	20mg	每天 2 次或每天 3 次
曲司 XL	60mg	每天 1 次或每天 2 次
索利那新	5～10mg	每天 1 次
非所特罗定	4～8mg	每天 1 次
达非那新	7.5～15mg	每天 1 次
丙哌维林	15mg XL 30mg	每天 2 次或每天 3 次 每天 1 次

2. 女性压力性尿失禁

治疗女性压力性尿失禁（SUI）的药物有好几种，这些药物成功率不同，但它们很少能治愈严重 SUI，甚至也不能完全治愈中度 SUI。

度洛西汀是一种抗抑郁药物，作用于 5- 羟色胺的再吸收过程，是欧洲唯一批准用于治疗 SUI 的药物，美国批准它用于其他疾病的治疗，但不用于 SUI。正常情况下它对膀胱及尿道括约肌活动影响微弱，然而在"膀胱激惹"的情况下，它通过中枢 5 - 羟色胺受体机制抑制膀胱活动，同时通过 5- 羟色胺受体和 α_1 受体增强尿道括约肌活动。该药尽管与安慰剂相比有显著改善，但许多患者因不良反应而停止治疗[15]。

局部雌激素治疗尿失禁可能改善 SUI，但没有长期效果的证据。关于雌激素的种类和剂量的选择，已经有一些研究，但关于最佳给药途径没有直接证据。一些肿瘤与长期使用雌激素相关，如乳腺癌、子宫内膜癌，提示雌激素只能在一定的时间内使用[16]。

三、手术治疗

（一）尿道中段悬吊术

1. 尿道中段悬吊及压力性尿失禁

对于保守治疗失败的 SUI 患者，包括生活方式改变、物理治疗、定时排尿计划和行为治疗等，手术治疗是标准的治疗方法。微创尿道中段悬吊术是女性 SUI 的一线手术治疗方法。在短短几年的时间里，尿道中段悬吊术（midurethral sling，MUS）就为泌尿外科带来了革新[17]，因为该手术学习曲线短，具有很高的临床疗效和安全性[18-20]。20 世纪 90 年代，Ulmsten 和 Petros[17] 首次提出了无张力尿道中段支撑的新概念。

与 Burch 阴道悬吊术相比，使用无张力阴道吊带（tension-free vaginal tape，TVT）已证实有明显更高的控尿率[21]。此外，研究显示 TVT 手术优于其他耻骨后悬吊手术（阴道内吊带，SPARC™）（表 26-2）。关于该手术的长期随访数据，Nilsson 等[22] 报道随访 5～11 年，TVT 手术客观治愈率达 84%～90%。

表 26-2　市售尿道中段吊带的类型、路径和制造商

尿道中段吊带	路　径	制造商
TVT™	耻骨后：下到上	爱惜康
Advantage®	耻骨后：下到上	波士顿科技
SPARC™	耻骨后：上到下	AMS
Lynx®	耻骨后：上到下	波士顿科技
Prefix PPS™	耻骨前：下到上	波士顿科技
Monarc™	经闭孔：外到内	AMS
Obtryx®	经闭孔：外到内	波士顿科技
Aris®	经闭孔：外到内	康乐保
TVT-O™	经闭孔：内到外	爱惜康
MiniArc™	单切口	AMS
TVT SECUR™	单切口	爱惜康
AJUST™	单切口	巴德
Solyx™	单切口	波士顿科技
Altis®	单切口	康乐保
Ophira®	单切口	领英

在 2001 年，Delorme[23] 提出了一种新的装置，它采用经闭孔路径插入尿道中段吊带（a transobturator route ofmidurethral tape insertion，TOT）的方式，以降低盆腔并发症，特别是膀胱损伤的风险。在比较不同路径尿道中段悬吊术的临床试验中，患者随机分配到经耻骨后或经闭孔路径组，结果显示两组客观和主观控尿效果相似[21]。O'Connor[24] 表示，对于尿道固有括约肌缺陷的患者，耻骨后吊带术更有效。Rechberger 等[25] 报道，当 Valsalva 漏尿点压（VLPP）$\leqslant 60 \, cmH_2O$，经闭孔吊带的有效性大大降低，但这种情况下经耻骨后吊带是有效的。因此，文献建议对于 SUI 患者 VLPP $> 60 \, cmH_2O$ 时，推荐 TOT 手术，当患者 VLPP $\leqslant 60 \, cmH_2O$，应考虑耻骨后路径[24]。

此外，关于两种不同的 TOT 技术，"由内而外"和"由外而内"，一项前瞻性研究报道，两种技术的治愈率相似（分别为 86% 和 92%）[26]。此外，TOT 术后并发症比耻骨后路径少[27, 28]。

TOT 已经把风险降低很多，一种更微创的尿道中段吊带已经研发出来，它不需要使用任何针头经耻骨后或腹股沟穿出。第一个迷你吊带叫作 Gynecare TVT SECUR™，由强生爱惜康公司制造，于 2006 年在美国发布。最近，AMS 公司开发了 MiniArc® 单切口吊带。表 26-3 和表 26-4 展示了迷你吊带和 TOT 的对比[29, 30]。然而，由于 TVT SECUR 的疗效不佳，自 2012 年开始停产。

表 26-3　迷你吊带的治愈率和改善率

迷你吊带[29]	治愈率（%）	改善率（%）
TVT-O™	83	10
TVT SECUR™	67	13
MiniArc™	87	7

表 26-4　TOT 和 TVTSECUR™ 的客观和主观治愈率

手术[30]	客观治愈率（%）	主观治愈率（%）
TOT	97.6	92
TVT SECUR™	83.5	76

2. 尿道中段悬吊带术与混合性尿失禁

尿道中段悬吊带术在 MUI 中使用的有效性存在争议。虽然 UUI 症状的治愈率似乎不确定，但有充分的证据表明，尿道中段悬吊带改善了 SUI 部分。

然而，一些研究报道了 UUI 在 TVT 手术后的阳性结果。Rezapour 和 Ulmsten[31] 报道，TVT SUI 和 UUI 的治愈率均达 85%，明显好转率达 4%。

Paick 等[32] 评估了女性 MUI 患者 TVT、SPARC 和 TOT 手术后的结果，结果显示 3 组治愈率相似，SUI 组中治愈率分别为 TVT 95.8%、SPARC 90.0%、TOT 94.0%，UUI 组中治愈率分别为 TVT 81.9%、SPARC 86.4%、TOT 82.0%。

然而，最近的一项系统综述强调，需要进行特定的随机对照试验并进行长期随访，以证明对尿动力学证实并有症状的 MUI 患者，耻骨后路径和闭孔路径的疗效[33]。

3. 尿道中段悬吊带术及排尿功能障碍

吊带手术后的排尿障碍的原因可能是，因膀胱颈抬得过高或尿道过度扭曲导致的尿道梗阻。进一步的排尿症状（如排尿迟疑、尿流缓慢、间歇排尿、膀胱排空不完全）和梗阻也可导致其他泌尿系统症状，如疼痛或 OAB。据报道，有 3%～38% 的患者在中段尿道悬吊术后，出现一过性或持续性的排尿功能障碍[34]。虽然在正常和异常的残余尿量（postvoid residual，PVR）之间没有一个确定的分界点，也没有证据表明残余尿量和排尿症状的相关性，近 90% 的患者在中段尿道悬吊术后残余尿量＜ 100ml[35, 36]。

关于外科手术修复技巧怎样是恰当的，目前没有达成共识。对于 MUI 术后排尿功能障碍，可考虑吊带松解术、尿道松解术及吊带切开术。

4. 尿道中段悬吊带术及复发 / 持续性压力性尿失禁

第一次手术后复发或持续性 SUI 的治疗该怎么选择，是一个非常有争议的话题。在中段尿道悬吊术后，患者因复发或持续性 SUI 需要再次治疗的概率为 5%～20%[37]。

当吊带手术失败时，有几种进一步治疗的方法可供选择，如尿道注射填充剂、耻骨后悬吊术、耻骨阴道吊带手术、缩短之前植入的吊带、人工尿道括约肌、可调式控尿疗法或重复尿道中段悬吊术[37, 38]。对于术后早期复发的患者，重复尿道中段悬吊术似乎是最佳的选择。最近，Stav 等报道，两组接受初次和重复尿道中段悬吊手术的女性患者，均显示令人鼓舞的结果。在重复尿道中段悬吊组的患者中，术前内括约肌功能障碍的发生率更高（31% vs. 13%）。初次治疗组和重复治疗组的主观 SUI 治愈率分别为 86% 和 62%。重复手术中，耻骨后入路明显比经闭孔入路成功率更高（71% vs. 48%）。比起第一次手术组，重复手术组新发尿急（30% vs. 14%）和新发 UUI 的发生率（22% vs. 5%）更高。作者认为，尽管重复手术的治愈率明显低于初次手术，但无论是否需要重复手术，耻骨后入路似乎比闭孔入路有更高的成功率[39]。

（二）阴道前壁脱垂手术

正常的盆腔器官支持依赖于盆腔内筋膜的完整性，即结缔组织、盆底肌肉和充足的神经支配。从理论上讲，如果其中一个因素失效，其他因素或许可以给予一定程度的弥补。流行病学研究也强调了衰老、遗传易感性、肥胖、便秘和激素治疗的影响。Hendrix 等[40]在 2002 年发表数据，包括 27 342 名女性的结果，显示独立的阴道前壁缺陷占盆腔器官脱垂（POP）病例总数的 33.8%。"膀胱出口梗阻"和隐匿性 SUI 可能并存，并与 POP 相关。逼尿肌过度活动和尿道过度活动可能与 POP 的程度相关，而逼尿肌活动低下和内括约肌功能障碍似乎与 POP 的程度没有任何相关性。严重 POP 的女性患者在尿动力学评估中，还纳脱垂有助于明确无症状和（或）隐匿性情况，如隐匿性压力性尿失禁[41]。

阴道或经腹（耻骨后、腹腔镜）手术入路是治疗前盆腔脱垂的选择，手术目的是盆底重建或悬吊脱垂器官。传统的手术包括阴道前壁修补术和阴道旁修补术。

中央型缺陷建议采用阴道前壁修补术[42]，其复发率为 3%～40%[43, 44]。对于旁侧缺损，建议进行阴道旁修补术。耻骨后和经阴道入路的复发率分别为 3%～14% 和7%～20%。在两种情况下，持续性 SUI 的发生率均为 57%[45]。

与传统的单纯修补相比，可吸收补片和生物补片的应用改善解剖结果，且不增加并发症的发生率。文献显示，聚丙烯网片较生物网片有更好的解剖复位结果。聚丙烯网片组网片暴露率明显高于生物网片组[46]。聚丙烯网片与传统手术相比，具有更好的解剖学复位和主观成功率。使用聚丙烯网片后，顶端或后腔室脱垂更为常见，网片暴露率为 10.4%，手术修补后仍有 6.3% 的暴露率[47]。

参 考 文 献

[1] Wing RR, West DS, Grady D et al (2010) Effect of weight loss on urinary incontinence in overweight and obese women: results at 12 and 18 months. J Urol 184:1005–1010

[2] Bortolotti A, Bernardini B, Colli E et al (2000) Prevalence and risk factors for urinary incontinence in Italy. EurUrol 37:30–35

[3] Abrams P, Cardozo L, Wein A, Khoury S (eds) (2009) Incontinence. 4th International Consultation on Incontinence, July 5–8, Paris, 2008. Health Publication Ltd, Bristol, UK

[4] Thüroff JW, Abrams P, Andersson KE et al (2011) EAU guidelines on urinary incontinence. Eur Urol 59:387–400

[5] Hay-Smith EJC, Bo K, Berghmans LCM (2007) Pelvic muscle training for urinary incontinence in women.

Cochrane Database Sys Rev 1:CD001407

[6] Burton C, Sajja A, Latthe PM (2012) Effectiveness of percutaneous posterior tibial nerve stimulation for overactive bladder: a systematic review and meta-analysis. Neurourol Urodyn 31:1206–1216

[7] Van Balken MR, Vergunst H, Bemelmans BL (2006) Prognostic factors for successful percutaneous tibial nerve stimulation. Eur Urol 49:360–365

[8] Madhuvrata P, Cody JD, Ellis G (2012) Which anticholinergic drug for overactive bladder symptoms in adults. Cochrane Database Syst Rev 1:CD005429

[9] Chapple CR, Khullar V, Gabriel Z (2008) The effects of antimuscarinic treatments in overactive bladder: an update of a systematic review and meta-analysis. Eur Urol 54:543–562

[10] Del Popolo G, Mencarini M, Nelli F, Lazzeri M (2012) Controversy over the pharmacological treatments of storage symptoms in spinal cord injury patients: a literature overview. Spinal Cord 50:8–13

[11] Paquette A, Gou P, Tannenbaum C (2011) Systematic review and meta-analysis: do clinical trials testing antimuscarinic agents for overactive bladder adequately measure central nervous system adverse events? J Am Geriatr Soc 59:1332–1339

[12] Chapple CR, Kaplan SA, Mitcheson D (2013) Randomized double-blind, active-controlled phase 3 study to assess 12-month safety and efficacy of mirabegron, a β(3)-adrenoceptor agonist, in overactive bladder. Eur Urol 63:296–305

[13] Ohlstein EH, von Keitz A, Michel MC (2012) A multicenter, double-blind, randomized, placebo-controlled trial of the β3-adrenoceptor agonist solabegron for overactive bladder. Eur Urol 62:834–840

[14] Grudell AB, Camilleri M, Jensen KL et al (2008) Dose-response effect of a beta3-adrenergic receptor agonist, solabegron, on gastrointestinal transit, bowel function, and somatostatin levels in health. Am J PhysiolGastrointest Liver Physiol 294:1114–1119

[15] Millard RJ, Moore K, Rencken R et al (2004) Duloxetine UI Study Group. Duloxetine vs placebo in the treatment of stress urinary incontinence: a four-continent randomized clinical trial. BJU Int 93:311–318

[16] Cody JD, Jacobs ML, Richardson K et al (2012) Oestrogen therapy for urinary incontinence in post-menopausal women. Cochrane Database Syst Rev 10:CD001405

[17] Petros P, Ulmsten U (1995) Intravaginalslingoplasty. An ambulatory surgical procedure for treatment of female urinary stress incontinence. Scand J Urol Nephrol 29: 75–82

[18] Groutz A, Gordon D, Wolman I et al (2002) Tension-free vaginal tape: is there a learning curve? Neurourol Urodyn 21:470–472

[19] Bemelmans BL, Chapple CR (2003) Are slings the gold standard treatment for the management of female stress incontinence and if so what technique? Curr Opin Urol 13:301–307

[20] Ducarme G, Poncelet C, Grossetti A et al (2007) Surgical management of stress urinary incontinence: a questionnaire-based survey amongst members of the Société de Chirurgie Gynecologique et Pelvienne (SCGP). Gynecol Obstet Fertil 35:1105–1110

[21] Novara G, Ficarra V, Boscolo-Berto R et al (2007) Tension-free midurethral slings in the treatment of female stress urinary incontinence: a systematic review and metaanalysis of randomized controlled trials of effectiveness. Eur Urol 52:663–679

[22] Nilsson CG, Palva K, Rezapour M, Falconer C (2008) Eleven years prospective follow-up of the tension-free vaginal tape procedure for treatment of stress urinary incontinence. Int Urogynecol J Pelvic Floor Dysfunct 19:1043–1047

[23] Delorme E (2001) Transobturator urethral suspension: mini-invasive procedure in the treatment of stress urinary incontinence in women. Prog Urol 11:1306–1313

[24] O'Connor RC, Nanigian DK, Lyon MB et al (2006) Early outcomes of midurethral slings for female stress urinary incontinence stratified by valsalva leak point pressure. Neurourol Urodyn 25:685–658

[25] Rechberger T, Futyma K, Jankiewicz K et al (2009) The clinical effectiveness of retropubic (IVS-02) and transobturator (IVS-04) midurethral slings: randomized trial. Eur Urol 56:24–30

[26] Lee KS, Choo MS, Lee YS et al (2008) Prospective comparison of the 'inside-out' and 'outside- in' transobturator-tape procedures for the treatment of female stress urinary incontinence. Int Urogynecol J Pelvic Floor Dysfunct 19:577–582

[27] Morey AF, Medendorp AR, Noller MW et al (2006) Transobturator versus transabdominal mid urethral slings. J Urol 175:1014–1017

[28] Davila GW, Johnson JD, Serels S (2006) Multicenter experience with the Monarc transobturator sling system to treat stress urinary incontinence. Int Urogynecol J Pelvic Floor Dysfunct 17:460–465

[29] Oliveira R, Botelho F, Silva P et al (2011) Exploratory study assessing efficacy and complications of TVT-O, TVT-Secur, and Mini-Arc: results at 12-month follow-up. Eur Urol 59:940–944

[30] Hinoul P, Vervest HA, den BoonJ et al (2011) A randomized, controlled trial comparing an innovative single incision sling with an established transobturator sling to treat female stress urinary incontinence. J Urol 185:1356–1362

[31] Rezapour M, Ulmsten U (2011) Tension-Free vaginal tape (TVT) in women with mixed urinary incontinence-a long-term follow-up. Int Urogynecol J Pelvic Floor Dysfunct 12:15–18

[32] Paick JS, Oh SJ, Kim SW, Ku J (2008). Tension-free vaginal tape, suprapubic arc sling, and transobturator tape in the treatment of mixed urinary incontinence in women. Int Urogynecol J Pelvic Floor Dysfunct 19:123–129

[33] Jain P, Jirschele K, Botros SM, Latthe PM (2011) Effectiveness of midurethral slings in mixed urinary incontinence: a systematic review and meta-analysis. Int Urogynecol J 22:923–932

[34] Artibani W (2007) Complications of surgery for stress incontinence. In: Cardozo L, Staskin L (eds) Textbook of female urology andurogynecology, 2nd ed. Taylor and Francis, pp 345– 362

[35] Pfisterer MH, Griffiths DJ, Rosenberg L et al (2007) Parameters of bladder function in pre–, peri–, and postmenopausal continent women without detrusor overactivity. Neurourol Urodyn 26:356–361

[36] Al–Shahrani M, Lovatsis D (2005) Do subjective symptoms of obstructive voiding correlate with post–void residual urine volume in women? Int Urogynecol J Pelvic Floor Dysfunct 16:12–14

[37] Nilsson CG, Falconer C, Rezapour M (2004) Seven year follow–up of the tension–free vaginal tape procedure for treatment of urinary incontinence. Obstet Gynecol 104:1259

[38] Scarpero HM, Dmochowski RR (2004) Sling failures: what's next? Curr Urol Rep 5:389

[39] Stav K, Dwyer PL, Rosamilia A et al (2010) Repeat synthetic mid urethral sling procedure for women with recurrent stress urinary incontinence. J Urol 183:241–246

[40] Hendrix SL, Clark A, Nygaard I et al (2002) Pelvic organ prolapsed in the womens health initiative: gravity and gravidity. Am J Obstet Gynecol 186:1160

[41] Romanzi LJ, Chaikin DC, Blaivas JG (1999) The effect of genital prolapse on voiding. J Urol 161:581–586

[42] Kelly HA, Dumm WN (1998) Urinary incontinence in women without manifest injury to the bladder. Int Urogynecol J Pelvic Floor Dysfunct 9:158

[43] Porges RF, Smilen SW (1994) Long term analysis of the surgical management of pelvic support defects. Am J ObstetGynecol 171:1518–1526

[44] Bump RC, Hurt WG, Theofrastous JP et al (1996) Randomized prospective comparison of needle colposuspension versus endopelvic fascia plication for potential stress incontinence prophylaxis in woman undergoing vaginal reconstruction for stage III or IV pelvic organ prolapse. Am J Obstet Gyneco 175:10–17

[45] Weber AM, Walters MD (1997) Anterior vaginal prolapse: review of anatomy and techniques of surgical repair. Obstet Gynecol 89:311–318

[46] Mallipeddi PK, Steely AC, Kohli N, Karram MM (2001) Anatomic and functional outcome of vaginal paravaginal repair in the correction of anterior vaginal prolapse. Int Urogynecol J Pelvic Floor Dysfunct 12:83–88

[47] Maher C (2013) Pelvic organ prolapse surgery. In: Incontinence, 5th edn, 2013 ICI Book. Health Publication Ltd..

第 27 章 合成网片与生物网片在盆底功能障碍性疾病治疗中的应用

Synthetic and Biological Meshes for Pelvic Floor Disorders

Gabriele Böhm 著

周星楠 刘 娟 吴桂珠 译

一、概述

如果新的手术方式可以达到更好的临床效果，它们将改变传统标准治疗方案并获得普遍认可。

盆腔器官脱垂（pelvic organ prolapse，POP）手术的治疗效果有待改善，因为传统的 POP 和尿失禁手术后的再手术率很高[1]，60% 的女性患者需在相同的解剖部位再次接受干预，32% 的女性患者出现隐性支持缺损，需要在不同的部位进行额外干预。传统的前盆腔修补类手术术后复发率约 40%[2]。为了降低如此高的复发率，新的 POP 修复手术在外科手术界得到研发和广泛应用。

受到外科疝修补术中使用补片加固组织提高疗效的启发，在传统的自体组织修补基础上加用补片达到加强支持力度提高治疗效果的观念已获得共识[3, 4]。目前，在 POP 手术领域中，网片加固已得到广泛应用，而现在亟待解决的问题是：哪种网片是最好的？

目前，生物网片在外科手术领域是非常流行的。事实上，"生物制品"并不是什么新鲜事物，早在 20 世纪 60 年代，阔筋膜就经常被用作疝修补的材料，如先天性膈肌缺损的治疗。它具有良好的触感且易于手术操作，那么，为什么还要大力寻找新的合成材料呢？

生物网片的主要优点是它在污染区域的优越性和良好的抗感染能力。但是，这一所谓的优势是否有足够的科学依据呢?

生物网片和合成网片的优缺点是什么? 一些新研究可能会给我们指引正确的方向。美国食品药品管理局（FDA）已对妇科泌尿领域使用合成网片发出了相当严厉的警告，因此，我们应该更加严谨地解读证据[5, 6]。

经会阴或经阴道植入合成网片的并发症，如网片暴露或侵蚀的发生率已引起重视。有研究强调了外科手术技巧（通过套管针盲穿）可能比使用不同类型的网片对手术效果的影响更大[7]。在其他研究中发现，生物网片的并发症，如暴露或侵蚀的发生率，与合成网片相比相似甚至更高[6]。

由于市场上存在大量不同的材料，这使得支持或反对应用某种特定的网片变得越来越困难。影响决定的因素有患者的生物学特性、解剖位置及网片对功能改善的作用、植入位置、污染或清洁的手术区域，以及经济方面的考虑。

用于人体的生物材料的要求如下。

- 根据周围组织的需要选择材料的弹性。
- 结构稳定性（如形状、表面、三维结构）。
- 耐宿主细胞降解至少 1 年或更长时间（取决于其目标功能：如永久性支持材料，或为组织原位再生的暂时性支持材料）。
- 生物相容性。
- 无毒、无致畸性、无感染性，低过敏性。
- 与周围组织的整合性。

未来其他可能的益处包括如下。

- 刺激组织原位再生。
- 对腹腔、胸腔的防粘连形成能力。
- 根据需要进行表面材质的调整，如药物、影响炎症反应的活性物质，促进组织再生的因子等。
- 表面涂层使植入物可视化。

在推出新的网片之前，人们呼吁在盆底外科领域进行更多的临床前研究[8, 9]。笔者完全支持这一呼吁，并支持对盆底进行更多生理、机械和生物分子方面的研究。测量参数的标准化是一项早就应该被提出的要求。

多年来，合成网片和生物网片已应用于以腹股沟疝和腹壁疝为主的不同位置的疝的治疗，并进行了相关研究。上述经验可部分应用于其他领域，如裂孔疝、膈疝、泌尿生殖道脱垂、直肠脱垂或盆底横膈膜功能不全等。

在选择合适的网片时，外科医师必须考虑以下因素。

- 网片材料。

- 材料的持久性。

- 弹性。

- 邻近器官受侵的可能。

- 移位率和摩擦产生不良反应的可能性。

- 压迫性坏死。

- 与腹腔的接触。

- 细菌污染。

- 手术植入部位。

网片可以是生物材料或合成材料。

生物网片材料可分为 3 类。

- 自体材料。

- 同种异体移植物（人类尸体脱细胞材料）。

- 异种移植物（动物尸体脱细胞材料）。

用不同的方式对这些材料进行化学处理是很重要的。首先，须通过不同的方式使它们失活。所使用的化学物质可能会对植入物及接受植入物的宿主产生影响。为了解更多的信息，笔者参考了相关化学信息网站。表 27-1 列举了一些生物材料的例子。

一些生物材料是交联的，使生物材料的胶原和蛋白质不容易被胶原酶和其他蛋白酶快速分解。交联量决定了这些生物材料被降解所需的时间。例如，100% 交联使材料不能被宿主细胞穿透，因此是不可降解的。这导致材料的自身包裹效应而不能与正常组织融合，这显然不是一个理想的状态。

合成材料分可吸收和不可吸收、单丝和复丝、针织或编织、微孔和大孔，及重型和轻型网片。表 27-2 列举了一些合成材料的例子。

表 27-1　生物材料示例

自体移植物
- 阔筋膜
- 腹直肌筋膜

同种异体移植物
- 人类尸体真皮
  - AlloDerm（美国新泽西州布兰斯堡市 LifeCell 公司）
  - FlexHD（美国佐治亚州科内利亚市爱惜康公司）
- 尸体阔筋膜
  - Suspend Tutoplast（美国加利福尼亚州圣巴巴拉市 Mentor 公司）
  - FasLata（美国佐治亚州卡温顿市 CR Bard 公司）

异种移植物
- 猪真皮
  - 交联结合材料
    - Permacol（美国马萨诸塞州曼斯菲尔德市柯惠医疗公司）
    - Collamend（美国罗德岛沃里克市达沃市 Davol 公司）
    - Pelvicol Acellular Collagen Matrix（CR Bard 公司）
    - PelviSoft BioMesh（跟上述材料相似，只是材料上穿孔）（CR Bard 公司）
  - 非交联结合材料
    - Strattice（LifeCell 公司）
    - XenMatrix（Davol 公司）
- 猪小肠黏膜下层
  - Surgisis（美国印第安纳州布鲁明顿市 Cook Surgical 公司）
- 牛真皮
  - Xenform Soft-Tissue Repair Matrix（美国马萨诸塞州纳蒂克市 Boston Scientific 公司）
  - SurgiMend（美国马萨诸塞州波士顿市 TEL 生物科学公司）
- 牛心包膜
  - Veritas（美国明尼苏达州圣保罗市 Synovis Surgical Innovation 公司）
  - Tutomesh（美国佛罗里达州阿拉卡瓦市 RTI Biologics 公司）

二、生物材料

冻干牛硬脑膜经常被用于先天性膈疝修补术。手术中它的手感很好且材料足够柔韧，能够形成穹顶形状。由于牛海绵状脑病（bovine spongiform encephalopathy，BES）的发生和 Creutzfeldt-Jakob 病的传播可能，牛神经元相关材料于 1992 年后退出市场。尽管采用了新的去活化方式，仍不能排除朊病毒或病毒传播的风险。虽然出现了神经元材料的替代品，如牛心包[10]、猪心包、肠壁或筋膜等，但这些材料的可用大小并不

表 27-2　合成网片举例

可吸收网片
- GORE®BIO-A® 组织增强剂（聚乙醇酸：丙二甲基）碳酸盐（PGA：TMC）纤维（美国纽瓦克州特拉华市 Gore&Associates 公司）

不可吸收网片
- Gynemesh（聚丙烯）（德国诺德斯泰特汉堡市爱惜康公司）
- Smart Mesh（聚丙烯，轻质）（英国彼得伯勒奥顿市 Coloplast 公司）
- ePTFE（聚四氟乙烯）（美国特拉华州纽瓦克 Gore&Associates 公司）
- PVDF（聚偏二氟乙烯）（德国亚琛 Dahlhausen GmbH& FEG 公司）
- Parietex Prosup（聚酯纤维、大孔、重质）（英国汉普郡戈斯波特 Tyco Healthcare 公司）

混合型、部分可吸收网片
- Vypro®（聚丙烯加聚乳酸）（德国诺德斯泰特汉堡市爱惜康公司）
- UltraPro®（聚丙烯加聚丙稀酮-25，大孔，轻质）（德国诺德斯泰特汉堡市爱惜康公司）

混合型、不可吸收网片
- Dynamesh IPOM（聚丙烯加腹侧聚氯乙烯）（Dahlhausen GmbH & FEG 公司）

其他表面涂层网片
- Proceed®（聚丙烯加聚二恶酮和纤维素）（德国诺德斯泰特汉堡市爱惜康公司）
- 聚苯乙烯复合材料：聚丙烯加胶原蛋白/聚乙二醇/甘油涂层（美国马萨诸塞州曼斯菲尔德市柯惠医疗公司）

总是足以用于大型疝的修复。大表面积材料，如真皮基质或小肠黏膜等，经过化学加工和重组可用于此类疝的修补。

脱细胞生物材料

讨论包括了两种脱细胞生物材料原型的例子：Surgisis® 和 Permacol®。

Surgisis（美国印第安纳州布鲁明顿的 Cook Surgical 公司生产）的依据是 Hodde 等 [11] 的研究，研究描述了由灭菌猪小肠黏膜固有层及其细胞外基质成分制成的细胞外基质（extracellular matrix，ECM）的研制。Cook Surgical 公司的相关研究将其假设为完全新组织再生，性质与周围组织相似 [12]。到目前为止，还没有长期的随机研究来证明其优越性。临床结果显示，Surgisis 与其他网片治疗膈疝的复发率相当，同样高达 50% [13]。笔者团队的动物研究表明，Surgisis 在植入 4 个月后已经崩解，取而代之的是质量较低的瘢痕组织，与聚丙烯网片相比，其机械性能较差 [14-17]。将植入 Surgisis 的动物与没有植入网片的对照组动物进行比较发现，其组织拉力强度并无明显改善 [18]。在大鼠模型中，与聚丙烯网片相比，植入 Surgisis 的大鼠的组织拉力强度要低得多 [19]。

与合成材料相比，Surgisis 在积液形成、粘连、拉力强度[20]、挛缩[21] 和疝修补术后的复发率方面，没有显示出明显的优势[22]。

综上所述，Surgisis 的机械强度不足，使其不适用于非常需要机械支持的手术[23]，如盆腔器官脱垂手术。

Permacol（无细胞交联猪真皮基质）是另一种常被用于不同部位疝修补的网片，包括吻合口旁疝和盆腔器官脱垂手术[24]。在这组交联的网片中，胶原分子经过化学处理后共价结合，这在一定程度上保护了材料免受宿主组织胶原酶的降解。在一项逾时 6 个月的研究中，Permacol 与其他交联材料相比，表现出令人满意的拉力强度和更好的机械性能[20]。另一项研究表明，与聚四氟乙烯（polytetrafluoroethylene，PTFE）相比，使用 Permacol 的疝气复发率较低[25]，然而，此项研究随访时间短，病例数也少。临床短期结果显示这种材料在脱垂手术中具有很好的应用前景[26]。

然而，最近的几项研究发现生物网片的使用存在问题。在一项使用不同材料修补腹部切口疝的长期随访研究中，Permacol 与合成网片相比没有显示出优势[25]。在一项临床研究中，使用 Permacol 网片 18 个月后切口疝的复发率为 15%，并发症发生率为 35%（如伤口感染）[27]。这与目前使用的合成网片相比没有任何改善。腹腔内使用 Permacol 后的瘘发生率很低，但并不是没有，同样，也有研究报道需要再次手术干预的肠粘连[6]。

此外，植入 Permacol 网片 40d 后的大鼠显示明显的炎症反应，并且没有骨骼肌细胞的生长[28]。

与非交联材料相比，交联材料 Permacol 表现出更好的机械性能[20]，但与合成网片相比，其性能较差。一项将 Pelvicol® 与 Pelvisoft®、Gynemesh® 与 Surgisis 进行比较的动物研究也得出了类似的结果。与交联网片 Pelvicol 相比，以聚丙烯为基础的 Gynemesh 具有最大的拉力强度和最小的刚度。此外，Pelvicol 在植入 3 个月后表现出包裹性，而 Gynemesh 则会被结合[29]。一项随访 2 年的关于 Surgisis 或 Permacol 用于骶骨固定术的临床研究发现，其解剖复发率很高（70%），功能复发率为 40%[30]。

与使用合成网片进行脱垂手术的研究结果相比，这些结果令人沮丧。另外，使用合成网片进行腹腔镜直肠前路固定术治疗直肠脱垂的长期临床随访结果显示，其复发率非常低，不超过 5%[31, 32]。

多项研究结果否定了生物材料在污染区域手术方面能有更好表现。用细菌接种网片后，使用生物材料可能有更高的感染倾向[33]。此外，细菌接种似乎削弱了生物网片的拉力强度[34]。

总之，在疝修补术[35, 36]或盆底脱垂手术[37-39]中，与合成的不可吸收网片相比，生物材料并没有显示出令人信服的优势。生物材料的另一个缺点是它们的 ECM 组成不一致（如胶原的类型和数量）。因此，它们的功能效果是不可预测的。另外，这种不一致性使它们不适合进行网片表面修饰。

三、合成网片

由于合成网片能产生良好的长期效果，它们常被用于疝气修补手术。其典型的性能包括良好的生物相容性、再生性和一致性。轻型和重型网片的理念已经被广泛认可[40]。这一理念的基础是，宿主的炎症反应取决于网片的材料密度和孔径大小。轻型大孔径网片比重型小孔径网片更适用。

局限的炎症反应是可耐受的，是组织重塑和足够的瘢痕形成所必需的[41]。因此，通过降低材料密度、扩大孔径来实现网片与组织的最佳结合，既避免了菌膜的产生[42-45]，又不影响材料良好的机械性能[46-49]。

合成网片的挛缩发生率为 3%～30%，这取决于它植入的位置、网织结构和重量[50]。在疝气手术中，这种收缩现象是通过网片重叠来弥补的。

对于网片的腹腔内应用，这类网片添加了防粘连材料。例如，Procedure® 的腹侧有一层纤维素膜[51, 52]。有研究比较聚丙烯网片与其他不同涂层的网片，结果显示，聚丙烯网片还有进一步改进的空间[52, 53]。

与其他合成材料相比，UltraPro®（聚丙烯加聚丙酮 –25）在动物研究中显示出优异的生物相容性[54]，是疝气手术中最常用的材料之一[55]。

众所周知，PTFE 缺乏弹性，容易被包裹，不能被组织整合[21]。因此，笔者希望在膨体四氟乙烯（e–PTFE）中这些性能会有所改善。一项研究表明，与聚丙烯相比，ePTFE 在腹腔内粘连较少，但挛缩率仍达到了 30%[51]。

合成网片的另一个优点在于改变其表面涂层的可能性[56, 57]。

表面涂层网片

寻找理想网片的脚步从未停止。合成网片的优点是可以修改当前市场上的商业网片的表面涂层（图 27-1）[56-59]，如添加抗生素、隔绝蛋白的物质和炎症反应蛋白等活性物质。此外，还可以根据需要，配置可以进行细胞接种的三维支架。正在进行的体外研究也正在尝试建立一种可以测试细胞与不同生物材料间相互作用的系统[60-64]。结合到网片上的活性物质的控释（如抗生素、细胞因子、生长激素）也很容易实现[65]。

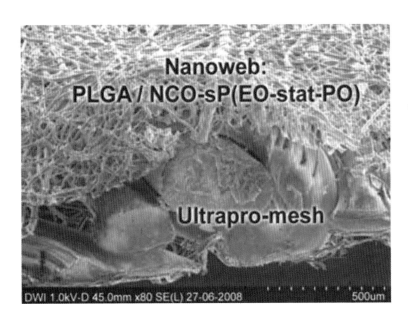

◀ 图 27-1　表面修饰网片的电镜图像
UltraPro®网片上的电纺技术可吸收纳米网。以聚乳酸 – 乙醇酸（polylactide glycolic acid，PLGA）和 NCO–sP（EO–stat–PO）作为可能的活性物质载体

四、总结

综上所述，患者的个体需求、植入部位及所需的功能、植入路径[66]及其周围的通信组织[67]，将决定生物材料与合成材料、可吸收的或不可吸收的材料中哪种是最合适的。

合成材料的主要优点是精确的再生性，无感染风险，可进行表面涂层，并可以添加炎症调节剂等活性物质，或进行干细胞接种。研究人员已经研究了不同合成网片的机械性能，外科医师必须决定是否需要一种更坚硬或更有弹性的材料。对于脱垂手术，考虑到靠近相当脆弱的阴道组织，使用更具弹性的网片，如 UltraPro 或智能网片似乎是更可取的[67]。为了避免网片侵蚀入内脏器官（这种情况罕见，但发生时对患者来说是毁灭性的），笔者建议使用尽可能少的植入材料，不要用网片完全包围器官，可用大量患者自体组织覆盖网片作为屏障。这些建议已经被采纳并运用，如在 D'Hoore 和 Penninckx[68] 描述的直肠阴道前路悬吊术中，他们只使用了一小条网片，并用腹膜和脂肪完全覆盖了它。

参 考 文 献

[1] Olsen AL, Smith VJ, Bergstrom JO et al (1997) Epidemiology of surgically managed pelvic organ prolapse and urinary incontinence. Obstet Gynecol 89:501–506

[2] Paraiso MF, Ballard LA, Walters MD (1996) Pelvic support defects and visceral and sexual function in women treated with sacrospinous ligament suspension and pelvic reconstruction. Am J Obstet Gynecol 175:1423–1431

[3] Scott NW, McCormack K, Graham P et al (2002) Open mesh versus non–mesh for repair of femoral and inguinal hernia. Cochrane Database Syst Rev 4:CD002197

[4] A Gomelsky, DF Penson, Dmochowski RR (2010)Pelvic organ prolapse (POP) surgery: the evidence for the repairs. BJU 107:1704–1719

[5] Morgan DM (2012) Discussion: the use of biological materials in urogynecologic reconstruction: a systematic review. Plast Reconstr Surg 130:254S–255S

[6] Yurteri–Kaplan LA, Gutman RE (2012) The use of biological materials in urogynecologic reconstruction: a systematic review. Plast Reconstr Surg 130:242S–253S

[7] Brubaker L, Norton PA, Albo ME et al (2011) Adverse events over two years after retropubic or transobturator midurethral sling surgery: findings from the trial of midurethral sling (TOMUS) study. Am J Obstet Gynecol 205:498.e1–e6

[8] Deprest J, Feola A (2013) The need for preclinical research on pelvic floor reconstruction. BJOG 120:141–143

[9] Slack M, Ostergard D, Cervigni M, Deprest J (2012) A standardized description of graft–containing meshes and recommended steps before the introduction of medical devices for prolapse surgery. Int Urogynecol J 23:15–26

[10] van Tuil C, Saxena AK, Willital GH (2006) Experience with management of anterior abdominal wall defects using bovine pericard. Hernia 10:41–47

[11] Hodde JP, Johnson CE (2007) Extracellular matrix as a strategy for treating chronic wounds. Am J Clin Dermatol 8:61–66

[12] Hodde J (2006) Extracellular matrix as a bioactive material for soft tissue reconstruction. ANZ J Surg 76:1096–1100

[13] Grethel EJ, Cortes RA, Wagner AJ et al (2006) Prosthetic patches for congenital diaphragmatic hernia repair: Surgisis® vs Gore–Tex. J Pediatr Surg 41:29–33

[14] Böhm G, Binnebosel M, Krähling E et al (2011) Influence of the elasticity module of synthetic and natural polymeric tissue substitutes on the mobility of the diaphragm and healing process in a rabbit model. J Biomater Appl 25:771–793

[15] Böhm G, Steinau G, Krähling E et al (2011) Is biocompatibility affected by constant shear stress? – Comparison of three commercially available meshes in a rabbit model. J Biomater Appl 25:721–741

[16] Lantis JC 2nd, Gallivan EK, Hekier R et al (2000) A comparison of collagen and PTFE patch repair in a rabbit model of congenital diaphragmatic hernia. J Invest Surg 13:319–325

[17] Sandoval JA, Lou D, Engum SA et al (2006) The whole truth: comparative analysis of diaphragmatic hernia repair using 4–ply vs. 8–ply small intestinal submucosa in a growing animal model. J Pediatr Surg 41: 518–523

[18] Trabuco EC, Zobitz ME, Klingele CJ, Gebhart JB (2007) Effect of host response (incorporation, encapsulation, mixed incorporation and encapsulation, or resorption) on the tensile strength of graft–reinforced repair in the rat ventral hernia model. Am J Obstet Gynecol 197:638.e1–6

[19] Konstantinovic ML, Lagae P, Zheng F et al (2005) Comparison of host response to polypropylene and non–cross–linked porcine small intestine serosal–derived collagen implants in a rat model. BJOG 112:1554–1560

[20] Gaertner WB, Bonsack ME, Delaney JP (2007) Experimental evaluation of four biologic prostheses for ventral hernia repair. J Gastrointest Surg 11:1275–1285

[21] Rauth TP, Poulose BK, Nanney LB, Holzman MD (2007) A comparative analysis of expanded polytetrafluoroethylene and small intestinal submucosa – implications for patch repair in ventral herniorrhaphy. J Surg Res 143:43–49

[22] Gupta A, Zahriya K, Mullens PL et al (2006) Ventral herniorrhaphy: experience with two different biosynthetic mesh materials, Surgisis® and Alloderm. Hernia 10: 419–425

[23] Ozog Y, Konstantinovic ML, Verschueren S et al (2009) Experimental comparison for abdominal wall repair using

different methods of enhancement by small intestinal submucosa graft. Int Urogynecol J 20:435–441

[24] Ahmad M, Sileri P, Franceschilli L, Mercer–Jones M (2012) The role of biologics in pelvic floor surgery. Colorectal Dis 14:19–23

[25] Mitchell IA, Garcia NM, Barber R et al (2008) Permacol: a potential biologic patch alternative in congenital diaphragmatic hernia repair. J Pediatr Surg 43:2161–2164

[26] Sileri P, Franceschilli L, De Luca E et al (2012) Laparoscopic ventral rectopexy for internal rectal prolapse using biological mesh: postoperative and short–term functional results. J Gastrointest Surg 16:622–628

[27] Shaikh FM, Giri SK, Durrani S et al (2007) Experience with porcine acellular dermal collagen implant in one–stage tension–free reconstruction of acute and chronic abdominal wall defects. World J Surg 31:1966–1972

[28] Kaya M, Baba F, Bolukbas F et al (2006) Use of homlogous acellular dermal matrix for abdominal wall reconstruction in rats. J Invest Surg 19:11–17

[29] Trabuco EC, Zobitz ME, Klingele CJ, Gebhart JB (2007) Effect of host response (incorporation, encapsulation, mixed incorporation and encapsulation, or resorption) on the tensile strength of graft–reinforced repair in the rat ventral hernia model. Am J Obstet Gynecol 197:638.e1–e6

[30] Clearhout F, De Ridder D, Van Beckevoort D et al (2010) Sacrocolpopexy using xenogenic acellular collagen in patients at increased risk for graft–related complications. Neurourol Urodynam 29:563–567

[31] D'Hoore A, Cadoni R, Penninckx F (2004) Long–term outcome of laparoscopic ventral rectopexy for total rectal prolapse. Brit J Surg 91:1500–1505

[32] Faucheron J–L, Voirin D, Riboud R et al (2012) Laparoscopic anterior rectopexy to the promontory for full–thickness rectal prolapse in 175 consecutive patients: short– and long–term follow–up. Dis Colon Rectum 55:660–665

[33] Barbolt TA (2006) Biology of polypropylene/polyglactin 910 grafts. Int Urogynecol J 17:S26– S30

[34] Bellows CF, Wheatley BM, Moroz K et al (2011) The effect of bacterial infection on the biomechanical properties of biological mesh in a rat model. PLoSOne 6:e21228

[35] Bellows CF, Smith A, Malsbury J, Helton WS (2013) Repair of incisional hernias with biological prosthesis: a systematic review of current evidence. Am J Surg 205: 85–101

[36] Deerenberg EB, Mulder IM, Grotenhuis N et al (2012) Experimental study on synthetic and biological mesh implantation in a contaminated environment. Br J Surg 99:1734–1741

[37] Quiroz LH, Gutman RE, Shippey S et al (2008) Abdominal sacrocolpopexy: anatomic outcomes and complications with Pelvicol, autologous and synthetic graft materials. Am J Ob– stet Gynecol 198:557.e1–e5

[38] Blatnik J, Jin J, Rosen M (2008) Abdominal hernia repair with bridging acellular dermal matrix— an expensive hernia sac. Am J Surg 196:47–50

[39] Deprest J, De Ridder D, Roovers JP et al (2009)

Medium term outcome of laparoscopic sacrocolpopexy with xenografts Compared to synthetic grafts. J Urol 182:2362–2368

[40] Klosterhalfen B, Junge K, Klinge U (2005) The lightweight and large porous mesh concept for hernia repair. Expert Rev Med Devices 2:103–117

[41] Rosch R, Junge K, Schachtrupp A et al (2003) Mesh implants in hernia repair. Inflammatory cell response in a rat model. Eur Surg Res 35:161–166

[42] Vaudaux P, Pittet D, Haeberli A et al (1989) Host factors selectively increase staphylococcal adherence on inserted catheters: a role for fibronectin and fibrinogen or fibrin. J Infect Dis 160:865–875

[43] Cheung AL, Fischetti VA (1990) The role of fibrinogen in staphylococcal adherence to catheters in vitro. J Infect Dis 161:1177–1186

[44] McDevitt D, Francois P, Vaudaux P, Foster TJ (1994) Molecular characterization of the clumping factor (fibrinogen receptor) of Staphylococcus aureus. Mol Microbiol 11:237–248

[45] Ni Eidhin D, Perkins S, Francois P (1998) Clumping factor B (ClfB), a new surface–located fibrinogen–binding adhesin of Staphylococcus aureus. Mol Microbiol 30:245–257

[46] Novitsky YW, Cristiano JA, Harrell AG et al (2008) Immunohistochemical analysis of host reaction to heavyweight–, reduced–weight–, and expanded polytetrafluoroethylene (ePTFE)– based meshes after short– and long–term intraabdominal implantations. Surg Endosc 22:1070– 1076

[47] Harrell AG, Novitsky YW, Cristiano JA et al (2007) Prospective histologic evaluation of intra– abdominal prosthetics four months after implantation in a rabbit model. Surg Endosc 21:1170–1174

[48] Koninger J, Redecke J, Butters M (2004) Chronic pain after hernia repair: a randomized trial comparing Shouldice, Lichtenstein and TAPP. Langenbecks Arch Surg 389:361–365

[49] Bellon JM, Rodriguez M, Garcia–Honduvilla N et al (2009) Comparing the behavior of different polypropylene meshes (heavy and lightweight) in an experimental model of ventral hernia repair. J Biomed Mater Res B Appl Biomater 89B:448–455

[50] García–Ureña MA, Ruiz VV, Godoy AD et al (2007) Differences in polypropylene shrinkage depending on mesh position in an experimental study. Am J Surg 193:538–542

[51] Novitsky YW, Harrell AG, Cristiano JA et al (2007) Comparative evaluation of adhesion formation, strength of ingrowth, and textile properties of prosthetic meshes after long–term intra– abdominal implantation in a rabbit. J Surg Res 140:6–11

[52] Emans PJ, Schreinemacher MHF, Gijbels MJJ et al (2009) Polypropylene meshes to prevent abdominal herniation. Can stable coatings prevent adhesions in the long term? Ann Biomed Eng 37:410–418

[53] Schreinemacher MH, Emans PJ, Gijbels MJ et al (2009) Degradation of mesh coatings and intraperitoneal

233

adhesion formation in an experimental model. Br J Surg 96:305–313

[54] Junge K, Rosch R, Krones CJ et al (2005) Influence of polyglecaprone 25 (Monocryl) supplementation on the biocompatibility of a polypropylene mesh for hernia repair. Hernia 9:212– 217

[55] Conze J, Kingsnorth AN, Flament JB et al (2005) Randomized clinical trial comparing lightweight composite mesh with polyester or polypropylene mesh for incisional hernia repair. Br J Surg 92:1488–1493

[56] Böhm G, Ushakova Y, Alizai HP et al (2011) Biocompatibility of PLGA/sP(EO-stat-PO)-coated mesh surfaces under constant shearing stress. Eur Surg Res 47:118–129

[57] Grafahrend D, Heffels KH, Beer MV et al (2011) Degradable polyester scaffolds with controlled surface chemistry combining minimal protein adsorption with specific bioactivation. Nat Mater 10:67–73

[58] Groll J, Fiedler J, Engelhard E et al (2005) A novel star PEG–derived surface coating for specific cell adhesion. J Biomed Mater Res A 74:607–617

[59] Gasteier P, Reska A, Schulte P et al (2007) Surface grafting of PEO-based star shaped molecules for bioanalytical and biomedical applications. Macromol Biosci 7:1010–1023

[60] Neuss S, Apel C, Buttler P et al (2008) Assessment of stem cell/biomaterial combinations for stem cell–based tissue engineering. Biomaterials 29:302–313

[61] Weyhe D, Hoffmann P, Belyaev O et al (2007) The role of TGF–beta1 as a determinant of foreign body reaction to alloplastic materials in rat fibroblast cultures: comparison of different commercially available polypropylene meshes for hernia repair. Regul Pept 138:10–14

[62] van Wachem PB, Brouwer LA, van Luyn MJ (1999) Absence of muscle regeneration after implantation of a collagen matrix seeded with myoblasts. Biomaterials 20:419–426

[63] Kunisaki SM, Fuchs JR, Kaviani A et al (2006) Diaphragmatic repair through fetal tissue engineering: a comparison between mesenchymal amniocyte– and myoblast–based constructs. J Pediatr Surg 41:34–39

[64] Fuchs JR, Kaviani A, Oh JT et al (2004) Diaphragmatic reconstruction with autologous tendon engineered from mesenchymal amniocytes. J Pediatr Surg 39: 834–838

[65] Yao C, Prével P, Koch S (2004) Modification of collagen matrices for enhancing angiogenesis. Cells Tissues Organs 178:189–196

[66] Manodoro S, Endo M, Uvin P et al (2013) Graft–related complications and biaxial tensiometry following experimental vaginal implantation of flat mesh of variable dimensions. BJOG 120:244–250

[67] Liang R, Abramowitch S, Knight K (2012) Vaginal degeneration following implantation of synthetic mesh with increased stiffness. BJOG 120:233–243

[68] D'Hoore A, Penninckx F (2006) Laparoscopic ventral recto(colpo)pexy for rectal prolapse: surgical technique and outcome for 109 patients. Surg Endosc 20:1919–1923

中国科学技术出版社·荣誉出品

【妇科手术技巧系列丛书】

中国工程院院士、北京大学第三医院院长——   领衔主译

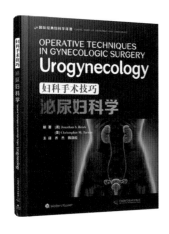

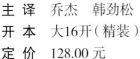

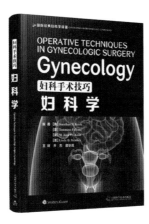

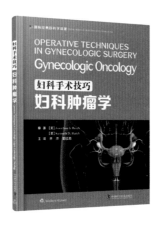

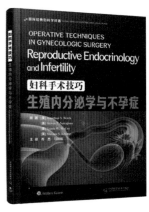

主　译	乔杰　韩劲松	主　译	乔杰　梁华茂	主　译	乔杰　郭红燕	主　译	乔杰　马彩虹
开　本	大16开（精装）	开　本	大16开（精装）	开　本	大16开（精装）	开　本	大16开（精装）
定　价	128.00元	定　价	288.00元	定　价	180.00元	定　价	148.00元

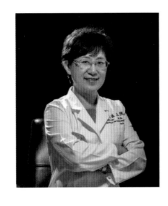

乔杰　中国工程院院士，美国人文与科学院外籍院士，北京大学医学部常务副主任，北京大学第三医院院长。国家妇产疾病临床医学研究中心主任，国家产科医疗质量管理和控制中心主任，中国女医师协会会长，健康中国行动推进委员会专家咨询委员会委员，中国医师协会生殖医学专业委员会主任委员，中华医学会妇产科学分会委员会副主任委员，《BMJ Quality&Safety（中文版）》《Human Reproduction Update（中文版）》主编等。30余年来一直从事妇产及生殖健康相关临床与基础研究工作，领导团队不断揭示常见生殖障碍疾病病因及诊疗策略、创新生育力保存综合体系并从遗传学、表观遗传学角度对人类早期胚胎发育机制进行深入了研究。同时，开发新的胚胎基因诊断技术，为改善女性生育力、防治遗传性出生缺陷做出了贡献。获国家科技进步二等奖3项、省部级一等奖3项及何梁何利科学与技术进步奖等。主编我国首套生殖医学专业高等教育国家级规划教材《生殖工程学》《妇产科学》《生殖内分泌疾病诊断与治疗》等19种。目前已作为第一作者或责任作者在 *Lancet*、*Science*、*Cell*、*Nature*、*JAMA*、*Nature Medicine* 等国际顶尖知名期刊发表SCI论文200余篇。

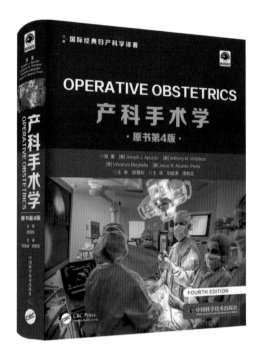

产科手术学（原书第 4 版）

原　著　[美] Joseph J. Apuzzio 等
主　审　朗景和
主　译　刘俊涛　周希亚
定　价　398.00 元（大 16 开　精装）

本书是引自美国 CRC 出版社的高质量母胎医学著作，由来自全球 40 余家医（学）院的 80 余位母胎医学专家联袂编写。历经 20 余年的不懈修订，全新第 4 版对母胎医学的发展现状及治疗趋势进行了全面描述，并细致阐述了盆腹腔解剖、正常分娩、助产技术、剖宫产、多胎分娩、产科麻醉等专业内容，深入讲解了子宫瘢痕妊娠、妊娠期妇科肿瘤、外科并发症的处理技巧，详细展示了介入性产前诊断操作技术、宫内微创胎儿治疗、开放性胎儿手术等母胎医学领域的新进展。

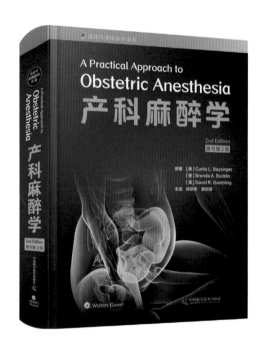

产科麻醉学（原书第 2 版）

原　著　[美] Curtis L. Baysinger 等
主　译　陈新忠　黄绍强
定　价　298.00 元（大 16 开　精装）

本书引进自 Wolters Kluwer 出版社，由 40 余位国际知名产科麻醉专家共同编写，是一本介于手册和百科全书之间的理论与实践结合的较系统全面的产科麻醉学著作。全书共 6 篇 33 章，主要围绕妊娠生理和妊娠期药理问题、围生期（产前、产时和产后）麻醉问题、妊娠合并相关疾病麻醉问题展开，详细讲解了常规和复杂产妇的麻醉管理原则及麻醉生理学和药理学相关知识，既包含了产科麻醉每个专题的所有细节，又详细阐述了相关问题的最新进展，同时还介绍了国际上各个学会的产科麻醉相关指南。本书内容实用，讲解细致，既可作为广大妇产科医师的案头工具书，又可为经验丰富的临床医师和刚接触产科麻醉的住院医师提供指导。

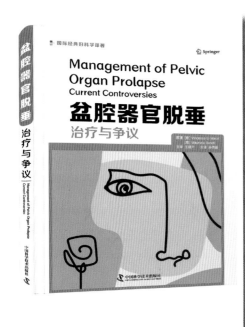

盆腔器官脱垂治疗与争议

原 著	[意] Vincenzo Li Marzi 等
主 审	王建六
主 译	孙秀丽
开 本	大16开（精装）

本书引进自世界知名的 Springer 出版社，由意大利泌尿科及泌尿妇科专家 Vincenzo Li Marzi 和 Maurizio Serati 共同编写，主要阐述了盆腔器官脱垂治疗中存在争议的热点话题，不仅涵盖了盆底的功能解剖、盆腔器官脱垂的病因、评估及治疗等话题，还对盆腔器官脱垂诊治中有争议的问题进行了全面的文献回顾及分析。书中所述均从临床实际应用出发，紧贴医患共同关心的盆腔器官脱垂治疗结局，对现存争议话题试图探索出较优结论，启发读者进一步理解及思考，非常适合泌尿科及泌尿妇科相关医师参考阅读。

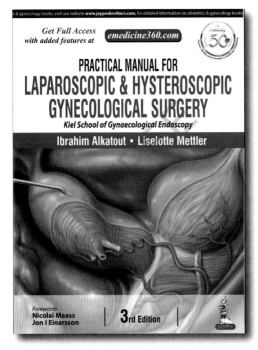

腹腔镜与宫腔镜妇科手术学（原书第 3 版）

原 著	[德] Ibrahim Alkatout 等
主 译	冯力民 张 浩
开 本	大16开（精装）

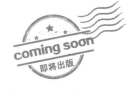

本书引进自世界知名 JAYPEE 出版社，是一部全面、系统介绍内镜下妇科手术技术的实用著作。全书共四篇 50 章，从基础与解剖、教学与培训、特定手术介绍、并发症的预防等角度较为全面地介绍了包括腹腔镜、宫腔镜、机器人技术在内的现代妇科微创内镜技术。全书不仅回顾了妇科内镜技术及设备的演变历程，还对妇科常见内镜手术进行了重点阐述。本书内容简洁，图片丰富，阐释通俗，可作为临床妇科医生实践的理想参考书和不可多得的操作指导宝典。

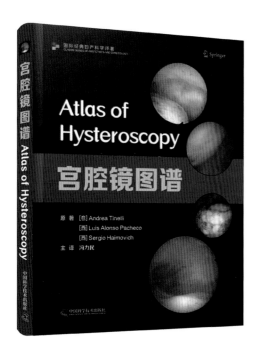

宫腔镜图谱

原 著 [意] Andrea Tinelli 等

主 译 冯力民

定 价 168.00 元（大 16 开 精装）

本书引进自世界知名的 Springer 出版社，是一部实用性极强的宫腔镜理论及操作指南。全书分三部分 23 章，从妇科常见疾病、宫腔镜检查和手术可能遇到的困难及解决办法，以及常见并发症等方面介绍了宫腔镜相关理论及操作。本书内容简洁，图片丰富，阐释通俗，可作为临床妇科医生实践的理想参考书和不可多得的操作指导宝典。

●

致 读 者

亲爱的读者：

感谢您对我社图书的喜爱和支持。中国科学技术出版社为中央级出版社，创建于 1956 年，直属于中国科学技术协会，是我国出版科技科普图书历史最长、品种最多、规模最大的出版社。主要出版和发行医药卫生、基础科学、工程技术、人文科学、文化生活等多领域的学术专著和科普出版物。中国科学技术出版社·医学分社，拥有专业的医学编辑出版团队，其下的"焦点医学"是中国科学技术出版社重点打造的医学品牌。我们以"高质量、多层次、广覆盖"为宗旨，出版的医学相关图书数量众多，得到广大读者的喜爱和好评。

想要了解更多信息，敬请关注我社医学官方微信"焦点医学"。如果您对本书或其他图书有何意见和建议，可随时来信、来电（010-63581952）联系！欢迎投稿，来信必复。